Auge – Brille – Refraktion

Bücherei des Augenarztes
Beihefte der „Klinischen Monatsblätter für Augenheilkunde"

Begründet von R. Thiel

Herausgegeben von
B. Gloor, G. O. H. Naumann, R. Rochels

Band 136

Auge – Brille – Refraktion

Begleitschrift zum „Schober-Kurs"

Bernhard Lachenmayr

Dieter Friedburg

Erwin Hartmann

2., durchgesehene und ergänzte Auflage
220 Einzelabbildungen, davon 4 in Farbe, 21 Tabellen

Ferdinand Enke Verlag Stuttgart 1999

Prof. Dr. Dr. med. Bernhard Lachenmayr
Neuhauser Straße 23
D-80331 München

Prof. Dr. med. Dieter Friedburg
Direktor der Augenklinik
Klinikum Krefeld
Lutherplatz 40
D-47805 Krefeld

Prof. Dr. rer. nat. Erwin Hartmann
Steinbergstraße 14
D-85250 Altomünster

Die Deutsche Bibliothek – CIP-Einheitsaufnahme

Auge – Brille – Refraktion : Begleitschrift zum „Schober-Kurs" ; 21 Tabellen / Bernhard Lachenmayr ; Dieter Friedburg ; Erwin Hartmann. – 2., durchges. und erg. Aufl. – Stuttgart : Enke, 1999
(Bücherei des Augenarztes ; Bd. 136)
ISBN 3-432-27422-X

Bücherei des Augenarztes : Beihefte der Klinischen Monatsblätter für Augenheilkunde. – Stuttgart : Enke
Früher Schriftenreihe
Reihe Bücherei des Augenarztes zu : Klinische Monatsblätter für Augenheilkunde
ISSN 0068-3361

Bd. 136. Auge – Brille – Refraktion. – 2., durchges. und erg. Aufl. – 1999

Wichtiger Hinweis:
Wie jede Wissenschaft ist die Medizin ständigen Entwicklungen unterworfen. Forschung und klinische Erfahrung erweitern unsere Erkenntnisse, insbesondere was Behandlung und medikamentöse Therapie anbelangt. Soweit in diesem Werk eine Dosierung oder eine Applikation erwähnt wird, darf der Leser zwar darauf vertrauen, daß Autoren, Herausgeber und Verlag große Sorgfalt darauf verwandt haben, daß diese Angabe dem **Wissensstand bei Fertigstellung des Werkes** entspricht.

Für Angaben über Dosierungsanweisungen und Applikationsformen kann vom Verlag jedoch keine Gewähr übernommen werden. **Jeder Benutzer ist angehalten**, durch sorgfältige Prüfung der Beipackzettel der verwendeten Präparate und gegebenenfalls durch Konsultation eines Spezialisten festzustellen, ob die dort gegebene Empfehlung für Dosierungen oder die Beachtung von Kontraindikationen gegenüber der Angabe in diesem Buch abweicht. Eine solche Prüfung ist besonders wichtig bei selten verwendeten Präparaten oder solchen, die neu auf den Markt gebracht worden sind. **Jede Dosierung oder Applikation erfolgt auf eigene Gefahr des Benutzers**. Autoren und Verlag appellieren an jeden Benutzer, ihm etwa auffallende Ungenauigkeiten dem Verlag mitzuteilen.

Geschützte Warennamen (Warenzeichens®) werden *nicht* immmer besonders kenntlich gemacht. Aus dem Fehlen eines solchen Hinweises kann also nicht geschlossen werden, daß es sich um einen freien Warennamen handelt.

Das Werk, einschließlich aller seiner Teile, ist urheberrechtlich geschützt. Jede Verwertung ist ohne Zustimmung des Verlages außerhalb der engen Grenzen des Urheberrechtsgesetzes unzulässig und strafbar. Das gilt insbesondere für Vervielfältigungen, Übersetzungen, Mikroverfilmungen und die Einspeicherung und Verarbeitung in elektronischen Systemen.

© 1999 Ferdinand Enke Verlag, P.O.Box 300366, D-70443 Stuttgart – Printed in Germany
Satz und Druck: C. Maurer, D-73312 Geislingen, Schrift 9/10 Times, Apple Macintosh

Vorwort

Die Refraktionsbestimmung, also die Ermittlung des Brechwerts des menschlichen Auges, und die Korrektion von Refraktionsfehlern mittels optischer Hilfen ist ein wesentlicher Bestandteil der augenärztlichen Tätigkeit. Objektive und subjektive Refraktionsbestimmung gehören zum elementaren Handwerkszeug des Ophthalmologen. Unersetzlich ist das Erlernen der Skiaskopie zur objektiven Refraktionbestimmung, nicht zuletzt deshalb weil wir bei Kleinkindern und Säuglingen keine andere Möglichkeit besitzen, uns Information über das Vorliegen von Brechungsfehlern zu verschaffen.

Um dem Augenarzt speziell während seiner Ausbildungszeit eine Anleitung und Hilfestellung für das Erlernen der objektiven und subjektiven Refraktionsbestimmung zu geben, wurde vor Jahren von Herrn Prof. Dr. Dr. Herbert Schober, Institut für Medizinische Optik der Universität München, ein Kurs ins Leben gerufen, der sowohl durch Vorträge, als auch mittels umfangreicher praktischer Übungen das zur Refraktionsbestimmung erforderliche Wissen vermittelt. Dieser Refraktionskurs, der nun seit mehreren Jahrzehnten regelmäßig abgehalten wird, ist als „Schoberkurs" zu einer Institution geworden und aus dem Fortbildungsplan angehender Augenärzte nicht mehr wegzudenken.

Über die Jahre und Jahrzehnte hat der Schoberkurs eine Wandlung und Umgestaltung der inhaltlichen Schwerpunkte und der Organisationsform erfahren, der prinzipielle Gehalt ist jedoch stets der gleiche geblieben: aktuelles Wissen zur objektiven und subjektiven Refraktionsbestimmung in theoretischer und praktischer Form. Der Kurs beschränkt sich dabei nicht auf das Vermitteln eines „Kochrezeptes", sondern bemüht sich, auch Informationen aus der physiologischen Optik und Ophthalmologie nahezubringen, die in das nähere oder weitere Umfeld der Refraktionsbestimmung gehören. So werden ausführlich Aspekte des Binokularsehens behandelt, auch Fragen der Begutachtung kommen zur Sprache.

Neben Herrn Prof. Schober wurde der Kurs im Laufe der Jahrzehnte durch die langjährige engagierte Mitwirkung von Herrn Prof. Friedburg, Krefeld, und Herrn Prof. Hartmann, Altomünster, vormals ebenfalls Institut für Medizinische Optik der Universität München, geprägt. Einer der Schwerpunkte von Herrn Prof. Friedburg ist die Vermittlung der Skiaskopie. Herr Prof. Hartmann hat stets sehr intensiv die ophthalmologische Optik, Verfahren zur Refraktionsbestimmung und Fragen der Brillenkorrektion mit Schwerpunkt Nahbrille, Arbeitsplatzbrille etc. behandelt.

Die kurzgehaltenen Beiträge des vorliegenden Büchleins sollen dem Teilnehmer des Schoberkurses die Führung durch die Veranstaltung erleichtern. Vorlage für die Gliederung des Büchleins war das Kursprogramm der letzten Jahre. Auch zum späteren Nachschlagen bei Unklarheiten und für die erfolgreiche Durchführung der Übungen soll es dem Kursteilnehmer Hilfestellung bieten. Aber auch derjenige, der nicht Gelegenheit hatte, am Schoberkurs teilzunehmen, wird Nutzen aus dem vorliegenden Kompendium ziehen: Die einzelnen Kapitel sind so gestaltet, daß sie verständlich und in sich schlüssig sind.

Die vorliegende Schrift wäre nicht ohne die intensive, tatkräftige und kompetente Mithilfe von Frau Dipl. Phys. Dr. Anne Buser zustande gekommen: sie hat das Manuskript gestaltet, vielfach korrigiert und ergänzt, viele Fehler beseitigt und die große Zahl von Abbildungen konzipiert und zusammen mit Herrn Harald Kröhn, Computergrafiker an der Augenklinik der Universität München, in die vorliegende exzellente Form gebracht. Beiden schulden wir dafür ganz besonderen Dank. Ebenfalls danken wir Frau Christa Sponder für das Schreiben eines Großteils des Manuskripts und allen übrigen Mitarbeitern der Augenklinik, die direkt oder indirekt zum Entstehen dieses Büchleins beigetragen haben.

In der Hoffnung, daß das vorliegende Büchlein vielen Augenärzten beim Erlernen und Ausüben der Refraktionsbestimmung eine Hilfe sein möge,

Prof. Dr. Dr. Bernhard Lachenmayr

Inhalt

Einführung 1

1 Physiologische Optik

1.1 Ophthalmologische Optik 3
E. Hartmann
Geometrische Optik,
Snelliussches Brechungsgesetz 3
Die optische Abbildung 4
Zylinderlinsen 7
Prismatische Wirkung und
Nebenwirkung 8
Bildfehler 10

1.2 Sehschärfe 12
B. Lachenmayr
Sehschärfekriterien 12
Wodurch wird die Sehschärfe
des Auges bestimmt? 12
Sehschärfe und Visus 13
Sehschärfe als Funktion der
Adaptationsleuchtdichte 14
Sehschärfe als Funktion der
Exzentrizität 15
Sehschärfe als Funktion der
Fehlrefraktion 16
Messung der Sehschärfe 16
Normgerechte Sehschärfeprüfung 17

1.3 Akkommodation 18
B. Lachenmayr
Anatomie und Physiologie 18
Äußere und innere Akkommodation .. 19
Dynamik der Akkommodation 20
Ruhelage der Akkommodation 21
Fernpunkt, Einstellpunkt und
Nahpunkt 21
Akkommodationsaufwand –
Akkommodationserfolg 22
Duanesche Kurve 26

1.4 Nachtmyopie und Nachtpresbyopie . 26
E. Hartmann
Einführung 26
Ursache der Nachtmyopie 26
Häufigkeit der Nachtmyopie 27

Bestimmung der Nachtmyopie 28
Korrektur der Nachtmyopie 28
Instrumentenmyopie 28
Nachtpresbyopie 29

2 Objektive Refraktionsbestimmung

2.1 Manuelle Refraktometrie 30
B. Lachenmayr
Optometer-Prinzip 30
Fokussierrefraktometer 31
Koinzidenzrefraktometer 32

2.2 Automatische Refraktometer 34
B. Lachenmayr
Meßprinzipien 34
Genauigkeit und Zuverlässigkeit 35
Freisichtige Refraktometer 35

2.3 Skiaskopie 36
D. Friedburg
Optische Grundlagen 36
Ausführung der Strich-Skiaskopie 41

3 Subjektive Refraktionsbestimmung

3.1 Einführung 49
B. Lachenmayr
Refraktion 49
Refraktionsdefizit 49
Arten der Fehlsichtigkeit:
Myopie, Hyperopie, Astigmatismus ... 50
Hauptebenen und Knotenpunkte 51
Gullstrandsches Auge 53
Hornhautscheitelabstand 54
Ablauf der Refraktionsbestimmung ... 54

3.2 Sphäre und Kreuzzylinder 55
E. Hartmann
Bestimmung der Sphäre 55
Kreuzzylinder 56
Prüfung auf Astigmatismus 57

Kreuzzylindermethode:
Achsenbestimmung des
Minuszylinders 57
Kreuzzylindermethode:
Stärkenbestimmung des
Minuszylinders 58
Kreuzzylinderverfahren:
schematische Übersicht 60
Korrektur der endlichen
Refraktionsdistanz 60

3.3 Zylindernebelmethode 60
E. Hartmann

3.4 Sphärischer Feinabgleich 63
B. Lachenmayr
Sukzessivkontrast 63
Simultankontrast: Kreuzzylinder 64
Simultankontrast: Rot-Grün-Abgleich . 64

3.5 Binokularabgleich 66
B. Lachenmayr
Durchführung des Binokularabgleichs 67
Dissoziierendes Höhenprisma
(Graefe-Prisma) 67
Polarisierte Teste 67
Polarisierte Rot-Grün-Teste 69
Verfahren nach Friedburg 70
Probleme beim Binokularabgleich ... 70
Prüfung der Phorie 71
Trageversuch 71

3.6 Anisometropie/Aniseikonie 72
B. Lachenmayr
Anisometropie: Definition 72
Probleme bei der Brillenkorrektion ... 73
Netzhautbildgröße eines
brillenglaskorrigierten Auges 75
Hinweise für die Praxis 76
Aniseikonie: Definitionen 76
Aniseikoniequotient 78
Berechnung des
Aniseikoniequotienten 78
Praktische Abschätzung des
Aniseikoniequotienten 79

3.7 Bestimmung der Nahrefraktion 80
E. Hartmann
Ermittlung der Arbeitsentfernung 80
Bestimmung des Nahzusatzes:
Alterstabelle 80

Bestimmung des Nahzusatzes:
Duanesche Kurve 81
Bestimmung des Nahzusatzes:
absolute Akkommodationsbreite 81
Bestimmung des Nahzusatzes:
relative Akkommodationsbreite 82
Bestimmung der Nahphorie 83
Bestimmung der Fusionsbreite 85
Prismatische Korrektur in der
Nahbrille: wann? 85
Nahastigmatismus 86
Der Hyperope im beginnenden
Presbyopenalter 87

3.8 Heterophorie 87
D. Friedburg
Physiologische Vorbemerkungen 87
Klinik der Heterophorie 90
Therapie 92

3.9 Befragungstechnik 93
E. Hartmann
Bestimmung der besten Sphäre 93
Kreuzzylindermethode 94
Sphärischer Feinabgleich 95
Stufungstabellen 95

3.10 Stellenwert der Prismenkorrektion
im Rahmen der Schielbehandlung .. 95
D. Friedburg
Optik des Prismas 95
Prismen in der Schielbehandlung 97
Nachteile der Prismenkorrektion 98

3.11 Asthenopische Beschwerden
und Brille 98
E. Hartmann
Optische Asthenopie 100
Akkommodative Asthenopie 100
Muskuläre Asthenopie 101
Sensorische Asthenopie 101
Nervöse Asthenopie 103
Allgemeines zur Asthenopie 103
Führungsauge 103

4 Brille

4.1 Optik und Abbildungsfehler 105
B. Lachenmayr
Sphärische Aberration (Öffnungsfehler) . 105
Chromatische Aberration (Farbfehler) . 105

	Astigmatismus schiefer Bündel	107
	Bildfeldwölbung	110
	Koma	110
	Verzeichnung	110
	Korrekturmöglichkeiten der Abbildungsfehler von Brillengläsern . .	111
4.2	**Brillenglasmaterialien**	111
	B. Lachenmayr	
	Brechungsindex n	111
	Dichte ρ	111
	Abbesche Zahl ν	112
	Verschleißfestigkeit	112
	Bruchfestigkeit	113
	UV-Transmission	113
	Reflexionsgrad ρ	114
	Welches Material soll Verwendung finden?	115
4.3	**Zentrierung und Sitz der Brille**	115
	B. Lachenmayr	
	Optischer Augendrehpunkt Z'	115
	Drehpunktforderung	116
	Bezugspunktforderung	116
	Brillenglaszentrierung in der Praxis . . .	117
	Prismatische Abweichung bei Dezentrierung	117
	Zulässige prismatische Abweichung bei Dezentrierung	118
	Zusätzliche Dezentrierung der Plusbrille	118
	Zusätzliche Dezentrierung der Minusbrille	118
	Bestimmung von Mittenabstand und Pupillendistanz	119
	Zentrierung der Nahbrille	119
	Weitere Toleranzen für die Brillenfertigung	120
	Schlußbetrachtung	120
4.4	**Ein- und Mehrstärkengläser, Gleitsicht- und Prismengläser**	121
	B. Lachenmayr	
	Einstärkengläser mit sphärischer Wirkung	121
	Einstärkengläser mit astigmatischer Wirkung	122
	Einstärkengläser mit prismatischer Wirkung	123
	Bifokalgläser	127
	Trifokalgläser	127
	Gleitsichtgläser	127

4.5	**Gläser für hohe Hyperopie und Myopie**	128
	B. Lachenmayr	
	Gewichtsreduktion	129
	Gesichtsfeld und Blickfeld	129
	Meß- und Gebrauchswert	130
	Scheitelbrechwert und Hornhautscheitelabstand	130
4.6	**Kinderbrille**	131
	B. Lachenmayr	
	Wann ist eine Korrektion erforderlich?	131
	Zentrierung: MA = PD	132
	Gewichtsreduktion: Kunststoff und kleiner Scheibendurchmesser	132
	Entspiegelung, Tönung: in der Regel nein!	133
	Kindgerechte Fassungen	133
4.7	**Scheitelbrechwertmesser**	134
	B. Lachenmayr	
	Meßprinzip	134
	Manuelle Scheitelbrechwertmesser . . .	136
	Automatische Scheitelbrechwertmesser	138
	Messung von Einstärkengläsern ohne prismatische Wirkung	138
	Messung von Zwei- und Mehrstärkengläsern	138
	Messung von prismatische Gläsern . . .	139
	Messung von Gleitsichtgläsern	140
4.8	**Getönte Gläser, Lichtschutzgläser, Entspiegelung**	140
	E. Hartmann	
	Filtergläser	141
	Sonnenschutzgläser	141
	Phototrope Gläser	142
	Arbeitsschutzgläser	143
	Entspiegelung	144
4.9	**Vergrößernde Sehhilfen**	145
	B. Lachenmayr	
	Definition von Sehbehinderung	145
	Was ist für ein „normales" Sehen erforderlich?	145
	Lesen: eine Folge von Sakkaden	146
	Sehbehinderung durch Störungen der optischen Medien	147
	Sehbehinderung durch neuronale Defekte	147
	Möglichkeiten der Rehabilitation	149
	Objektvergrößerung	149

Anpassung vergrößernder Sehhilfen .. 151
Optimierung der
Beleuchtungsverhältnisse 151
Ausblick 152

5 Sonstiges

5.1 Fahreignungsbegutachtung 153
B. Lachenmayr
Die Wahrnehmung des Kraftfahrers ... 153
Grundsätzliches zum
Führerscheingutachten 153
Tagessehschärfe 155
Gesichtsfeld 155
Dämmerungssehvermögen und
Blendempfindlichkeit 156
Stellung und Motilität 156
Farbensehen 156
Stereosehen 157
Ausblick 157

5.2 Funktionsprüfung bei Medientrübungen 157
B. Lachenmayr
„Potentielle Sehschärfe" 157
Einfache psychophysische
Testverfahren 158
Entoptische Phänomene 159
Stenopäische Visusprüfung 160
Optisch robuste Prüfkriterien 160
Maxwellsche Abbildung mit
punktförmiger Apertur 160
Interferometrische Verfahren 161
Elektrophysiologische Verfahren 162
Ausblick 162

5.3 Funktionsprüfung bei Simulation und Aggravation 162
B. Lachenmayr
Tricks, Beobachtung des Patienten ... 162
Binokulartests 163
Binokulare Verwechslungstests 163
Monokulare Tests 164

5.4 Prüfung des Farbensehens 164
B. Lachenmayr
Farbraum: Farbton, Sättigung und
Helligkeit 165
Theorien des Farbensehens 166
Hereditäre Farbsinnstörungen 167
Erworbene Farbsinnstörungen 167
Farbkonfusionstests 168
Anomaloskope 169

5.5 Stereosehen 171
B. Lachenmayr
Fusion 171
Netzhautkorrespondenz 172
Horopter 172
Panumareal und Panumraum 174
Stereowinkel 175
Klinische Verfahren zur Prüfung
des Stereosehens 176
Binokularer Wettstreit 177
Führungsauge 178
Monokulare Tiefenwahrnehmung 178

5.6 Licht im Refraktionsraum 178
E. Hartmann

Literatur 181

Sachregister 185

Einführung

Basis einer jeden Refraktionsbestimmung ist die objektive Ermittlung der Brechkraft des Auges, wobei „objektiv" bedeutet, daß keine Mitwirkung von seiten des Patienten erfolgt. Die derzeit gängigen Verfahren der objektiven Refraktionsbestimmung (manuelle und automatische Refraktometrie, Skiaskopie) werden daher ausführlich dargestellt. Es sei darauf hingewiesen, daß es trotz der Entwicklung von immer besseren automatischen Refraktometern für jeden Augenarzt unerläßlich ist, die Skiaskopie perfekt zu erlernen, da er zum einen bei Kindern und Säuglingen keine automatischen Geräte verwenden kann, da zum anderen die Skiaskopie nicht nur Informationen über das Vorliegen eines Refraktionsfehlers liefert, sondern vielfältige weitergehende Schlüsse über den Zustand der optischen Medien erlaubt, die mit einem Automaten nicht erfaßt werden können.

Nach der Durchführung einer objektiven Refraktionsbestimmung folgt bei Vorliegen eines Refraktionsfehlers der subjektive Abgleich. Das am häufigsten verwendete Verfahren ist die Kreuzzylindermethode. Aus Gründen der Vollständigkeit wird auf das Zylindernebelverfahren hingewiesen, das in manchen Fällen zur Anwendung kommt. Besonderes Augenmerk soll im Rahmen der subjektiven Refraktionsbestimmung auf den monokularen und binokularen Feinabgleich gelegt werden, um spätere Probleme beim Tragen der Korrektion zu vermeiden. Spezielle Probleme bei Anisometropie und Aniseikonie sowie der Themenbereich der Nahbrillenbestimmung werden eingehend besprochen.

Neben der objektiven und subjektiven Refraktionsbestimmung werden grundlegende Informationen über die physiologische Optik einschließlich Sehschärfe und Akkommodation gegeben. Ausführlich wird auf die verschiedenen Aspekte der Brille, der Brillenglasherstellung und -veredelung eingegangen. In diesem Zusammenhang wird auch der Themenbereich der vergrößernden Sehhilfen angeschnitten, wobei der interessierte Leser hier bezüglich Detailfragen auf die weiterführende Literatur verwiesen wird.

Es sei betont, daß das vorliegende Büchlein kein Lehrbuch sein soll oder kann, nicht zuletzt wegen des begrenzten Umfangs. Vielmehr soll es in kurzer und prägnanter Form einen raschen Überblick über die angesprochenen Zusammenhänge liefern. So finden sich für den interessierten Leser vielfältige Verweise auf die weiterführende Literatur. Im übrigen stehen die Autoren gerne und jederzeit sowohl im Rahmen der Kurse, als auch außerhalb der Kursveranstaltungen für Fragen, Anregungen und Diskussionen zur Verfügung.

1 Physiologische Optik

1.1 Ophthalmologische Optik
E. Hartmann

Die Refraktionsbestimmung dient zur Messung der Brechkraft des Auges. Einheit der Brechkraft ist die Dioptrie [dpt] als Reziprokwert der Brennweite in Metern [m]. Die Refraktion des Auges ist der Kehrwert der in Metern gemessenen Entfernung des Fernpunktes vom Auge (Fernpunktrefraktion). Refraktionsbestimmung im engeren Sinne bedeutet, den optischen Zahlenwert für eine Sehhilfe zu finden, im allgemeinen für ein Brillenglas, durch das ein Auge für einen unendlich fernen Punkt rechtsichtig wird, d. h. seine maximal mögliche Sehschärfe erreicht. Hierzu finden ausschließlich optische Hilfsmittel Anwendung. Jedes Auge wird zunächst einzeln refraktioniert, wobei man sich aber darüber im klaren sein muß, daß die so gefundenen Refraktionswerte für die beiden Einzelaugen nicht notwendigerweise die beste Korrektur für das Binokularsehen sind. Es muß also zwischen der besten optischen Korrektur und der besten physiologischen Korrektur unterschieden werden. Da die Refraktion des Einzelauges ein rein optischer Prozeß ist, sei eine kurze Einführung in die Optik vorausgeschickt.

Geometrische Optik, Snelliussches Brechungsgesetz

Die geometrische Optik wird durch das Brechungsgesetz bestimmt, das um das Jahr 1600 von Snellius entdeckt wurde. Es besagt, daß ein Lichtstrahl, der von einem optisch dünneren Medium, z. B. Luft, in ein optisch dichteres Medium, z. B. Wasser, einfällt und schräg auf die Grenzfläche auftrifft, seine Richtung ändert und zum Lot hin gebrochen wird. Abb. 1.1.1 zeigt schematisch die Verhältnisse, es gilt:

$$\frac{\sin \alpha}{\sin \beta} = \frac{n_2}{n_1}$$

mit
α = Einfallswinkel.
β = Austrittswinkel.
n_1 = Brechzahl des optisch dünneren Mediums.
n_2 = Brechzahl des optisch dichteren Mediums.

Falls das optische dünnere Medium Luft mit einer Brechzahl von ca. 1 ist, so ergibt sich das Brechungsgesetz in seiner bekannten Form:

$$\frac{\sin \alpha}{\sin \beta} = n$$

mit
α = Einfallswinkel.
β = Austrittswinkel.
n = Brechzahl des optisch dichteren Mediums, z. B. Wasser, Glas etc.

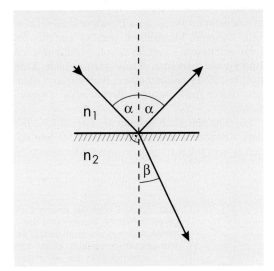

Abb. 1.1.1 Snelliussches Brechungsgesetz. Der von links oben auf die Grenzfläche treffende Strahl wird zum Teil reflektiert (nach rechts oben), zum Teil gebrochen (nach rechts unten). Die Brechungsindizes der Medien sind mit n_1 und n_2 bezeichnet. Im vorliegenden Fall ist $n_2 > n_1$ (Brechung zum Lot hin). Einfallswinkel = Reflexionswinkel = α, Brechungswinkel = β.

Die Brechzahl für Wasser liegt bei ca. 1.3, für einfaches Brillenkronglas bei ca. 1.5 und für Diamant bei ca. 2.4. Es sei hier schon festgehalten, daß der Wert der Brechzahl von der Wellenlänge des Lichtes abhängt: Je kürzer die Wellenlänge, desto stärker die Brechung.

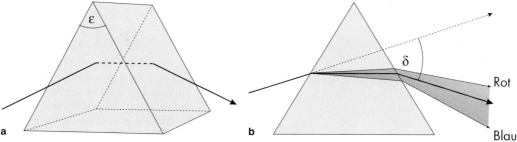

Abb. 1.1.2 a, b Ablenkung eines Lichtstrahls durch ein Prisma.

a Beim Eintritt in das Prisma erfolgt eine Brechung zum Lot hin, beim Austritt aus dem Prisma eine Brechung vom Lot weg; der Winkel des Prismas ist mit ε bezeichnet.

b Die Ablenkung eines Lichtstrahls durch ein Prisma wird neben dem Prismenwinkel ε durch die Brechzahl des Materials bestimmt. Da die Brechzahl wellenlängenabhängig ist (Dispersion), werden unterschiedliche spektrale Komponenten von weißem Licht unterschiedlich stark abgelenkt (Gesamtablenkung δ). Kurzwelliges, blaues Licht wird stärker gebrochen als langwelliges, rotes Licht.

In einem Prisma wird der Lichtstrahl im allgemeinen zweimal gebrochen, zum einen beim Eintritt in das Prisma zum Lot hin, zum anderen beim Austritt aus dem Prisma vom Lot weg. Der Prismenwinkel ε bestimmt neben der Brechzahl die Gesamtablenkung δ (Abb. 1.1.2, links). Die dritte Seite eines Prismas, durch die das Licht weder ein- noch austritt, bezeichnet man als Basis. Wegen der Wellenlängenabhängigkeit der Brechzahl wird weißes Licht durch ein Prisma in seine Spektralfarben aufgespalten. Dieses Phänomen bezeichnet man als Dispersion des optischen Mediums. Je höher die Dispersion, desto stärker die Aufspaltung (Abb. 1.1.2, rechts).

Die optische Abbildung

Flächenbrechwert, Brechwert, Brennweite

Spricht man von einer Optik allgemein, so meint man in der Regel keine Prismen, sondern Linsen. Es ist nun ganz einfach, sich Linsen aus Prismen zusammengesetzt zu denken (Abb. 1.1.3). Eine Sammellinse oder Pluslinse besteht am Rand aus einem deutlich erkennbaren Prisma, die näher an der optischen Achse liegenden Teile stellen jedoch auch Prismen dar, bei denen lediglich die Spitzen abgeschnitten sind. Die Zerstreuungslinse oder Minuslinse besteht ebenfalls aus Prismen mit abgeschnittenen Spitzen, die umgekehrt stehen wie bei der Sammellinse. Allgemein gilt, daß Pluslinsen die Eigenschaft haben, parallel einfallendes Licht in einem reelen Punkt, dem Brennpunkt zu vereinigen, während Minuslinsen parallel einfallendes Licht zerstreuen, so als ob es von einem virtuellen Brennpunkt herkäme. Reelle Brennpunkte kann man beispielsweise mit einem Blatt Papier auffangen (Brennglas), virtuelle Brennpunkte dagegen nicht.

Für eine sphärisch gekrümmte Grenzfläche mit dem Krümmungsradius r_{Fl}, die zwei Medien mit den Brechzahlen n′ und n voneinander trennt, ist

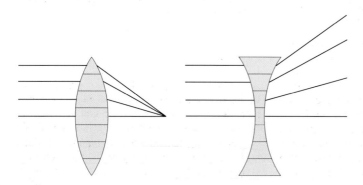

Abb. 1.1.3 Linsen als aneinandergereihte Prismen. Sowohl eine Sammellinse (links) als auch eine Zerstreuungslinse (rechts) kann man sich schematisch aus einzelnen kleinen Prismen zusammengesetzt denken, deren Ablenkung von der Mitte zum Rand der Linse zunimmt. Im Fall der Sammellinse erfolgt Brechung zur optischen Achse des Systems hin, im Fall der Zerstreuungslinse erfolgt Brechung von der optischen Achse des Systems weg.

der **Flächenbrechwert** D_{Fl} folgendermaßen definiert (Abb. 1.1.4):

$$D_{Fl} = \frac{n - n'}{r_{Fl}}$$

mit
D_{Fl} = Brechwert der sphärischen Grenzfläche [dpt].
n' = Brechzahl des Materials vor der Grenzfläche.
n = Brechzahl des Materials hinter der Grenzfläche.
r_{Fl} = Krümmungsradius der Grenzfläche [m].

Vorder- und Rückfläche einer Linse in Luft ($n' = n_{Luft} \cong 1$) besitzen demnach die beiden Flächenbrechwerte D_1 und D_2:

$$D_1 = \frac{n - n'}{r_1} = \frac{n - 1}{r_1} \quad \text{und}$$

$$D_2 = \frac{n' - n}{r_2} = \frac{1 - n}{r_2}$$

mit
D_1 = Brechwert der Linsenvorderfläche [dpt].
D_2 = Brechwert der Linsenrückfläche [dpt].
n = Brechzahl des Linsenmaterials.
n' = Brechzahl von Luft ($n' \cong 1$).
r_1 = Krümmungsradius der Linsenvorderfläche [m].
r_2 = Krümmungsradius der Linsenrückfläche [m].

Die Brechkraft D der gesamten Linse ist durch die Gullstrandsche Formel gegeben:

$$D = D_1 + D_2 - \frac{d}{n} \cdot D_1 \cdot D_2$$

mit
D_1 = Brechwert der Linsenvorderfläche [dpt].
D_2 = Brechwert der Linsenrückfläche [dpt].
d = Mittendicke der Linse [m].
n = Brechzahl des Linsenmaterials.

Je größer also die Brechzahl und je kleiner der Radius, d. h. je stärker die Fläche gekrümmt ist, desto größer ist der Brechwert. Das bedeutet wiederum, daß ein starker Brechwert nur durch **hohe Brechzahlen** des verwendeten Materials oder/und durch **starke Durchbiegung** erzielt werden kann. Da zu stark durchgebogene Brillengläser nicht ästhetisch sind (Froschaugeneffekt), benutzt man für starke optische Wirkungen hochbrechende Gläser, also Gläser mit hoher Brechzahl, die allerdings den

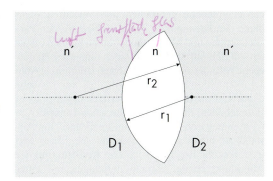

Abb. 1.1.4 Definition des Flächenbrechwerts. Der Flächenbrechwert von Vorder- und Rückfläche der gezeigten Optik wird bestimmt durch den Unterschied der Brechzahlen (n' und n) und durch die Krümmungsradien (r_1 und r_2). Formeln zur Berechnung der Flächenbrechwerte D_1 und D_2 finden sich im Text.

Nachteil haben, daß aufgrund der stärkeren Dispersion in der Peripherie oft Farbsäume auftreten.

Die **Brennweite** f einer Linse in Luft ist als der Kehrwert des Brechwertes D definiert:

$$f = \frac{1}{D}$$

mit
f = Brennweite der Linse [m].
D = Brechwert der Linse [dpt].

Befindet sich vor und hinter der Linse das gleiche Medium, sind objektseitige Brennweite und bildseitige Brennweite gleich. Befinden sich jedoch vor und hinter der Linse Medien mit unterschiedlichen Brechzahlen, so unterscheiden sich objektseitige und bildseitige Brennweite. Dies ist z. B. beim Auge der Fall, wo die abbildenden Medien von Luft bzw. vom Glaskörper begrenzt werden oder bei der Kontaktlinse (Luft, Tränenflüssigkeit). Bei einem Brillenglas in Luft sind objektseitige und bildseitige Brennweite gleich groß.

Hauptebenen

Die Brennweite bezieht sich auf eine gedachte Ebene, die sog. **Hauptebene.** Sie ist gleich dem Abstand des Brennpunktes von dieser Hauptebene. Mit Hilfe dieser Hauptebene läßt sich die Abbildung eines Gegenstandes durch eine Linse einfach konstruieren: Von einem Objektpunkt ausgehende, zur optischen Achse parallele Strahlen werden an der Hauptebene gebrochen und verlaufen dann durch den Brennpunkt, Brennstrahlen werden Parallelstrahlen und Mittelpunktstrahlen bleiben erhalten. Im Schnittpunkt der Strahlen hinter der Hauptebene befindet sich der zugehörige Bildpunkt (Abb. 1.1.5 a). Strenggenommen gilt dies nur für sehr dünne Linsen, dicke Linsen besitzen dagegen zwei Hauptebenen, die bei symmetrischen Linsen ($r_1 = r_2$) symmetrisch zur Linsenmitte liegen. Ihr Abstand ist umso größer, je dicker die Linse und je stärker ihr Brechwert ist. Die Konstruktion der Abbildung erfolgt ähnlich derjenigen mit einer Hauptebene, die Strahlen enden an den jeweiligen Hauptebenen und werden zwischen den beiden Hauptebenen parallel zur optischen Achse durchgezogen (Abb. 1.1.5 b, siehe hierzu auch Abschnitt 3.1).

Schnittweite, Scheitelbrechwert

Aus praktischen Gründen arbeitet man in der Brillenoptik nicht mit den Hauptebenen, deren Lage meist unbekannt ist, sondern man verwendet den vorderen bzw. hinteren Brillenglasscheitel als Bezugspunkt. Der Abstand des objektseitigen/bildseitigen Brennpunkts vom jeweiligen Glasscheitel wird als objektseitige/bildseitige **Schnittweite** bezeichnet. Der **Scheitelbrechwert** eines Brillengla-

Tabelle 1.1.1 Brennweite und Schnittweite.

Bezugsebene	Abstand Brennpunkt – Bezugsebene	Bezeichnung der Wirkung
Hauptebene	Brennweite f	Brechwert D
Scheitelpunkt	Schnittweite s	Scheitelbrechwert S

ses ist als Kehrwert der objektseitigen/bildseitigen Schnittweite definiert:

$$S = \frac{1}{s} \quad \text{bzw.} \quad S' = \frac{1}{s'}$$

mit
S = Objektseitiger Scheitelbrechwert [dpt].
s = Objektseitige Schnittweite [m].
S' = Bildseitiger Scheitelbrechwert [dpt].
s' = Bildseitige Schnittweite [m].

In Tab. 1.1.1 ist die Terminologie zusammengefaßt.

Bisher wurden sphärische Linsen stets als Bikonvex- oder als Bikonkavlinsen behandelt, wie sie z. B. in Abb. 1.1.6 unter a und c dargestellt sind. Brillengläser entsprechen aber in Wirklichkeit den

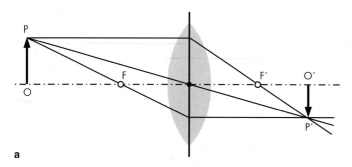

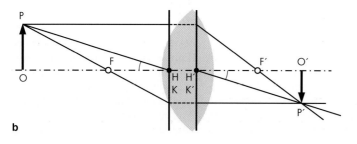

Abb. 1.1.5 a, b Geometrisch-optische Bildkonstruktion bei einem optischen System mit einer Hauptebene (**a**) und bei einem optischen System mit zwei Hauptebenen (**b**). Details siehe Text.

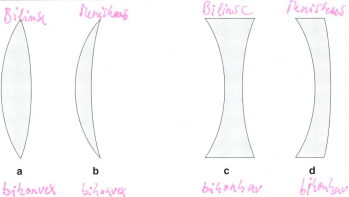

Abb. 1.1.6 a – d Bilinsen und Menisken. Bei Bilinsen liegen die Krümmungsmittelpunkte von objekt- und bildseitiger Fläche auf unterschiedlichen Seiten des optischen Systems: **a** zeigt eine Bikonvexlinse, **c** eine Bikonkavlinse. Bei Menisken, wie sie für Brillengläser Verwendung finden, liegen beide Krümmungsmittelpunkte auf der gleichen Seite des optischen Systems: **b** zeigt eine Bikonvexlinse, **d** eine Bikonkavlinse.

Formen b und d in Abb. 1.1.6. Diese spezielle Form, die man als Meniskus bezeichnet, wird deshalb verwendet, weil damit Abbildungsfehler, vor allem der Astigmatismus schiefer Bündel (siehe Abschnitt 4.1) relativ gering gehalten werden kann. Bei Menisken liegen die Hauptebenen nicht symmetrisch zur Linsenmitte, sondern sind in Richtung zur stärker gekrümmten Fläche hin verschoben. Sie können sogar außerhalb der Linse liegen. Folge davon ist, daß Brennweite und Schnittweite und damit auch Brechkraft und Scheitelbrechwert u.U. erheblich differieren (Abb. 1.1.7). Es besteht zudem ein Unterschied zwischen objektseitigem und bildseitigem Scheitelbrechwert, so daß es nicht gleichgültig ist, mit welcher Seite ein Brillenglas auf den Scheitelbrechwertmesser gelegt wird; in der Praxis muß stets die augenseitige Fläche auf die Auflage gelegt werden (siehe Abschnitt 4.7).

Zylinderlinsen

Im Gegensatz zu sphärischen Linsen, deren Krümmungsradius rotationssymmetrisch ist, sind Zylinderlinsen nur in einer Richtung gekrümmt. Man unterscheidet Plus- und Minuszylinder, wobei in der ophthalmologischen Optik in der Regel mit Minuszylindern gearbeitet wird. Zylinderlinsen besitzen anstelle eines Brennpunktes eine Brennlinie. Abb. 1.1.8 zeigt die Abbildung eines Parallelstrahlenbündels durch einen Pluszylinder (links) und einen Minuszylinder (rechts): Bündelquerschnitte, die durch die Zylinderachse gehen, werden nicht abgelenkt (Abb. 1.1.8, oben); Bündelquerschnitte, die senkrecht zur Zylinderachse angeordnet sind, werden in einem Brennpunkt vereinigt (Abb. 1.1.8, unten). Denkt man sich eine ganze Reihe solcher Bündel, die senkrecht zur Zylinderachse ausgerichtet sind, übereinander, so ordnen sich die Brennpunkte zu einer Brennlinie an. Die **Wirkung** eines Zylinders ist also stets **senkrecht** zu seiner **Achse!** Für Minuszylinder gilt entsprechend, daß parallel einfallendes Licht so gebrochen wird, als ob es von einer virtuellen Brennlinie herkäme.

Torische Brillengläser zur Korrektur regulärer astigmatischer Fehlsichtigkeiten besitzen in zwei zueinander senkrechten Richtungen unterschiedliche Brennweiten. Sie sind als Kombination einer sphärischen Linse und einer Zylinderlinse aufzu-

Abb. 1.1.7 Brennweiten und Schnittweiten bei einer Meniskuslinse. Bei Meniskuslinsen können die Hauptebenen weit außerhalb der geometrischen Mitte des optischen Systems liegen. Folge ist, daß Brennweiten (f und f') und Schnittweiten (s und s') erheblich differieren können. Dies bedeutet, daß Brechwert und Scheitelbrechwert unterschiedlich sind.

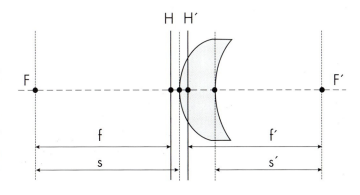

Pluszylinder

Minuszylinder

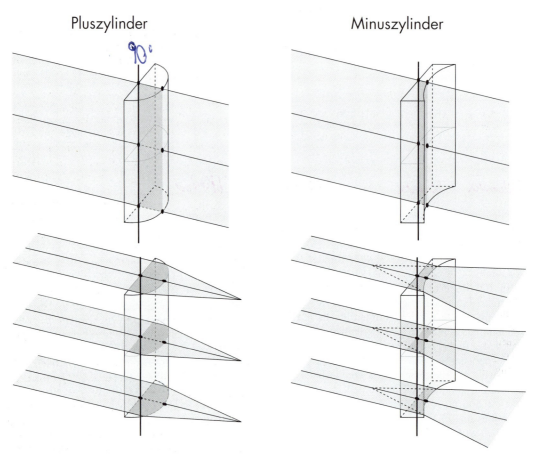

Abb. 1.1.8 Abbildung durch Zylinderlinsen. In Richtung der Achse des Zylinders erfolgt keine Ablenkung (oben), es liegt also keine brechende Wirkung vor. Senkrecht zur Zylinderachse erfolgt eine Brechung (unten). Dies veranschaulicht, daß Achse und Wirkung stets senkrecht zueinander liegen.

fassen und besitzen anstelle eines Brennpunktes zwei zueinander senkrechte Brennlinien in unterschiedlichen Abständen von der Linse.

Prismatische Wirkung und Nebenwirkung

Am Prisma läßt sich ein wichtiger Begriff ableiten, der bei der Refraktionsbestimmung von großer Bedeutung ist, nämlich die prismatische Wirkung. Sie gibt an, wie stark ein Lichtstrahl beim Durchgang durch ein Prisma oder allgemein ein optisches System aus seiner Anfangsrichtung abgelenkt wird. Zu ihrer Quantifizierung kann man den Ablenkwinkel δ benutzen, so wie dies in der Orthoptik der Fall ist. In der Augenoptik ist es allerdings gebräuchlicher, die Ablenkung in cm in 1 m Abstand von der Austrittsfläche anzugeben (Abb. 1.1.9):

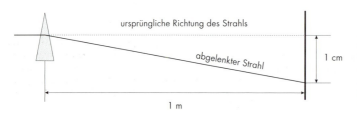

Abb. 1.1.9 Definition der prismatischen Wirkung. Die prismatische Wirkung wird quantifiziert durch die Ablenkung des Lichtstrahls in cm gegenüber der ursprünglichen Richtung in einem Meter Abstand. Die Einheit ist 1 cm/m.

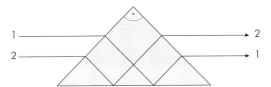

Abb. 1.1.10 Umkehrprisma. Durch geeignete Kombination von Brechung an Ein- und Austrittsfläche des Prismas und Totalreflexion an der Basis kann es zur Bildumkehr kommen.

Wird der Lichtstrahl in 1 m Abstand beispielsweise um 5 cm abgelenkt, so entspricht das einer prismatischen Wirkung von 5 $^{cm}/_m$ (früher benutzte man hierfür den Ausdruck Prismendioptrie [pdpt]). Prismen können durch die Kombination von Brechung und Reflexion ein optisches Bild auf den Kopf stellen bzw. aufrichten. Diese Eigenschaft wird bei den vergrößernden Sehhilfen im Zusammenhang mit den Prismenlupen ausgenutzt, die ohne ein solches Prisma Bilder der Außenwelt liefern würden, die auf dem Kopf stehen (Abb. 1.1.10). Das gleiche gilt übrigens auch für alle Prismenferngläser.

Wenn wir noch einmal daran denken, daß man sich optische Linsen aus Prismen zusammengesetzt denken kann und Prismen Licht aus ihrer Richtung ablenken, so ist es selbstverständlich, daß die Blicklinie des Auges und die Sehrichtung nur dann zusammenfallen, wenn man genau durch die Mitte einer Linse blickt. Blickt man schräg durch ein Brillenglas, so erhält man eine Ablenkung dergestalt, daß bei der Sammellinse das Auge stärker gedreht werden muß und bei der Zerstreuungslinse weniger stark, als wenn sich kein korrigierendes Brillenglas vor dem Auge befindet (siehe Abb. 1.1.11). Dieser Effekt hängt überdies von der Stärke des Brillenglases ab: je stärker seine Brechkraft ist, um so stärker ist die Ablenkung. Man spricht in diesem Falle von der „prismatischen Nebenwirkung" eines Brillenglases. Nebenwirkung deshalb, weil es eine prismatische Wirkung ist, die man eigentlich nicht haben will. Davon zu unterscheiden ist eine gewollte prismatische Wirkung eines Brillenglases, etwa zum Zwecke der Heterophoriekorrektur. Die prismatische Nebenwirkung hat beim Träger einer Starbrille, die ja ein starkes Plusglas darstellt, ein Ringskotom zur Folge, d.h. das Gesichtsfeld wird erheblich eingeschränkt (siehe Abschnitt 4.5). Hieraus ergibt sich, daß Hyperope, die Plusgläser tragen, möglichst Fassungen mit schmalen Rändern benutzen sollen, weil sonst durch das Zusammenwirken von Optik und Brillenfassung u. U. ein erheblicher Gesichtsfeldausfall entsteht (Abb. 1.1.12). Bei Myopen wird umgekehrt durch die prismatische Nebenwirkung des Minusglases

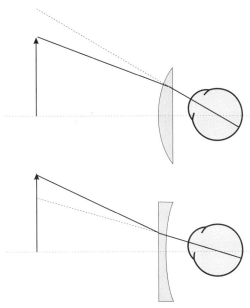

Abb. 1.1.11 Prismatische Wirkung bei Blick durch die Randpartien des Brillenglases. Bei Blick durch den Rand eines Konvexglases muß das Auge stärker gedreht werden als bei Blick durch den Rand eines Konkavglases.

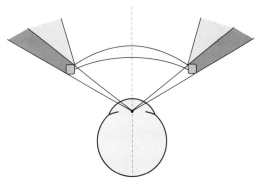

Abb. 1.1.12 Gesichtsfeldeinschränkungen durch Fassung und Optik eines Brillenglases (im vorliegenden Fall mit Pluswirkung). Durch die Fassung kommt es zu einer direkten Abschattung, durch die Pluswirkung des Glases kommt es zu einem Ringskotom am Rande des Glases.

die abschattende Wirkung der Brillenfassung kompensiert. Dies kann in Extremfällen am Rande sogar zu einer Bildverdoppelung führen.

Bildfehler

Optische Systeme besitzen vielfältige Abbildungsfehler, wie z. B. sphärische und chromatische Aberration, Verzeichnung, Astigmatismus schiefer Bündel etc. Sie sollen im folgenden kurz besprochen werden. Auf die Abbildungsfehler speziell von Brillengläsern wird gesondert in Abschnitt 4.1 eingegangen.

Wegen der prismatischen Wirkung aller Linsen und der Tatsache, daß die Brechzahl für blaues Licht größer ist als für rotes (Dispersion), ist die Brennweite für blaues Licht kürzer als für rotes.

Bei weißem Licht entstehen daher mehrere Brennpunkte in etwas unterschiedlichen Abständen (Abb. 1.1.13 a). Die unterschiedlichen Brennweiten haben zur Folge, daß von ein und demselben Gegenstand mehrere Bilder in unterschiedlichen Abständen entstehen, die überdies auch noch unterschiedlich groß sind (Abb. 1.1.13 b). Die **chromatische Aberration** spielt in der Praxis meist nur eine untergeordnete Rolle. Bei hochbrechenden Gläsern mit starker Dispersion allerdings kann sich aber doch eine spürbare Visusbeeinträchtigung ergeben. Abb. 1.1.14 zeigt diesen Effekt besonders dramatisch am Beispiel von sogenannten Press-on-Folien, wie sie bisweilen zu diagnostischen Zwecken auf Brillengläser aufgeklebt werden.

Ein Bildfehler, der bei der Augenoptik eher eine untergeordnete Rolle spielt, ist die **sphärische**

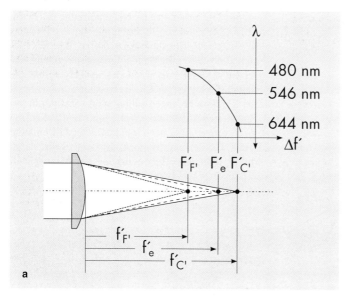

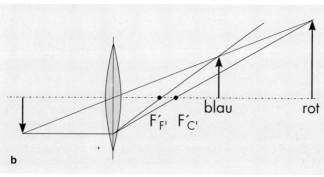

Abb. 1.1.13 a, b Chromatische Aberration. Durch die Dispersion der Optik kommt es zu einer unterschiedlichen Abbildung für verschiedene spektrale Komponenten (**a**). Für drei Wellenlängen (F' = 480 nm, e = 546 nm, C' = 644 nm) sind die zugehörigen Brennpunkte eingezeichnet. Oben im Bild ist die materialabhängige Dispersion dargestellt, also die Verschiebung der Brennweite in Abhängigkeit von der Wellenlänge. Durch die unterschiedlichen Brennweiten für verschiedene spektrale Komponenten kommt es zu unterschiedlich großen Bildern (**b**).

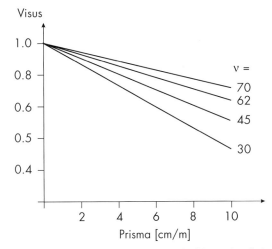

Abb. 1.1.14 Visusminderung durch Dispersion bei Prismen. Es ist die Sehschärfe (Ordinate) in Abhängigkeit von der prismatischen Wirkung für verschiedenes Material aufgetragen, Scharparameter ist die Abbesche Zahl ν. Je niedriger die Abbesche Zahl, um so stärker ist die Dispersion, um so ausgeprägter ist die Visusminderung. Für Press-on-Folien ist ν ≈ 30! Zur Definition der Abbeschen Zahl siehe Abschnitt 4.2.

Aberration. Darunter versteht man die Tatsache, daß achsnahe Strahlen eine größere Brennweite haben als achsferne.

Von **Verzeichnung** spricht man, wenn gerade Linien bei Abbildung durch ein optisches System verbogen werden, was speziell bei manchen Gleitsichtgläsern in der Peripherie auftritt.

Normale sphärische Flächen besitzen einen Astigmatismus, wenn sie nicht symmetrisch vom Strahlengang durchsetzt werden. Abb. 1.1.15 zeigt, daß ein Strahlenbündel, das schräg durch eine Linse hindurchtritt, nicht mehr in einem einzigen Punkt vereinigt wird, sondern daß das Bündel unmittelbar hinter der Linse zu einer Ellipse entartet, dann in eine waagrechte Linie übergeht, dann näherungsweise eine Kreisfläche ergibt, schließlich in eine senkrechte Linie und wieder in eine Ellipse übergeht. An keiner Stelle im gesamten Strahlenverlauf wird das Bündel in einem einzigen Punkt vereinigt, wie es für ein scharfes Bild notwendig wäre. Da diese Erscheinung bei jeder sphärischen Linse bei schrägem Strahldurchtritt vorhanden ist, spricht man von der astigmatischen Nebenwirkung eines Brillenglases. Sie ist ebenso unerwünscht wie die prismatische Nebenwirkung, aber beide sind prinzipiell unvermeidlich.

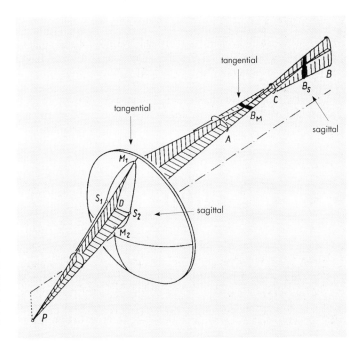

Abb. 1.1.15 Astigmatismus schiefer Bündel (aus Gobrecht 1987). Ein schräg auf die gezeichnete Linse auffallendes Strahlenbündel wird nicht mehr in einem Brennpunkt vereinigt, sondern astigmatisch abgebildet in Form von zwei zueinander senkrechten Brennlinien (B_M, B_S).

1.2 Sehschärfe

B. Lachenmayr

Sehschärfekriterien

Es gibt verschiedene Möglichkeiten, das räumliche Auflösungsvermögen des visuellen Systems zu beschreiben und zu quantifizieren. Die angulare Sehschärfe (**Minimum separabile**, Minimum Angle of Resolution, MAR) ist als der kleinstmögliche Winkel ρ ['] definiert, unter dem zwei Objektpunkte vom Auge gerade noch getrennt wahrgenommen werden können (Abb. 1.2.1, links). Sehschärfe in diesem Sinne wird folglich als die Fähigkeit des Auges beschrieben, zwei eng benachbart liegende Punkte mit hohem Kontrast, typischerweise schwarz auf weiß (Negativkontrast), als getrennte Punkte wahrzunehmen. Alle Prüfkriterien, die auf der Auflösung eines kritischen Details an einem Sehzeichen (Optotypen) basieren, sind hiermit verwandt. Für die praktische Sehschärfeprüfung werden eine Vielzahl von Sehzeichen verwendet, neben dem nach DIN 58 220 genormten Landolt-Ring (Abb. 1.2.1, Mitte links) verschiedene Buchstaben, Zahlen und Symbole (z. B. Snellen-Haken, Zahlen und Buchstaben verschiedener Konfiguration, Kinderbilder etc.). Es ist klar, daß alle derartigen Kriterien letztlich von der Formgebung der Optotypen abhängig sind und damit keine Beschreibung des räumlichen Auflösungsvermögens im physikalisch-optischen Sinne gestatten.

Eine weitere Möglichkeit, das örtliche Auflösungsvermögen des visuellen Systems zu messen, besteht in der Bestimmung der sogenannten **Gittersehschärfe,** wobei dem Betrachter Gittermuster kleiner werdender Balkenbreite dargeboten werden, bis die Auflösungsgrenze erreicht ist (Abb. 1.2.1, Mitte rechts). Die Gittersehschärfe kann in die äquivalente angulare Sehschärfe für Optotypen umgerechnet werden, ist aber damit nicht gleichbedeutend: Gittermuster sind im physiologisch-optischen Sinne eindimensionale Strukturen, Optotypen, wie z. B. der Landolt-Ring, sind zweidimensionaler Natur. Die Verarbeitungsmechanismen für beide Arten von Stimuli sind unterschiedlich und hängen in komplexer Weise zusammen. Es gibt Störungen der visuellen Wahrnehmung, bei denen eine durchaus hohe Gittersehschärfe vorliegen kann bei gleichzeitig schlechter Optotypensehschärfe, da die komplexere Musterverarbeitung nicht funktioniert, wie dies bei bestimmten Formen der Amblyopie der Fall sein kann.

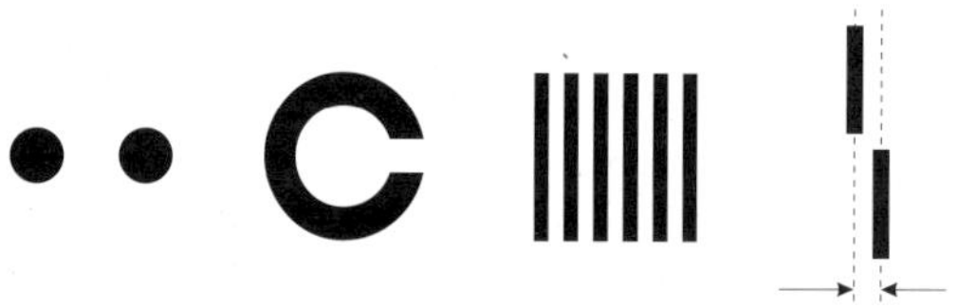

Weitere Kriterien zur Sehschärfeprüfung ergeben sich im Bereich des sogenannten **Minimum discriminabile**, also der Wahrnehmung der kleinstmöglichen Versetzung zweier Objekte oder Objektteile gegeneinander (Abb. 1.2.1, rechts): der klassische Stimulus aus dem Bereich des Minimum discriminabile ist der Nonius. Es ist auch möglich, komplexere Objekte gegeneinander seitlich zu versetzen oder die Wahrnehmbarkeit von oszillierenden Reizen gegenüber statischen Referenzobjekten zu prüfen. Die Noniussehschärfe erreicht unter optimalen Bedingungen Werte, die deutlich unter der angularen Sehschärfe liegen, da sie auf anderen physiologischen Wahrnehmungsmechanismen basiert. Für die klinische Routine kommen in erster Linie Sehschärfekriterien in Frage, die Optotypen verwenden, in gewissem Umfang auch Kriterien zur Prüfung der Gittersehschärfe. Bezüglich weiterführender Literatur sei der interessierte Leser auf Lachenmayr (1990, 1993) und Fahle (1991) verwiesen.

Wodurch wird die Sehschärfe des Auges bestimmt?

Die Sehschärfe des menschlichen Auges wird durch drei Komponenten limitiert:

1. die optische Abbildung des Auges,
2. die Lichtstreuung in der Retina,
3. die neuronale Verarbeitung in der Retina.

Die **optische Abbildung des Auges** wird wesentlich durch zwei Einflußgrößen bestimmt, zum einen die Beugung, zum anderen die Abbildungsfehler der optischen Komponenten des Auges (Hornhaut, Vorderkammer, Linse, Glaskörper). Unter **Beugung** verstehen wir in der Physik das Phänomen, daß sich wellenförmig ausbreitende Energie

Abb. 1.2.1 Arten von Sehschärfekriterien (aus Lachenmayr 1993). Auflösung von zwei benachbarten Punkten (links), Auflösung von Optotypen, z. B. Landolt-Ring (Mitte links), Auflösung von Gittermustern (Mitte rechts), Kriterien aus dem Bereich des Minimum discriminabile, z. B. die Beurteilung der lateralen Versetzung zweier vertikal übereinander angeordneter Linien (Nonius, rechts).

bei Einbringen eines Hindernisses in die Wellenfront auch in Raumbereiche ausbreiten kann, die der direkten Wellenausbreitung nicht zugänglich sind (Fraunhofersche Beugung). In einem optischen Strahlengang wird die Auswirkung der Beugung um so stärker, je kleiner die limitierende Öffnung ist. Am menschlichen Auge entsteht Beugung im Normalfall an der Pupille: bei extremer Miosis, etwa bei Pupillenweiten von weniger als 1.5 mm, wie sie bei Patienten unter Miotikatherapie auftreten können, kann es durch die Beugung zu einer Herabsetzung der Sehschärfe kommen. Beugung begrenzt also bei **sehr kleinen Pupillenweiten** die Bildqualität und damit die Sehschärfe. Wie jedes optische System besitzen auch die Komponenten des menschlichen Auges eine Vielzahl von Abbildungsfehlern, die die Güte des Netzhautbildes beeinträchtigen. Der wichtigste Fehler ist die **sphärische Aberration** (Abb. 1.2.2): mit sphärischer Aberration bezeichnen wir das Phänomen, daß bei einer abbildenden Linse, beispielsweise bei der dargestellten Sammellinse, Strahlen, die in unterschiedlichem Abstand von der optischen Achse auf das abbildende System treffen, unterschiedlich stark gebrochen und zu unterschiedlichen Brennpunkten vereinigt werden. So wird im gezeichneten Fall das achsnahe Strahlenbündel 2 auf einen etwas weiter rechts gelegenen Brennpunkt 2 fokussiert, das achsferne Strahlenbündel 1 wird auf den näher bei der Linse gelegenen Brennpunkt 1 abgebildet. Folge ist, daß unterschiedliche Strahlen mit verschiedener Einfallshöhe auf unterschiedliche Brennpunkte fokussiert werden und somit für alle Strahlen kein einheitlicher gemeinsamer Brennpunkt existiert. Auf das Auge übertragen wird damit klar, daß die sphärische Aberration besonders bei **weiter Pupille** wirksam wird, typischerweise bei medikamentös weitgestellter Pupille (Mydriasis). Die von den Patienten oft geklagte Herabsetzung der Sehschärfe bei weitgestellter Pupille ist Folge der sphärischen Aberration des Auges, muß aber nicht in jedem Fall stark ausgeprägt sein.

Bekanntlich befinden sich die Rezeptoren sklerawärts, so daß das Netzhautbild, das die optischen Komponenten des Auges auf der Netzhautoberfläche entwerfen, alle darüberliegenden Schichten der Netzhaut durchdringen muß, ehe es in den Rezeptoren in Potentiale umgewandelt wird. Dies ruft Lichtstreuung hervor, was eine Kontrastminderung des Netzhautbildes zur Folge hat. Dieser Effekt betrifft vor allem die Auflösung feiner Details, also die Übertragung hoher Ortsfrequenzen.

Bereits innerhalb der Netzhaut setzt eine **komplexe Verarbeitung** der Bildinformation ein. Es

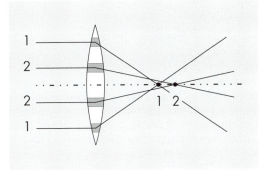

Abb. 1.2.2 Sphärische Aberration. Achsferne Strahlen (hier 1) werden auf einen anderen Brennpunkt vereinigt als achsnahe Strahlen (hier 2).

finden sich mehrere in Serie und parallel geschaltete Wege, die für verschiedene Übertragungsbereiche der visuellen Information zuständig sind. Dies trägt wesentlich zu einer Steigerung der vom Auge erzielbaren Sehschärfe bei. Würde die Netzhaut nicht durch ihre Verarbeitung, speziell durch die antagonistische Struktur der Zentrums- und Umfeldbereiche der retinalen Ganglienzellen dafür sorgen, daß eine Bildoptimierung erfolgt, so wäre die vom Auge erreichbare Sehschärfe wesentlich schlechter, als sie tatsächlich ist.

Alle Störungen der optischen Abbildung oder der retinalen Verarbeitung führen zu einer Herabsetzung der Sehschärfe. Die Sehschärfe hängt aufgrund der retinalen Verarbeitung und des Pupilleneffektes von der **Adaptationsleuchtdichte**, von der **Netzhautstelle (Exzentrizität)** und natürlich von der Korrektur möglicher **Refraktionsfehler** ab.

Sehschärfe und Visus

Im klinischen Sprachgebrauch werden die Begriffe Sehschärfe und Visus gleichbedeutend nebeneinander verwendet, obwohl sie unterschiedlich definiert sind. Unter **Sehschärfe** verstehen wir die anguläre Sehschärfe, also den eingangs bereits erwähnten kleinsten Winkel ρ ['], unter dem zwei Objekte gerade noch getrennt wahrgenommen werden können bzw. ein kritisches Detail gerade noch aufgelöst werden kann. Wird bei einem Landolt-Ring (Abb. 1.2.1, Mitte links) die Größe der Lücke in Bogenminuten ['] angegeben, so liefert dies den Wert für die anguläre Sehschärfe. Unter **Visus** verstehen wir demgegenüber den Kehrwert der in Bogenminuten gemessenen angulären Sehschärfe:

$$\text{Visus} = \frac{1}{\rho \,[']}$$

Während die Einheit der Sehschärfe eine Winkelgröße ist, wird beim Visus keine Dimension verwendet. Trotz dieser prinzipiell unterschiedlichen Definitionen ist es durchaus legitim, gemäß dem allgemeinen Sprachgebrauch Sehschärfe und Visus synonym zu gebrauchen.

Üblicherweise wird die Sehschärfe für die Ferne für eine Distanz von 5 oder 6 m ermittelt. Wenn die Sehschärfe schlecht ist und auf diese Distanz mit den verfügbaren Sehzeichen kein Wert mehr erzielbar ist, muß der Prüfabstand verringert werden, typischerweise auf 1 m, 50 cm oder noch weniger. Hierzu werden dann in der Hand gehaltene Papptafeln verwendet, auf denen Optotypen abgestufter Größe dargeboten werden. Der Visus, der dann erzielt wird, läßt sich nach folgender Formel berechnen:

$$\text{Visus} = \frac{\text{Ist-Entfernung [m]}}{\text{Soll-Entfernung [m]}}$$

Die Ist-Entfernung ist dabei die tatsächliche Prüfentfernung, in der die Sehprobentafel dem Patienten dargeboten wird. Die Soll-Entfernung ist der Distanzwert, der in Kleindruck auf der Prüftafel angibt, in welcher Entfernung ein Betrachter mit normaler Sehschärfe (1.0) die jeweilige Reihe gerade noch erkennen kann. Findet sich beispielsweise auf der Sehprobentafel die Angabe „25 m" und wird die Prüfung der Sehschärfe in einem Abstand von 1 m durchgeführt, so ist der resultierende Visus $1/_{25}$.

Sehschärfe als Funktion der Adaptationsleuchtdichte

Die Sehschärfe hängt von der Adaptationsleuchtdichte des Auges ab. Dies hat mehrere Gründe: zum einen ist die Dichteverteilung der Rezeptoren für Stäbchen und Zapfen verschieden. Die Zapfen weisen ein sehr hohes Dichtemaximum in der Netzhautmitte auf, daher ist die Sehschärfe unter photopischer Adaptation, also in dem Leuchtdichtebereich, in dem die Zapfen aktiv sind, deutlich höher, als im Bereich des Stäbchensehens (skotopische Adaptation). Ein weiterer Grund besteht im Einfluß der Pupille: je höher die Adaptationsleuchtdichte, umso geringer die Pupillenweite, umso geringer der Einfluß der sphärischen Aberration. Ein weiterer Grund ist die retinale Verarbeitung der Bildinformation, die bei höherer Leuchtdichte zu einem besseren Auflösungsvermögen führt, als bei niedriger Adaptationsleuchtdichte. Die Abhängigkeit der Sehschärfe von der Adaptationsleuchtdichte ist in Abb. 1.2.3 wiedergegeben. Es zeigt sich ein kontinuierlicher Anstieg, bis bei sehr hohen Leuchtdich-

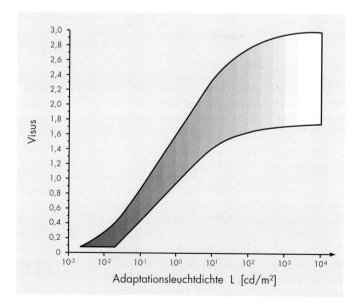

Abb. 1.2.3 Sehschärfe als Funktion der Adaptationsleuchtdichte (nach Hartmann 1970). Mit zunehmender Adaptationsleuchtdichte steigt die Sehschärfe an, bis bei ungefähr 1000 cd/m² ein Plateau erreicht wird. Bei noch höherer Leuchtdichte erfolgt ein Abfall aufgrund von Blendung.

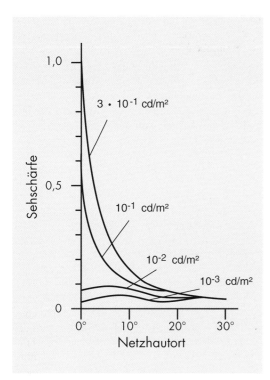

ten ein Plateau erreicht wird: bei Werten von über 1000 cd/m² kommt es auch bei normalen optischen Medien zu Blendungserscheinungen, so daß die Sehschärfe abfällt.

Sehschärfe als Funktion der Exzentrizität

Unter photopischer Adaptation weist die Sehschärfe ein sehr hohes Maximum in der Fovea centralis auf (Abb. 1.2.4). Sie fällt zur Peripherie hin rasch ab, bei 10° Exzentrizität liegt nur noch eine Sehschärfe von ca. 10% bis 20% des fovealen Wertes vor. Die Sehschärfe in der Netzhautperipherie ist also sehr gering. Bei Herabsetzung der Adaptationsleuchtdichte in den mesopischen oder skotopischen Bereich verschwindet die Vorzugsstellung der Netzhautmitte, es kommt zu einem gegenteiligen Effekt: Bei rein skotopischer Adaptation, also reinem Stäbchensehen, liegt ein funktionelles Zentralskotom vor, da die Foveola stäbchenfrei ist. Die Folge ist, daß die noch relativ beste Sehschärfe nicht zentral, sondern etwas exzentrisch bei ca. 10° bis 20° erreicht wird, nämlich dort, wo das Dichtemaximum der Stäbchenverteilung liegt. Die klinische Prüfung der Sehschärfe erfolgt üblicherweise unter photopischer Adaptation. Bei speziellen Fragestellungen (z. B. Nachtmyopie) kann eine Prüfung der Sehschärfe auch bei herabgesetzter Leuchtdichte im mesopischen, u. U. im skotopischen Bereich erforderlich werden.

Abb. 1.2.4 Sehschärfe als Funktion der Exzentrizität (nach Hartmann 1984). Bei photopischer Adaptation (obere Kurve) fällt die Sehschärfe im Normalfall von der Fovea zur Peripherie hin steil ab. Im Zustand der reinen Dunkeladaptation (unterste Kurve) liegt ein funktionelles Zentralskotom aufgrund des zentralen stäbchenfreien Areals vor.

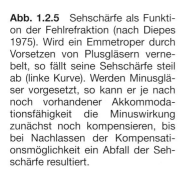

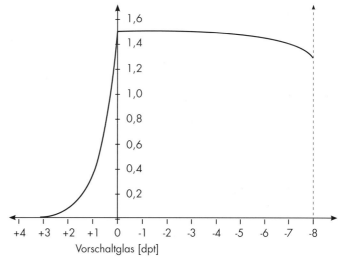

Abb. 1.2.5 Sehschärfe als Funktion der Fehlrefraktion (nach Diepes 1975). Wird ein Emmetroper durch Vorsetzen von Plusgläsern vernebelt, so fällt seine Sehschärfe steil ab (linke Kurve). Werden Minusgläser vorgesetzt, so kann er je nach noch vorhandener Akkommodationsfähigkeit die Minuswirkung zunächst noch kompensieren, bis bei Nachlassen der Kompensationsmöglichkeit ein Abfall der Sehschärfe resultiert.

Sehschärfe als Funktion der Fehlrefraktion

Wird ein Auge künstlich fehlkorrigert, beispielsweise durch Vorsetzen von Plus- oder Minusgläsern (das Vorsetzen von Plusgläsern bezeichnet man als „Vernebelung"), so führt dies zu einer Beeinträchtigung der erzielbaren Sehschärfe (Abb. 1.2.5). Wird ein normalsichtiger Proband, der beispielsweise für die Ferne eine Sehschärfe von 1.5 erzielt, mit Plusgläsern zunehmender Stärke vernebelt, so fällt die Sehschärfe steil ab (linke Kurve in Abb. 1.2.5): bei +1 dpt beträgt die Sehschärfe noch etwa 0.5, bei +2 dpt nur noch 0.1–0.2. Diese Werte sind natürlich individuell unterschiedlich. Werden umgekehrt einem jungen Emmetropen Minusgläser zunehmender Stärke vorgehalten, so ist er aufgrund seiner Akkommodationsfähigkeit zunächst noch in der Lage, die Minuswirkung zu kompensieren. Abhängig von seiner Akkommodationsbreite kommt es dann bei höheren Minuswerten zu einer Verschlechterung des Netzhautbildes und zu einem Abfall der Sehschärfe (rechte Kurve in Abb. 1.2.5). Es gibt für die subjektive Refraktionsbestimmung Stufungstabellen, die diesen Zusammenhang in schematisierter Weise wiedergeben. Bei der Refraktionsbestimmung muß sich die Abstufung der vorgesetzten Gläser für den Ausgleich einer sphärischen und/oder zylindrischen Fehlsichtigkeit an der Höhe des Refraktionsfehlers und an der erzielten Sehschärfe orientieren. Die Stufungstabellen werden bei der Besprechung der subjektiven Refraktionsbestimmung genauer erläutert und sollen dem Augenarzt lediglich eine erste Hilfe für die richtige Wahl der Refraktionsgläser bieten. Bei ausreichender Übung wird die Abstufung ohne langes Überlegen an den Refraktionsmeßgang angepaßt, ohne daß die Notwendigkeit besteht, sich stets genau an die Werte der Stufungstabelle zu halten.

Messung der Sehschärfe

Die Prüfung der Sehschärfe ist wie jede andere Untersuchung, bei der subjektive Angaben vom Patienten erhoben werden, ein psychophysischer Meßvorgang. Anders als physikalische Systeme, die exakt und reproduzierbar durch Meßprozeduren beschreibbar sind, besteht im Bereich der Psychophysik das Problem, daß der Patient ein relativ ungenaues Detektorsystem darstellt, der mit einer großen Unsicherheit und Schwankungsbreite seines Antwortverhaltens behaftet ist. Dies führt zu einer erheblichen Ungenauigkeit der Meßwerte, was durch geeignete statistische Verfahren soweit als möglich kompensiert werden muß.

Wesentlich für das Verständnis jeder psychophysischen Messung ist der Begriff der **psychometrischen Funktion** (Abb. 1.2.6 a, b). Hierbei wird die Antwortwahrscheinlichkeit für eine „Ja-Antwort", also einer Antwort, bei der der Stimulus gesehen wurde, in Abhängigkeit von der Reizstärke in beliebigen relativen Einheiten, beispielsweise das kritische Detail bei der Sehschärfeprüfung oder die

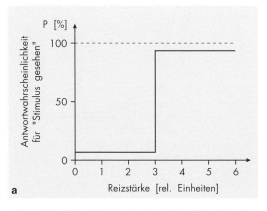

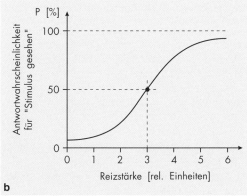

Abb. 1.2.6 a, b Psychometrische Funktion (aus Lachenmayr 1993). Es ist jeweils die Antwortwahrscheinlichkeit für die Wahrnehmung eines Stimulus (Ordinate) in Abhängigkeit von einer beliebigen Reizstärke in relativen Einheiten (Abszisse) aufgetragen.

a Die psychometrische Funktion eines idealen Beobachters würde einer Stufenfunktion ähneln, die bei einer bestimmten Reizstärke sprunghaft von annähernd 0 % Antwortwahrscheinlichkeit auf annähernd 100 % Antwortwahrscheinlichkeit ansteigt.

b Der reale Beobachter zeigt einen mehr oder weniger kontinuierlichen Übergang mit sigmoidem Kurvenverlauf. Das Festlegen der Schwelle ist willkürlich und erfolgt konventionsgemäß üblicherweise bei 50 % Antwortwahrscheinlichkeit.

Leuchtdichte des Stimulus bei der Perimetrie etc., aufgetragen. Die Reizstärke nimmt in Abb. 1.2.6 auf der Abszisse von links nach rechts zu. Der Bereich geringer Reizstärken findet sich also links auf der Abszisse, hier wird der Stimulus selten oder nie wahrgenommen. Der Bereich hoher Reizstärke liegt rechts auf der Abszisse, hier wird der Stimulus praktisch immer richtig erkannt. Hätten wir ein ideales Detektorsystem im physikalischen Sinne vor uns, dann würde der Patient ein Antwortverhalten zeigen, wie es in Teilbild a) dargestellt ist: die Antwortwahrscheinlichkeit würde bei einer bestimmten Reizstärke (hier bei der Einheit 3) sprunghaft von annähernd 0 % auf annähernd 100 % ansteigen. Dies bedeutet, daß alle Stimuli unterhalb der Reizstärke 3 korrektermaßen praktisch nie wahrgenommen werden, daß alle Stimuli oberhalb der Reizstärke 3 korrektermaßen praktisch immer gesehen werden. Leider ist die Realität anders. In Wirklichkeit findet sich bei echten Beobachtern immer ein mehr oder weniger breiter Übergangsbereich von „nicht gesehen" zu „gesehen" (b): diesen sigmoidartigen Kurvenverlauf bezeichnet man als psychometrische Funktion. Sie ist die Basis für alle statistischen Überlegungen im Zusammenhang mit der Definition von psychophysischen Schwellen, auch bei der Definition der Sehschärfe.

Aufgrund des flachen Verlaufs der psychometrischen Funktion ist es willkürlich, wo die Schwelle festgelegt wird. Üblicherweise wird eine Antwortwahrscheinlichkeit von 50 % als Schwelle angenommen. Im vorliegenden Fall liegt somit die Schwelle bei der Reizstärke 3. Je flacher die psychometrische Funktion, um so ungenauer die Schwellenermittlung, je steiler, um so exakter sind die erzielbaren Werte.

Man muß sich also stets vor Augen halten, daß für jede psychophysische Messung, auch für die Messung der Sehschärfe, eine Antwortwahrscheinlichkeit von etwa 50 % als Anhaltewert gefordert wird. Dies bedeutet, daß bei Darbietung von 10 Sehzeichen gleicher Größe diejenige Visusstufe als Schwelle akzeptiert wird, bei der die Hälfte, also 5 von 10 Optotypen korrekt erkannt werden.

Normgerechte Sehschärfeprüfung

Für die gutachterliche Sehschärfeprüfung, wie wir sie für die Fahreignungsbegutachtung oder die Renten- und Versicherungsbegutachtung verwenden müssen, sind die ISO-Normen 8596/8597 und Teil 3 der DIN-Norm 58 220 ausschlaggebend. Das Normsehzeichen ist der Landolt-Ring (Abb. 1.2.1, Mitte links) in logarithmischer Abstufung. Es können auch Sehzeichen verwendet werden, die gemäß der Anschlußvorschrift an das Normsehzeichen angeschlossen sind. DIN 58 220 regelt genau die Darbietungsbedingungen des Normsehzeichens, den Abstand der Optotypen untereinander, die Zahl der erforderlichen Sehzeichen pro Visusstufe, die Abstufung der Sehzeichen, die möglichen Orientierungen und die Häufigkeit der Orientierungen (vier gerade, vier schräge Stellungen), das Abbruchkriterium, den Kontrast und die Umfeldleuchtdichte. Einzelheiten sind entweder DIN 58 220 oder der Literatur zu entnehmen (Lachenmayr 1993).

Wichtig für den praktisch tätigen Augenarzt ist es, daß bei der **gutachterlichen Sehschärfeprüfung** exakt und ohne Abstriche die Darbietungsbedingungen und Verfahrensweisen von DIN 58 220 eingehalten werden. Dies bedeutet konkret, daß bei Visuswerten bis einschließlich 0.63 **5 Optotypen** gleicher Größe darzubieten sind, bei Sehschärfewerten über 0.63 **10 Optotypen**. Somit sind alle älteren Sehzeichenprojektoren, die diese Anforderung nicht erfüllen, für die gutachterliche Sehschärfeprüfung nicht zulässig! Die Abstufung des Normsehzeichens erfolgt gemäß DIN 58 220 nach einer geometrischen Reihe mit Stufungsfaktor $\sqrt[10]{10} = 1.2589$, wobei als Ausnahme von der logarithmischen Abstufung die Visusanforderung 0.7 eingefügt wurde, weil sie in der Straßenverkehrszulassungsordnung vorkommt. Sinn dieser logarithmischen Abstufung ist es, eine physiologisch äquidistante Teilung der Sehschärfeskala zu erzielen: nur bei logarithmischer Abstufung ist eine Änderung um ein oder zwei Visusstufen in allen Bereichen der Skala physiologisch gleich wirksam. Bei einer linearen Skalierung ist der Abstand der Werte bei geringen Sehschärfeanforderungen physiologisch zu groß, bei hohen Sehschärfewerten zu gering. Viele – allerdings nicht alle – modernen Sehzeichenprojektoren enthalten eine Abstufung der Sehschärfe in dieser Skalierung. Jeder, der sich einen Sehzeichenprojektor anschafft, sollte sich beim Hersteller vergewissern, daß damit eine gutachterliche Sehschärfeprüfung gemäß DIN 58 220 durchgeführt werden kann.

Wichtigster Aspekt der DIN 58 220 für die praktische Tätigkeit ist die Einhaltung eines definierten **Abbruchkriteriums.** Wir haben im vorherigen Abschnitt gesehen, daß als Konvention für psychophysische Schwellen in der Regel eine Antwortwahrscheinlichkeit von 50 % gefordert wird. Man muß natürlich davon ausgehen, abhängig von den Darbietungsbedingungen, daß eine gewisse Ratewahrscheinlichkeit vorliegt, die die Messung beeinträchtigt: setzt sich ein Patient mit geschlossenen Augen an die Visusstrecke, so kann er mit einer Wahrscheinlichkeit von $1/_8$ korrekte Angaben machen, wenn acht verschiedene Alternativen beim Landolt-Ring dargeboten werden. Man muß daher die Rohwerte der Erkennungsrate bzw. Antwortwahrscheinlichkeit um die Ratewahrscheinlichkeit korrigieren (Hartmann 1987). Aus diesem Grund fordert DIN 58 220 eine Antwortwahrscheinlichkeit **60 %**. Dies bedeutet, daß bei Darbietung von 5 Optotypen **drei von fünf korrekt** angegeben werden müssen, um die Stufe als gesehen zu akzeptieren, bei 10 Sehzeichen **sechs von zehn**. Als Kompromiß bei 3 Optotypen gilt als Abbruchkriterium **zwei von drei**. Bei 8 Optotypen gilt als Abbruchkriterium **fünf von acht**. Immer wenn also der Patient wenigstens 3 von 5 oder 6 von 10 Optotypen einer Reihe korrekt angegeben hat, wird die Zeile als „gesehen" akzeptiert. Die Prüfung wird so lange fortgesetzt bis höchstens noch 2 bzw. 4 korrekte Angaben gemacht werden, also 3 oder mehr (bei 5 Sehzeichen) oder 6 oder mehr (bei 10 Sehzeichen) Fehler auftreten. Es ist unerläßlich, dieses Abbruchkriterium in strenger Form einzuhalten, da sonst eine wesentliche Fehlbeurteilung der Sehschärfe resultieren kann. Es sei darauf hingewiesen, daß es nicht nur für die gutachterliche Prüfung der Sehschärfe mit Landolt-Ringen, sondern auch bei der sonst klinisch üblichen Prüfung mit anderen Optotypen sinnvoll ist, ein vergleichbares Abbruchkriterium einzuhalten (ca. 50 % Antwortwahrscheinlichkeit).

Es gibt zwischenzeitlich einen ersten Anschluß von Buchstaben bestimmter Bauart an den Landolt-Ring (Abb. 1.2.7). Bei der Untersuchung von Saur et al. (1989) hat sich gezeigt, daß die in der Abbildung dargestellten Buchstaben K, U, N, D und F dem Landolt-Ring, also dem Normsehzeichen, äquivalent sind.

Noch ein Hinweis für die Praxis: während wir gemäß DIN 58 220 eine relativ helle Beleuchtung benötigen (Umfeldleuchtdichte 160 – 320 cd/m^2), empfiehlt es sich, für die Refraktionsbestimmung den Untersuchungsraum mäßig abzudunkeln. Als Anhaltswert gilt eine Raumbeleuchtung, bei der man mit Visus 1.0 gerade noch Zeitung lesen kann. Dadurch wird die Pupille des Prüflings etwas weiter, so daß der stenopäische Effekt einer engen Pupille, wie er bei höherer Adaptationsleuchtdichte auftritt, nicht zum Tragen kommt. Die Ergebnisse der Refraktionsbestimmung werden damit genauer.

1.3 Akkommodation
B. Lachenmayr

Um Objekte in unterschiedlicher Entfernung zwischen Unendlich und dem Nahbereich scharf sehen zu können, verfügt das Augenpaar in jüngerem Alter über die Fähigkeit, den Brechwert beider Augen synchron zu steigern oder abzuschwächen. Diese Leistung, die von den Augenlinsen und den Ziliarmuskeln erbracht wird, bezeichnet man als **Akkommodation.** Landolt gab im Jahre 1902 folgende Definition: „Unter Akkommodation verstehen wir, im Gegensatze zu der statischen, d.h. der Refraktion des Auges im Ruhezustand, die dynamische Refraktion, d.h. die Refraktion, welche sich das Auge mittels der Kontraktion seines Ziliarmuskels, resp. stärkerer Wölbung seiner Linse, zulegt." Die Bezeichnung „dynamische Refraktion" beschreibt die Akkommodationsleistung sehr zutreffend.

Anatomie und Physiologie

Die Linse ist über die Zonulafasern an den Randbereichen des Ziliarmuskels verankert. Die Verlaufsrichtung der Zonulafasern ist prinzipiell radiär (Abb. 1.3.1 a). Wenn sich der Ziliarmuskel, der als Ring zirkulär um das Auge verläuft, kontrahiert, so verändert sich dadurch die Spannung der Zonulafasern, die Linse kann in ihrer Aufhängung erschlaffen und die Form annehmen, die sie gerne von Na-

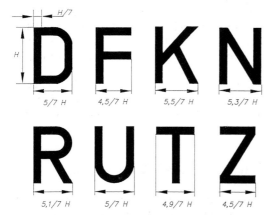

Abb. 1.2.7 An den Landolt-Ring angeschlossene Buchstaben (Saur et al. 1989). Die Buchstaben K, U, N, D und F der gegebenen Konfiguration sind dem Landoltring äquivalent.

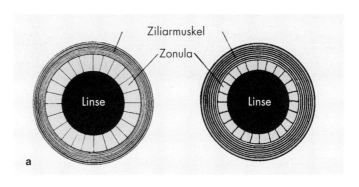

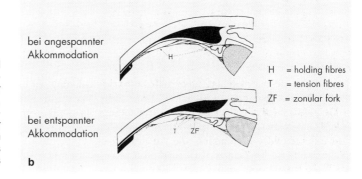

Abb. 1.3.1 a, b Zonulafasern und Ziliarmuskel. Der Ziliarmuskel verläuft zirkulär, die Zonulafasern radiär zur optischen Achse des Auges (**a**, Blick von hinten auf Linse, Zonulafasern und Ziliarmuskel). Verlauf der Zonulafasern und Veränderungen bei Kontraktion des Ziliarmuskels (**b**); Erläuterungen siehe Text. Aus Davson 1972.

tur aus annehmen möchte, nämlich eine etwas stärker gewölbte, mehr kugelige Gestalt. Abb. 1.3.1 b zeigt den genaueren Verlauf der Zonulafasern und die Veränderungen, die sich bei Kontraktion des Ziliarmuskels ergeben: ist der Ziliarmuskel entspannt (entspannte Akkommodation, Einstellung für die Ferne, unten), so überträgt sich der Zug der Zonulafasern, die eine Y-förmige, gabelähnliche Struktur aufweisen (H = Holding Fibres, ZF = Zonular Fork) voll von der Pars plana des Ziliarkörpers auf die Linsenkapsel. Die Linse wird dabei flachgezogen, die Brechkraft nimmt ab. In diesem Zustand sind die mit T bezeichneten querverlaufenden Fasern (T = Tension Fibres) zwischen dem Ziliarkörper und den meridional verlaufenden Zonulafasern erschlafft. Wird der Ziliarmuskel angespannt (Einstellung für die Nähe, angespannte Akkommodation, oben), so werden durch die Formänderung des Ziliarmuskels die Spannungsfasern T unter Zug gesetzt, die Spannung von der Pars plana des Ziliarkörpers überträgt sich direkt auf den Ziliarkörperwulst; letzteres führt dazu, daß der vordere Teil des Zonulaapparates einschließlich der Gabelung erschlafft und die Linse gelockert in ihrer Halterung hängen kann. Die Linse kann nun ihre Form verändern und dadurch ihre Brechkraft steigern.

Die Akkommodation ist also sowohl ein **aktiver** muskulärer Vorgang (Anspannung und Entspannung des Ziliarmuskels), die resultierende Brechkraftänderung ist allerdings ein **passiver** Prozess (Änderung von Form und Brechungsindex der Linse), der somit nicht trainierbar ist.

Die neuronale Steuerung der Akkommodation erfolgt über die parasympathischen Fasern aus dem Nervus oculomotorius (III) über den Nucleus Edinger-Westphal. Bei Stimulation des Parasympathikus kommt es zu einer Kontraktion des Ziliarmuskels und zu einer Zunahme der Linsenbrechkraft (Akkommodationsspasmus), bei Blockade des Parasympathikus, beispielsweise durch Atropin oder andere Zykloplegika, kommt es zu einer Lähmung des Ziliarmuskels und zu einer völligen Aufhebung der Akkommodationsfähigkeit.

Äußere und innere Akkommodation

Bei Anspannung der Akkommodation kommt es zu einer Steigerung der Brechkraft beider Augen, die seitengleich erfolgt. Ursache ist zum einen die Formänderung der Linse, zum anderen die Steigerung des Brechungsindex im Inneren der Linse.

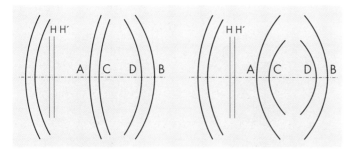

Abb. 1.3.2 Formänderung der Linse und resultierende Verlagerung der Hauptebenen H und H' bei der Akkommodation (nach Trendelenburg 1943).

entspannte Akkommodation
A = Vorderfläche der Linse
B = Rückfläche der Linse

angespannte Akkommodation
C = Vorderfläche des Linsenkerns
D = Rückfläche des Linsenkerns

Ersteres bezeichnet man als „äußere Akkommodation", letzteres als „innere Akkommodation". Abb. 1.3.2 zeigt gemäß einer schematischen Darstellung von Trendelenburg (1943) die Formänderung der Linse bei der Akkommodation: die Änderung der äußeren Linsenform geht im wesentlichen auf Konto einer Krümmungszunahme der Linsenvorderfläche von ca. 10 mm Krümmungsradius bei entspannter Akkommodation auf ca. 6 mm Krümmungsradius bei maximaler Akkommodation; die Linsenhinterfläche verändert sich nur wenig und wird nur geringfügig steiler, nämlich von ca. 6 mm auf ca. 5.5 mm. Genaue Vermessungen der Linse während des Akkommodationsvorgangs hinsichtlich Form und Position zeigen, daß die Linse bei Anspannung der Akkommodation, wenn sie also in ihrem Aufhängeapparat erschlafft, etwas nach unten absackt, was optisch nicht wirksam ist, was aber mit entsprechenden Meßmethoden erfaßt werden kann (Ciuffreda 1991). Die schematische Darstellung von Abb. 1.3.2 zeigt auch, daß bei angespannter Akkommodation die Lage der Hauptebenen H und H' etwas anders ist als im Zustand der entspannten Akkommodation: H und H' werden bei angespannter Akkommodation etwas zur Linse hin, also in Richtung zum hinteren Augenpol verschoben. Dies ist im Zusammenhang mit der Definition von Akkommodationsaufwand und Akkommodationserfolg von Bedeutung, worauf später ausführlicher eingegangen wird.

Neben der Formänderung der Linse kommt es durch Umschichtung der Linsenfasern zu einer Veränderung des Brechungsindex, was ebenfalls zu einer Steigerung der Brechkraft führt. Abschätzungen ergeben, daß ca. $^2/_3$ der Brechkraftsteigerung auf die äußere Akkommodation, also die Formänderung, ca. $^1/_3$ auf die Änderung des Brechungsindex, also auf die innere Akkommodation, zurückzuführen sind.

Dynamik der Akkommodation

Die Akkommodation kann zwar willentlich gesteuert werden, sie unterliegt aber im Alltag zumeist einer unbewußten Regelung, die über die Stimulation beider Augen beeinflußt wird. Werden dem Betrachter (bei ausreichender Sehschärfe) Objekte mit hohem Kontrast unter guten Beleuchtungsverhältnissen dargeboten, so funktioniert der Regelkreis der Akkommodation am schnellsten und genauesten: eine Akkommodationseinstellung, beispielsweise die Akkommodation von Ferne in die Nähe oder umgekehrt, benötigt typischerweise Zeiten von 300 bis 400 ms. Diese schnelle und zielsichere Einstellung der Akkommodation kann beeinträchtigt werden, wird also langsamer und ungenauer, wenn die Stimulusparameter ungünstiger werden (Kontrast!) und/oder der Adaptationszustand abnimmt. Prinzipiell ist also die Akkommodationseinstellung um so ungenauer und um so langsamer, je stärker der Proband dunkeladaptiert ist und je geringer der Objektkontrast ist, der als Akkommodationsanreiz dient. Im Extremfall einer sogenannten „Ganzfeldstimulation", wenn dem Betrachter nur noch ganz geringe oder praktisch keine Akkommodationsanreize mehr geboten werden, kann die Akkommodationseinstellung sehr unsicher werden und bis zu 10 s oder noch länger benötigen, um einen Einstellpunkt zu finden. Bereits in Dunkelheit, wie etwa im nächtlichen Straßenverkehr, kann die Einstellzeit für die Akkommodation auf mehrere Sekunden anwachsen.

Ruhelage der Akkommodation

Die Akkommodation stellt sich von Natur aus weder maximal entspannt für die Ferne, noch maximal angespannt für die Nähe ein. Bevorzugt ist eine Einstellung im Zwischenbereich zwischen völlig entspannter und maximal angespannter Akkommodation. Diese Ruhelage der Akkommodation wird dann eingenommen, wenn, wie bereits erwähnt, bei ungünstigen Beleuchtungsverhältnissen und Darbietung von Sehzeichen mit schlechtem Kontrast die Einstellung der Akkommodation ungenau wird und längere Zeiten benötigt werden. Dieser Zusammenhang kann quantitativ schematisch angegeben werden (Abb. 1.3.3): wenn beispielsweise bei hoher Adaptationsleuchtdichte (rechts im Bild) noch eine Akkommodationsbreite von 4 dpt vorliegt, so führt das Hinwandern zur Akkommodationsruhelage, im vorliegenden Fall bei 2 dpt, also in 50 cm Abstand vor dem Auge, dazu, daß Fernpunkt und Nahpunkt des Augenpaares aufeinander zuwandern, bis schließlich bei extrem niedriger Adaptationsleuchtdichte die Ruhelage selbst eingenommen wird (links im Bild). Die Verlagerung des Fernpunkts vom Unendlichen in den Nahbereich bezeichnet man als **Nachtmyopie**: der Betrachter erlebt bei Übergang in die Dunkelheit eine Myopisierung; die Verlagerung des Nahpunktes bei abnehmender Adaptationsleuchtdichte vom Augenpaar weg in größere Entfernung bezeichnet man als **Nachtpresbyopie:** der Betrachter erlebt eine mit abnehmender Adaptationsleuchtdichte stärker werdende Presbyopie. Auf Nachtmyopie und Nachtpresbyopie wird im folgenden Kapitel 1.4 ausführlicher eingegangen.

Fernpunkt, Einstellpunkt und Nahpunkt

Unter Fernpunktrefraktion A_R verstehen wir den Kehrwert von a_R, gemessen in Dioptrien: $A_R = 1/a_R$ [dpt]. Der Fernpunktabstand a_R ist der Abstand des Fernpunkts R von der objektseitigen Hauptebene des Auges (im vorliegenden Fall wird aus Gründen der Vereinfachung von einer einzigen Hauptebene und nicht von einer objekt- und bildseitigen Hauptebene H und H' ausgegangen, wie dies in Abb. 1.3.4 dargestellt ist). Der Fernpunkt R (Punctum remotum) ist derjenige Punkt, der bei entspannter Akkommodation scharf auf der Netzhautmitte abgebildet wird. In der schematischen Zeichnung von Abb. 1.3.4 handelt es sich somit um ein kurzsichtiges oder myopes Auge, da der Fernpunkt im Endlichen vor dem Auge liegt. Der zugehörige Brechwert des gesamten optischen Systems des Auges wird mit D_R bezeichnet, er ist nicht identisch mit der Refraktion A_R, denn A_R ergibt sich als möglicher Fehler bei einem Mißverhältnis von Brechwert D_R und Augenbaulänge.

Wenn das Augenpaar die maximal verfügbare Akkommodation aufbringt, kann ein Objekt an der Stelle des sogenannten Nahpunkts P (Punctum proximum) auf der Netzhaut scharf abgebildet werden. Der zugehörige Abstand, der Nahpunktabstand a_P, ergibt sich als Distanz des Nahpunktes P vom objektseitigen Hauptpunkt H (Abb. 1.3.4).

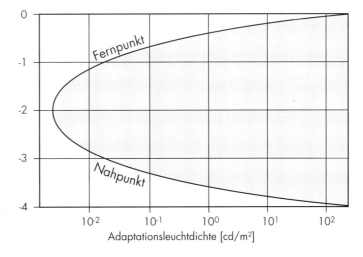

Abb. 1.3.3 Schematische Darstellung der Nachtmyopie und Nachtpresbyopie (nach Hartmann 1970). Nachtmyopie bedeutet eine Verlagerung des Fernpunktes aus dem Unendlichen in den Nahbereich bei abnehmender Adaptationsleuchtdichte, Nachtpresbyopie umgekehrt eine Verlagerung des Nahpunktes vom Betrachter weg. Details hierzu siehe Abschnitt 1.4.

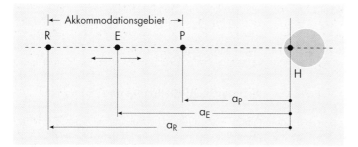

Abb. 1.3.4 Fernpunkt, Einstellpunkt und Nahpunkt bei einem myopen Auge. Der Fernpunktabstand a_R, der Einstellpunktabstand a_E und der Nahpunktabstand a_P ergeben sich durch die Distanzen von Fernpunkt, Einstellpunkt und Nahpunkt von der Hauptebene des Auges (genauer von der objektseitigen Hauptebene).

	Abstände
R = Fernpunkt (Punctum remotum)	a_R
E = Einstellpunkt	a_E
P = Nahpunkt (Punctum proximum)	a_P
H = objektseitiger Hauptpunkt des Auges	

Für das Sehen im Alltag bei Verrichtung von Naharbeit sollte die Akkommodation zumindest für längere Zeit nicht maximal angespannt werden. Dies führt zu Problemen (asthenopische Beschwerden). Üblicherweise liegen Objekte, die bequem in der Nähe auch für längere Zeit betrachtet werden können, in ausreichender Entfernung vom Nahpunkt P, beispielsweise an dem in Abb. 1.3.4 eingezeichneten Punkt E (Einstellpunkt). Die zum Einstellpunkt E gehörige Distanz zum objektseitigen Augenhauptpunkt H bezeichnet man als Akkommodationsentfernung a_E. Dem entspricht die Einstellrefraktion A_E als Kehrwert von a_E: $A_E = 1/a_E$ [dpt].

Der Bereich zwischen Fernpunkt R und Nahpunkt P wird als Akkommodationsgebiet bezeichnet. Tab. 1.3.1 faßt die Terminologie nochmals zusammen. Es sei darauf hingewiesen, daß prinzipiell Brechwert und Refraktion nicht identisch sind, dies wird im folgenden ausführlicher erläutert.

Akkommodationsaufwand – Akkommodationserfolg

Unter **Akkommodationsaufwand** verstehen wir den beim Akkommodieren erbrachten Brechwertzuwachs beider Augen:

$$\Delta D = D_E - D_R$$

Der maximale Akkommodationsaufwand ΔD_{max} ergibt sich folgendermaßen:

$$\Delta D_{max} = D_P - D_R$$

Tabelle 1.3.1 Definition von Refraktion und Brechwert für Fernpunkt, Einstellpunkt und Nahpunkt.

	Abstand vom objektseitigen Hauptpunkt des Auges [m]	Refraktion [dpt]	Brechwert [dpt]
Fernpunkt R	Fernpunktabstand a_R	Fernpunktrefraktion $A_R = \dfrac{1}{a_R}$	D_R
Einstellpunkt E	Akkommodationsentfernung a_E	Einstellpunktrefraktion $A_E = \dfrac{1}{a_E}$	D_E
Nahpunkt P	Nahpunktabstand a_P	Nahpunktrefraktion $A_P = \dfrac{1}{a_P}$	D_P

Das, was der Träger des Augenpaares als Erfolg seiner Akkommodationsanstrengung erlebt, ist die Änderung der Refraktion beim Übergang von der Ferne zum Einstellpunkt. Dieser **Akkommodationserfolg** ΔA berechnet sich folgendermaßen:

$$\Delta A = A_R - A_E$$

Der maximale Akkommodationserfolg ΔA_{max} ergibt sich zu

$$\Delta A_{max} = A_R - A_P$$

Wir müssen den Akkommodationsaufwand ΔD, also den Brechwertzuwachs beider Augen, der durch die Akkommodationsleistung erbracht wird, von der resultierenden Änderung der Refraktion, dem Akkommodationserfolg ΔA unterscheiden.

Worauf ist der Unterschied zwischen Akkommodationsaufwand und Akkommodationserfolg zurückzuführen? Der Grund für die Tatsache, daß zumindest bei höheren Refraktionswerten ein deutlicher Unterschied zwischen Akkommodationsaufwand und Akkommodationserfolg besteht, liegt darin, daß beim Brillenträger die optische Korrektur nicht an der Stelle durchgeführt werden kann, an der sie eigentlich erfolgen sollte: Im Prinzip wäre es wünschenswert, die optische Korrektur eines Refraktionsfehlers an der Stelle der Hauptebenen des Auges vorzunehmen. Das Brillenglas befindet sich aber **in endlicher Entfernung vor dem Auge**, was dazu führt, daß ein Vergrößerungs- bzw. ein Verkleinerungseffekt auftritt. Die schematische Darstellung eines hyperopen Auges soll dies verdeutlichen (Abb. 1.3.5): Beim hyperopen Auge ist die Gesamtbrechkraft des Systems relativ zur Baulänge zu gering, schematisch dargestellt durch eine fiktiv ins Auge eingebrachte Minuslinse, ein sog. negatives Refraktionsdefizit R_D. Während beim myopen Auge der Fernpunkt im Endlichen vor dem Betrachter liegt, liegt er beim hyperopen Auge virtuell hinter der Netzhaut. Das hyperope Auge wird durch Vorsetzen einer Pluslinse korrigiert, im vorliegenden Fall mit dem Brechwert D. Der Abstand zwischen der bildseitigen Hauptebene der korrigierenden Linse (H'_{Br}) und der objektseitigen Hauptebene des Auges H_A wird mit $\bar{e}$ bezeichnet.

Betrachten wir nun die Kombination einer Pluslinse (Brillenglas) mit einer Minuslinse (Refraktionsdefizit), so haben wir die optischen Komponenten eines Galileischen Fernrohrs vor uns (Diepes 1975, Reiner 1978, Reiner 1982). Jede Kombination aus einem Plus- und Minusglas ist prinzipiell ein Galileisches Fernrohr und führt damit zu einer Bildvergrößerung. Durch die Bildvergrößerung rückt das Objekt, das auf die Netzhaut scharf abgebildet werden soll (hier mit y bezeichnet), etwas näher an das Auge (mit y' bezeichnet). Folge ist, daß das Augenpaar bei Korrektion mit einem Brillenglas positiver Brechkraft nicht mehr auf die Entfernung a_E sondern auf die kürzere Entfernung a'_E akkommodieren muß. Dies wiederum bedeutet, daß das mit Brillenglas korrigierte hyperope Auge mehr an Akkommodationsaufwand erbringen muß, um den gleichen Akkommodationserfolg zu erzielen, als das emmetrope Auge.

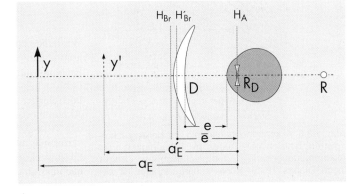

Abb. 1.3.5 Brillenglaskorrigiertes hyperopes Auge (nach Diepes 1975). Beim brillenglaskorrigierten hyperopen Auge bilden Brillenglas und negatives Refraktionsdefizit ein Galileisches Fernrohr, das bewirkt, daß ein in der Nähe liegendes Objekt y noch näher an das Auge heranrückt (y'). Damit ist der Akkommodationsaufwand des brillenglaskorrigierten hyperopen Auges größer als der Akkommodationsaufwand des emmetropen Auges. Bei einem brillenglaskorrigierten myopen Auge gilt sinngemäß das umgekehrte.

D = Brechwert des Brillenglases
R_D = Refraktionsdefizit des fehlsichtigen Auges
$\bar{e}$ = Hauptebenenabstand
e = Hornhautscheitelabstand

Tabelle 1.3.2 Akkommodationsaufwand und Akkommodationserfolg bei unkorrigiertem Auge, bei Kontaktlinsen- und Brillenkorrektur.

	Akkommodationsaufwand ⇔ Akkommodationserfolg
Auge ohne Korrektur	$\Delta D \approx \Delta A$
Auge mit Kontaktlinse	$\Delta D \approx \Delta A_{cc}$
Auge mit Brillenglas	$\Delta D \neq \Delta A_{cc}$

Der Vergrößerungseffekt des erwähnten Galileischen Fernrohrs kann durch folgende Formel abgeschätzt werden:

$$V = \frac{1}{1 - \bar{e}\, D}$$

mit
D = Brechwert des Brillenglases [dpt].
$\bar{e}$ = Hauptebenenabstand Brillenglas – Auge, für eine Überschlagsrechnung annähernd gleich dem Hornhautscheitelabstand e.

Liegt ein hyperopes Auge vor, so benötigen wir ein Brillenglas mit positivem Brechwert, der Vergrößerungsfaktor V wird größer als 1 (Bildvergrößerung). Liegt ein myopes Auge vor, so wird ein Brillenglas negativen Brechwertes benötigt, der Vergrößerungsfaktor ist kleiner als 1 (Bildverkleinerung). Im Fall des myopen Auges befindet sich ein Minusglas in der Brille vor einem Auge mit einem positiven Refraktionsdefizit, es liegt also ein inverses Galileisches Fernrohr vor.

Akkommodationsaufwand und Akkommodationserfolg eines mit Brillenglas korrigierten fehlsichtigen Auges können folgendermaßen abgeschätzt werden:

$$\Delta A_{cc} = \Delta A \cdot \frac{1}{V^2}$$

mit
ΔA = Akkommodationserfolg des emmetropen Auges.
ΔA_{cc} = Akkommodationserfolg eines korrigierten fehlsichtigen Auges bei gleichem Akkommodationsaufwand.
V = Vergrößerungs- bzw. Verkleinerungsfaktor des Galileischen Fernrohrs Brillenglas/Refraktionsdefizit.

Wir haben eingangs gesehen, daß sich bei der Akkommodation die Hauptebenen des Auges etwas in Richtung auf den hinteren Augenpol verschieben (Abb. 1.3.2). Dies führt dazu, daß auch beim unkorrigierten Auge Akkommodationsaufwand und Akkommodationserfolg nicht identisch sind, für den Alltagsgebrauch ist der Unterschied jedoch vernachlässigbar (Tab. 1.3.2). Ein Auge mit Kontaktlinsenkorrektur ist aufgrund des nahezu vernachlässigbaren Hauptebenenabstandes $\bar{e}$ einem Auge ohne Korrektur gleichzusetzen: Auch hier ist davon auszugehen, daß Akkommodationserfolg und Akkommodationsaufwand praktisch identisch sind. Für die Praxis relevante Unterschiede treten allerdings bei einem mit Brillenglas korrigierten fehlsichtigen Auge bei Ausgleich von mehreren Di-

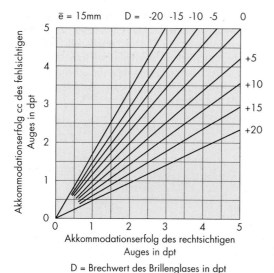

Abb. 1.3.6 Akkommodationserfolg des brillenglaskorrigierten fehlsichtigen Auges in Abhängigkeit vom Akkommodationserfolg des rechtsichtigen Auges (nach Diepes 1975). Kurvenscharparameter ist der Brechwert D des Brillenglases. Oberhalb der Winkelhalbierenden liegen die Geraden für Minuswerte, unterhalb der Winkelhalbierenden die Geraden für Pluswerte. Es wird klar, daß der Hyperope einen geringeren Akkommodationserfolg gegenüber dem Emmetropen oder gar dem Myopen erzielt. Die angegebenen Werte gelten für einen Hauptpunktabstand e von 15 mm.

optrien im Plus- und Minusbereich auf. Hier können deutliche Unterschiede zwischen Akkommodationsaufwand und Akkommodationserfolg resultieren, die im Einzelfall Berücksichtigung finden müssen und u. U. Probleme bei der Brillenverordnung verursachen, speziell bei der Nahbrillenrezeptur.

Abb. 1.3.6 zeigt gemäß einer schematischen Darstellung von Diepes (1975) die Gegenüberstellung des Akkommodationserfolgs ΔA_{cc} des fehlsichtigen Auges, das mit Brille korrigiert wurde, im Vergleich zum Akkommodationserfolg ΔA des rechtsichtigen Auges für verschiedene Brillenglasstärken in Plus- und Minusrichtung. Es wird deutlich, daß der Akkommodationserfolg des fehlsichtigen **hyperopen** Auges geringer ist als der Akkommodationserfolg des Emmetropen, der Hyperope muß zur Erzielung des gleichen Akkommodationserfolges einen höheren Akkommodationsaufwand, also eine höhere Akkommodationsleistung erbringen als der Emmetrope. Umgekehrt ist der Akkommodationserfolg des brillenglaskorrigierten myopen Auges größer als beim Emmetropen, der Myope ist also bevorzugt und muß im Nahbereich einen geringeren Akkommodationsaufwand erbringen als der Emmetrope. Diese Effekte sind bei anisometropen Augen bei der Rezeptur von Nahbrillen und bei Übergang von Kontaktlinse auf Brille oder umgekehrt bedeutsam.

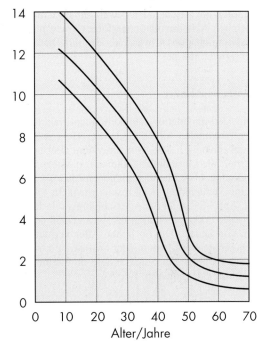

Abb. 1.3.7 Maximaler Akkommodationserfolg in Abhängigkeit vom Alter (Duanesche Kurve; nach Diepes 1975). Die mittlere der drei Kurven gibt den Mittelwert, die obere und untere die Spannweiten wieder.

Abb. 1.3.8 a – c Eine kleine Blende führt zu einer großen Schärfentiefe (stenopäischer Effekt). Ein Objekt wird durch ein optisches System auf das zugehörige Bild abgebildet (**a**). Wird in der Bildebene ein gewisser Unschärfebereich toleriert (Pfeile rechts), so kann eine entsprechende Defokussierung des Bildes in Kauf genommen werden, ohne daß dieser Unschärfebereich überschritten wird: sowohl das Strahlenbündel, das etwas vor als auch dasjenige, das etwas hinter der Bildebene fokussiert wird, erzeugt die gleiche Bildunschärfe (**b**). Bei großer Blende ist die entsprechende Objektverschiebung, die als Schärfentiefe bezeichnet wird, gering (**b**). Wird die Blende kleiner, so verringert sich die Öffnung der abbildenden Strahlen, durch die kleineren Winkel relativ zur optischen Achse vergrößert sich der Bereich der Schärfentiefe im Objektraum (**c**). Aus Lachenmayr 1993.

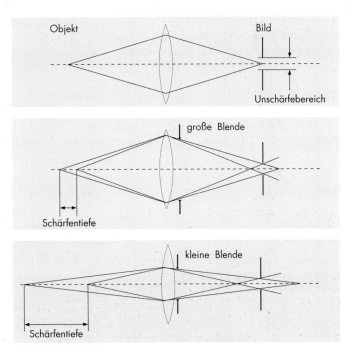

Zusammenfassend soll als Merksatz formuliert werden: Der mit Brillenglas korrigierte Hyperope benötigt bei gleichem Brechwert zur Erzielung des gleichen Akkommodationserfolges einen höheren Akkommodationsaufwand als der mit Brillenglas korrigierte Myope.

Duanesche Kurve

Die Akkommodationsfähigkeit, quantifiziert durch den maximalen Akkommodationserfolg ΔA_{cc}, ist altersabhängig. Mit zunehmendem Lebensalter verliert die Linse die Fähigkeit der passiven Formänderung, bis schließlich im hohen Alter überhaupt keine Veränderung der Linsenform mehr möglich ist. Abb.1.3.7 zeigt die Altersabhängigkeit des maximalen Akkommodationserfolges gemäß den Daten von Duane. Die im hohen Alter verbleibende scheinbare Restakkommodationsfähigkeit von ca. 1 dpt ist Folge der Schärfentiefe und keine echte Akkommodation (Abb. 1.3.8).

1.4 Nachtmyopie und Nachtpresbyopie
E. Hartmann

Einführung

Die Nachtmyopie wurde schon im 18. Jahrhundert beobachtet, weil man festgestellt hat, daß Astronomen das Okular des Fernrohres in der Dunkelheit relativ myop einstellen, verglichen mit der Einstellung bei Tage. So ist auch der Ausdruck Nachtmyopie zustande gekommen, den man eigentlich durch die Bezeichnung „Myopie des leeren Raumes" ersetzen sollte. Bei fehlendem Akkommodationsreiz geht die Akkommodationseinstellung des menschlichen Auges in seine Ruhelage über, die keineswegs im Unendlichen, sondern in einer Entfernung von ca. 1 – 2 m mit relativ großen interindividuellen Schwankungen liegt. Die gleiche Situation findet man auch im helladaptierten Zustand, wenn eine Versuchsperson in einen vollkommen strukturlosen Raum blickt, der keinerlei Akkommodations- oder Fusionsreiz bietet. Die Akkommodationsruhelage und damit auch die Nachtmyopie hat somit a priori nichts mit der Leuchtdichte zu tun, insofern ist der Ausdruck Nachtmyopie mißverständlich. Nachtmyopie spielt also nicht nur in der Dunkelheit eine Rolle, sondern auch bei starkem Nebel, bei starkem Regen oder Schneetreiben, also immer dann, wenn das Augenpaar keine Möglichkeit hat, ein geeignetes Objekt zu fixieren.

Ursache der Nachtmyopie

Die Tatsache, daß die Akkommodationsruhelage im Endlichen liegt, bedeutet, daß auch die Einstellung des Auges auf Unendlich ein aktiver Prozeß ist. Dies ist darauf zurückzuführen, daß der Ziliarmuskel sowohl sympathisch als auch parasympathisch innerviert ist. Die Akkommodationsruhelage

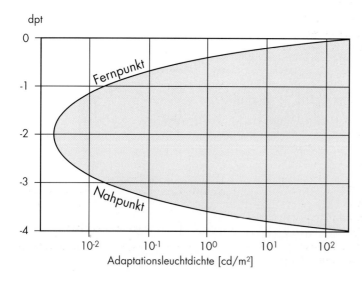

Abb. 1.4.1 Schematische Darstellung der Nachtmyopie und Nachtpresbyopie (nach Hartmann 1970). Nachtmyopie bedeutet eine Verlagerung des Fernpunktes aus dem Unendlichen in den Nahbereich bei abnehmender Adaptationsleuchtdichte, Nachtpresbyopie umgekehrt eine Verlagerung des Nahpunktes vom Betrachter weg.

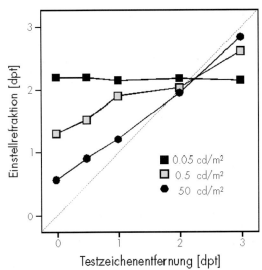

Abb. 1.4.2 Einstellrefraktion des Auges in Abhängigkeit von der Testzeichenentfernung, also der Akkommodationsforderung, bei unterschiedlichen Adaptationsleuchtdichten. Bei hoher Adaptationsleuchtdichte (50 cd/m^2) liegen die resultierenden Meßwerte annähernd auf der Winkelhalbierenden. Bei Verminderung der Adaptationsleuchtdichte auf 0.5 cd/m^2 und 0.05 cd/m^2 nähern sie sich zunehmend einer horizontalen Geraden. Letzteres bedeutet, daß die Einstellrefraktion des Auges unabhängig ist von der Akkommodationsanforderung, also von der Testzeichenentfernung. Dies bedeutet, daß sich das Augenpaar auf die Ruhelage eingestellt hat. Nach Johnson 1976.

ist demnach ein Gleichgewichtszustand, in dem sich die parasympathische und die sympathische Innervation das Gleichgewicht halten. Nachtmyopie und Nachtpresbyopie haben dieselbe Ursache, nämlich den zu **schwachen oder fehlenden Fusionsreiz und die Einstellung des Auges in den Akkommodationsruhezustand**. Dabei wandert der Fernpunkt in die Nähe (Nachtmyopie) und der Nahpunkt in die Ferne (Nachtpresbyopie; Abb. 1.4.1). Genauere Untersuchungen haben gezeigt, daß es sich bei dieser Verlagerung von Nah- und Fernpunkt nicht um einen kontinuierlichen Vorgang handelt, dergestalt, daß die Nachtmyopie – von der im folgenden die Rede sein soll – schon im photopischen Bereich beginnt, sondern sie setzt, wie nicht anders zu erwarten, erst bei Leuchtdichten ein, bei denen die Fusion nicht mehr zuverlässig aufrecht erhalten werden kann. Abb. 1.4.2 zeigt schematisch, wie sich die Einstellrefraktion des Auges relativ zur Testzeichenentfernung verhält, wenn die Leuchtdichte und damit die Fusionsfähigkeit mehr und mehr abnimmt (Johnson 1976).

Ursache der Nachtmyopie sind neben der Akkommodationsruhelage die **chromatische Aberration des Auges in Verbindung mit dem Purkinje-Shift** und die **sphärische Aberration** (größere Pupillenweite): Eine Nachtmyopie tritt bei jedem Menschen dadurch auf, daß sich die Kurve der spektralen Hellempfindlichkeit und damit natürlich auch deren Maximum mit abnehmender Helligkeit zu kürzeren Wellenlängen verschiebt (Purkinje-Shift) und diese Verschiebung in der Dunkelheit etwa 0.2 dpt (chromatische Aberration) beträgt. Hier handelt es sich um eine echte Nachtmyopie, denn sie tritt im helladaptierten Zustand, also beispielsweise bei dichtem Nebel nicht auf. Die sphärische Aberration (siehe Abschnitt 1.1 und 4.1) aufgrund der im Dunklen weiteren Pupille führt ebenfalls zu einer Myopisierung von ca. 0.2 dpt.

Häufigkeit der Nachtmyopie

Abb. 1.4.3 zeigt die Verteilung der Nachtmyopie nach Messungen von Aulhorn und Harms (1970) bei etwa 2300 Prüflingen: Rund 75 % aller Probanden hatten unter den gegebenen Versuchsbedingungen keine Nachtmyopie, 14 % hatten eine Nachtmyopie von ca. – 0.5 dpt und bei den restlichen 11 % betrug sie mehr als – 0.5 dpt. In verschiedenen Altersgruppen war die Verteilung etwa gleich. Das Ergebnis einer solchen Verteilung hängt entscheidend von der Art der Versuchsdurchführung ab. Es gibt sicher eine Reihe von Menschen, deren Akkommodationsruhelage mehrere Meter vom Auge entfernt liegt und damit praktisch im Unendlichen, so daß man davon ausgehen kann, daß sie

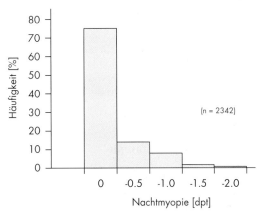

Abb. 1.4.3 Häufigkeit der Nachtmyopie (nach Aulhorn und Harms 1970).

keine Nachtmyopie haben. Sicher ist jedenfalls, daß die Häufigkeit starker und damit korrekturbedürftiger Nachtmyopien unter 5% liegt. Korrekturbedürftig sind sie nur dann, wenn die betroffenen Personen **häufig** in Situationen geraten, bei denen der Fusionsreiz extrem niedrig ist oder vielleicht sogar ganz fehlt, also Menschen die in der Dunkelheit möglichst gut sehen müssen.

Bestimmung der Nachtmyopie

Die theoretisch sicherste, praktisch jedoch nicht einsetzbare Methode ist die sogenannte Laserrefraktion, bei der Laserspeckle in völliger Dunkelheit mit kontinuierlich verschwindendem Rand dargeboten werden. Laserspeckle bieten als Interferenzmuster keinen Akkommodationsreiz. Wenn bei ihrer Darbietung der Rand fehlt und der Raum völlig abgedunkelt ist, kann sich die Akkommodation auch auf keine bestimmte Entfernung einstellen. Für die Praxis empfiehlt sich zur Bestimmung der Nachtmyopie folgende Vorgehensweise: es werden sehr große Optotypen bei niedrigen Leuchtdichten im stark abgedunkelten Untersuchungsraum dargeboten und überprüft, ob durch beidseitiges, synchrones Vorschalten von Minusgläsern eine Verbesserung der Sehschärfe zu erzielen ist (Hilz und Kronwinkler 1989). Die Untersuchung wird folgendermaßen durchgeführt: Die Helligkeit der Auflichtprobe (Papptafel) und des Raumes wird so weit abgesenkt, daß ein Normalsehender mit einer Tagessehschärfe von 1 oder 1.5 nur noch einen Visus von 0.3 – 0.4 erreicht. Dieser Visus wird nun durch Vorsetzen von Minusgläsern optimiert. Liegt wirklich eine Nachtmyopie vor, so ist eine deutliche Visussteigerung zu beobachten. Eine andere Möglichkeit besteht darin, daß man bei Verdacht auf Vorliegen einer Nachtmyopie dem Patienten Vorhalter mit bds. – 0.5 dpt mitgibt und ihn auffordert, zu überprüfen, ob für die Situationen bei Nacht, die für ihn kritisch sind (z. B. Straßenverkehr) durch Verwendung eines (oder mehrerer) dieser Vorhalter eine Verbesserung der subjektiven Sehschärfe zu erzielen ist.

Korrektur der Nachtmyopie

Erklärt der Patient, er sehe mit Vorhalter und trotz richtiger Tages-Fernkorrektur deutlich besser, dann lohnt es sich, eine spezielle Brille für das Sehen bei Nacht anzupassen. Dabei muß der Patient aber unbedingt darauf aufmerksam gemacht werden, daß die Brille für das normale Sehen bei Tage nicht geeignet ist. Eine derartige Korrektur der Nachtmyopie käme etwa für Berufskraftfahrer in Frage, die überwiegend nachts unterwegs sind, für Jäger, Nachtwächter usw., aber auch nur dann, wenn eine ausgeprägte Nachtmyopie vorliegt. Grundsätzlich ist es dabei immer besser, mit der Korrektur nicht stärker in Minusrichtung zu gehen, als unbedingt notwendig. Bei der Verschreibung orientiert man sich an den vom Patienten subjektiv angegebenen Werten.

Die Nachtmyopie zu korrigieren ist immer problematisch, weil man die Betroffenen damit hyperop macht, sobald sich die Sicht und damit die Fusionsverhältnisse verbessern. Eine Brille für Nachtmyopie ist also immer eine Spezialbrille, die nur in der besonderen Situation, nämlich bei sehr schwachen oder fehlenden Fusionsreizen getragen werden soll. Insofern ist es auch problematisch, die Nachtmyopie von Autofahrern generell zu korrigieren, weil jeder Autofahrer auch bei Nacht in Situationen kommt, wo er ausreichende Fusionsreize hat, z. B. bei Ortsdurchfahrten, bei Einfahrten in Raststätten und Tankstellen usw. Die Korrektur der chromatisch bedingten Nachtmyopie, die durch die V_λ-Verschiebung entsteht, ist bei Berufskraftfahrern, die viel nachts unterwegs sind, durchaus sinnvoll, sofern diese noch gut akkommodieren können. Sie vertragen dann auch im helladaptierten Zustand die – 0.25 dpt ohne Schwierigkeiten. Beim myopen Kraftfahrer sollte man vorsichtig sein, denn Myope reagieren empfindlich auf Überkorrektur. Mit einer massiven Korrektur der Nachtmyopie mit 1 dpt oder mehr sollte man aus den oben genannten Gründen sehr zurückhaltend sein.

Instrumentenmyopie

Ein Problemkreis, der im weitesten Sinne mit der Nachtmyopie zusammenhängt, ist die sog. Instrumentenmyopie oder Gerätemyopie. Darunter versteht man die Tatsache, daß an optischen Instrumenten, insbesondere an Mikroskopen die Okulareinstellung häufig so vorgenommen wird, daß der Betroffene nicht mit entspanntem Auge akkommodationslos in das Gerät blickt, sondern daß er stark akkommodiert. Das führt zu Sehbeschwerden und zu vorzeitiger Ermüdung. Abhilfe kann geschaffen werden, indem der Betroffene aufgefordert wird, bei der Arbeit am Mikroskop das Okular ganz herauszufahren und dann langsam so weit hineinzudrehen, bis er zum ersten Mal ein scharfes Bild erhält. Jedes Weiterdrehen führt zu einer zunehmend stärkeren Akkommodation und damit zur Gefahr von Sehbeschwerden. Hier sind also keine Korrekturmaßnahmen notwendig, sondern lediglich Aufklärung. Arbeitet der Betroffene mit einem echten binokularen Instrument, bei dem die Strahlengänge für beide Augen bis zum Objekt durchgeführt sind, so treten diese Schwierigkeiten ohnehin nicht auf. Sie sind auf monokulare Instrumente oder auf pseudobinokulare Instrumente beschränkt.

Nachtpresbyopie

Es wurde eingangs bereits ausgeführt, daß neben der chromatischen Aberration (Purkinje-Shift) und der sphärischen Aberration (Pupillenweite) der Übergang der akkommodativen Einstellung in die Ruhelage die wesentliche Ursache für die Nachtmyopie darstellt. Folge ist, daß der Fernpunkt aus dem Unendlichen in den Nahbereich wandert (Abb. 1.4.1). Gleiches gilt aber auch für den Nahpunkt, sofern es sich noch um einen akkommodationsfähigen Patienten handelt: Auch hier besteht die Tendenz, daß bei ungünstigen Beobachtungsbedingungen (reduzierte Adaptation, geringer Objektkontrast) die akkommodative Einstellung in die Ruhelage übergeht, was zur Folge hat, daß der Nahpunkt vom Betrachter weg in etwas größere Distanz wandert (Abb. 1.4.1). Dies setzt natürlich voraus, daß der Betrachter überhaupt noch in der Lage ist, nennenswert zu akkommodieren. Das Wegwandern des Nahpunktes im Rahmen der Dunkeladaptation bezeichnen wir als Nachtpresbyopie. Folge ist, daß für den Patienten eine mögliche Altersweitsichtigkeit bei ungünstiger Beleuchtung stärker ausgeprägt ist, für ihn also das Sehen in die Nähe schlechter ist. Dieses Phänomen ist tatsächlich bei vielen älteren Patienten zu beobachten: Probleme mit der Presbyopie werden verstärkt oder treten gehäuft unter ungünstigen Lichtverhältnissen auf; wird die Beleuchtung des Lesetextes optimiert (Helladaptation, höherer Kontrast), dann schlägt die Presbyopie noch nicht so stark zu Buche.

2 Objektive Refraktionsbestimmung

2.1 Manuelle Refraktometrie
B. Lachenmayr

Manuelle Refraktometer liefern bei relativ einfacher Bedienung zuverlässige objektive Werte der Refraktion. Sie sind nach wie vor in den augenärztlichen Praxen weit verbreitet, wenngleich sie in den letzten Jahren zunehmend von den automatischen Refraktometern verdrängt werden. Jeder Augenarzt sollte dennoch den Umgang mit manuellen Refraktometern erlernen und ihre Vor- und Nachteile kennen.

Optometer-Prinzip

Die manuellen Refraktometer basieren auf dem Prinzip des Optometers, das schematisch in Abb. 2.1.1 dargestellt ist: Ein Optometer besteht aus zwei Komponenten, dem Beleuchtungsstrahlengang und dem Beobachtungsstrahlengang. Der Beleuchtungsstrahlengang bewerkstelligt die Abbildung einer Testfigur auf den Fundus des Patientenauges, wobei dies so erfolgen muß, daß bei noch akkommodationsfähigen Patienten die Akkommodation nicht angeregt wird. Liegt die Testfigur im Brennpunkt der Linse (oben im Bild), so wird das nach der Linse entstehende parallele Strahlenbündel bei einem emmetropen, auf unendlich eingestellten Auge scharf auf dem Fundus abgebildet. Bei einem myopen Patientenauge ist dies dann der Fall, wenn die Testfigur innerhalb der Brennweite liegt, denn dann wird das in diesem Fall entstehende divergente Strahlenbündel scharf auf die Netzhaut abgebildet. Umgekehrt muß bei einem hyperopen Auge die Testfigur außerhalb der Brennweite der Linse liegen. Die Verschiebung der Testfigur ist folglich ein direktes Maß für die Fehlsichtigkeit des Patientenauges. Der **Beobachtungsstrahlengang** ermöglicht dem Arzt über ein Fernrohrsystem den Blick auf den Fundus des Patienten und auf die in das Patientenauge projizierte Testfigur. Beleuchtungs- und Beobachtungsstrahlengang werden optisch mittels eines durchbohrten oder teildurchlässigen Spiegels oder mit Hilfe eines Prismas überlagert. Mit der Fernrohreinstellung, die mit der Verschiebung der Testfigur mechanisch gekoppelt ist, kann die Fehlsichtigkeit des Patienten ausgeglichen werden. In der Patientenpupille sind Beobachtungs- und Beleuchtungsstrahlengang getrennt, wie die Pupille im einzelnen für Beobachtung und Beleuchtung benutzt wird, hängt vom optischen Prinzip des Systems ab und ist von Gerät zu Gerät verschieden. Abb. 2.1.2 zeigt die Pupillenteilung beim Refraktometer der Firma Rodenstock (a) und beim

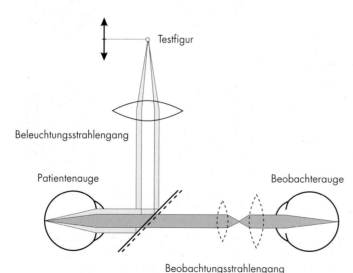

Abb. 2.1.1 Optometerprinzip (Erläuterungen siehe Text; modifiziert nach Goersch 1987).

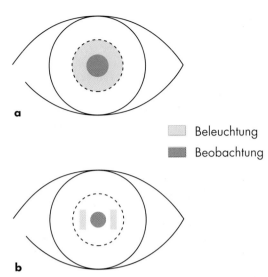

Abb. 2.1.2 a, b Pupillenteilung beim Rodenstock-Refraktometer (**a**) und beim Refraktometer nach Hartinger (**b**).

Refraktometer nach Hartinger (b). Die Art der Pupillenteilung bestimmt die für die Untersuchung erforderliche Pupillenweite. In der Regel kann bei jüngeren Patienten mit physiologisch weiteren Pupillen auch in Miosis ganz gut gemessen werden, bei älteren Patienten muß zumeist eine Mydriasis herbeigeführt werden, um brauchbare Meßwerte zu erhalten.

Fokussierrefraktometer

Refraktometer, deren Messung auf der Scharfstellung einer Testfigur am Fundus des Patientenauges beruht, bezeichnet man als Fokussierrefraktometer. Geräte, die im deutschsprachigen Raum weite Verbreitung gefunden haben, sind die Refraktometer der Fa. Rodenstock, die in mehreren Generationen auf dem Markt waren, allerdings heute nicht mehr gebaut werden. Sie sind dennoch in vielen Praxen noch im Einsatz, so daß der Umgang mit diesen Geräten bekannt sein sollte. Auch andere Hersteller haben Fokussierrefraktometer gefertigt, beispielsweise die Fa. Zeiss.

Da die Rodenstock-Refraktometer die weitaus größte Verbreitung erfahren haben, soll der Untersuchungsgang mit dem Fokussierrefraktometer anhand dieser Geräte erläutert werden, bei Geräten anderer Hersteller ergeben sich geringfügige Abweichungen bezüglich der Bedienelemente. Vor der Untersuchung muß sich der Arzt vergewissern, daß die Okularskala des Beobachterokulars auf 0 eingestellt ist, falls der Arzt emmetrop oder mit Brille oder Kontaktlinse voll auskorrigiert ist; im Falle einer Fehlsichtigkeit des Untersuchers muß diese an der Einstellschraube des Meßokulars richtig kompensiert werden. Dann ist das Gerät auf die Patientenpupille auszurichten, was mit Hilfe eines kleinen, neben dem eigentlichen Refraktometer montierten Fernrohrs erfolgt. Der Untersucher kann dabei kontrollieren, ob die Pupillenweite des Patienten ausreichend ist, um die sichtbare ringförmige Beleuchtungszone komplett oder wenigstens zum größten Teil in der Pupille des Patienten zu plazieren. Falls größere Vignettierungen auftreten, wird die Messung schwierig, da das Testzeichen am Fundus zu lichtschwach abgebildet wird. Nach korrekter Justierung kann der Meßvorgang beginnen, wobei bestimmte Schritte im Ablauf einzuhalten sind, die im folgenden besprochen werden.

Die Prüffigur besteht aus einer Raubitschek-Kurve und einem Strichkreuz mit Doppelbalken (Abb. 2.1.3 a). Wenn die Testfigur horizontal ausgerichtet ist, so zeigt der senkrechte Balken des Kreuzes in Richtung der Pfeilspitze der Raubitschek-Kurve,

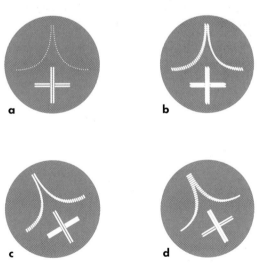

Abb. 2.1.3 a – d Untersuchungsgang am Fokussierrefraktometer (Rodenstock).
a Raubitschek-Kurve und Kreuz.
b Testfigur bei Vorliegen eines Astigmatismus.
c Ausrichten und Scharfstellen der Pfeilspitze.
d Einstellung zur Messung der Zylinderstärke.

der waagrechte Balken des Kreuzes zeigt in waagrechter Richtung zum Pfeilschaft. Die Raubitschek-Kurve besteht aus einzelnen kleinen Lichtpünktchen, die vorzüglich geeignet sind, sowohl sphärische Refraktionsfehler als auch astigmatische Fehler zu erkennen und hinsichtlich Achse und Betrag des Zylinders auszumessen.

Liegt eine sphärische Fehlsichtigkeit vor, so werden alle Komponenten der Testfigur gleichermaßen unscharf abgebildet, die Punkte der Raubitschek-Kurve ebenso wie die Balken des Kreuzes. Prinzipiell dreht der Untersucher zunächst den Einstellknopf seitlich am Gerät, mit dem die Lage der Testfigur im Beleuchtungsstrahlengang verstellt werden kann, zu sehr hohen Pluswerten, um den Patienten zu vernebeln und eine mögliche Akkommodation auszuschalten, falls nicht ohnehin in Zykloplegie refraktioniert wird, was bei Kindern in der Regel notwendig ist. Von sehr hohen positiven Werten kommend dreht der Untersucher die Schraube allmählich in Richtung Minus und versucht eine Einstellung zu erzielen, bei der **gerade eben** Bildschärfe erreicht wird. Weiter sollte nicht gedreht werden, da sonst unweigerlich die Akkommodation des Prüflings in Gang gesetzt wird (falls dieser noch akkommodieren kann) und somit in Richtung Minus verschobene Meßwerte resultieren, da die Akkommodation Refraktometereinstellungen, die zu weit in Richtung Minus erfolgt sind, kontinuierlich ausgleicht. Es empfiehlt sich durchaus, die Einstellung mehrfach von Plus kommend zu wiederholen und zu versuchen auf den numerisch höchsten Wert einzustellen, der gerade eben ein scharfes Bild liefert. Wenn eine rein sphärische Fehlsichtigkeit vorliegt, dann ist die Messung beendet, die Elemente des Testzeichens erscheinen alle gleichmäßig scharf (Abb. 2.1.3 a) und der am Gerät auf der Skala angezeigte Wert kann als objektiv bestimmte Refraktion notiert werden.

Liegt ein regulärer Astigmatismus vor, so werden die Komponenten der Testfigur in unterschiedlichen Hauptschnittsrichtungen unterschiedlich scharf abgebildet. Folge ist, daß alle Elemente der Testfigur nicht mehr gleichmäßig scharf oder unscharf erscheinen, sondern daß sie eine Verzerrung in einer bestimmten Raumrichtung aufweisen, wie etwa in Abb. 2.1.3 b. Im Prinzip geht der Untersucher genauso vor, wie bei einer rein sphärischen Fehlsichtigkeit, indem er zunächst die Einstellschraube zu hohen Pluswerten verdreht und dann langsam von Plus her kommend in Richtung Minus bewegt, bis er beurteilen kann, ob ein Astigmatismus vorliegt, bis also eine unsymmetrische Verzerrung der Elemente des Testzeichens sichtbar wird.

Wenn eine Einstellung ähnlich wie in Abb. 2.1.3 b vorliegt, dann sollte an dieser Stelle nicht mehr weiter an der Einstellschraube gedreht werden. Nun muß die Pfeilspitze durch Drehen der Testfigur an der Achsenschraube des Gerätes parallel zur Verzerrungsrichtung der Punkte der Raubitschek-Figur eingestellt werden. (Abb. 2.1.3 c). An der Achseinstellung des Gerätes kann dann in dieser Stellung die Achse des Zylinders abgelesen werden. Jetzt wird die Prüfschraube nochmals in Richtung Plus verdreht und von Plus her kommend eine Scharfeinstellung der Pfeilspitze und des senkrechten Teils des Kreuzes vorgenommen, der zugehörige Wert an der Einstellschraube liefert den sphärischen Anteil der Refraktion. Nun muß der Betrag des Zylinders ermittelt werden, was bei geringen Zylindern und entsprechender Erfahrung im Umgang mit dem Gerät anhand der Verzerrung der Punkte der Raubitschek-Kurve geschätzt werden kann, oder was mittels Messung möglich ist, wie folgt: der Untersucher muß die Einstellschraube weiter in Richtung Minus drehen, bis der waagerechte Balken des Kreuzes und der Pfeilschaft scharf erscheinen. Diese Messung muß rasch und zügig durchgeführt werden, da die Gefahr besteht, daß der Patient zu akkommodieren beginnt und damit falsche Meßwerte für die Zylinderstärke resultieren. Die Ablesung muß schnell erfolgen, um dann unverzüglich in den Wert des zunächst eingestellten ersten Hauptschnitts zurückzugehen. Die Differenz der Einstellung zwischen erstem und zweitem Hauptschnitt liefert den Betrag des Zylinders (Abb. 2.1.3 d).

Zusammenfassend sei nochmals darauf hingewiesen, daß die Ablesung von **Sphäre** und **Achse des Zylinders** in der Einstellung von Abb. 2.1.3 c erfolgt, daß der **Betrag des Zylinders** durch den raschen Übergang von dieser Einstellung auf die Einstellung von Abb. 2.1.3 d erfolgt.

Koinzidenzrefraktometer

Im Gegensatz zum Fokussierrefraktometer, bei dem die Beurteilung der Schärfe bzw. Verzerrung einer Testfigur Basis der Refraktionsbestimmung ist, basiert das Koinzidenzrefraktometer auf der Beurteilung der Koinzidenz bzw. Verschiebung von Komponenten einer Testfigur gegeneinander. Das optische Prinzip geht auf das Scheinersche Verfahren zurück, der interessierte Leser sei auf die Literatur verwiesen (Gobrecht 1987, Rassow 1987). Verschiedene Firmen haben Koinzidenzrefraktometer gebaut, am weitesten verbreitet war und ist das Koinzidenzrefraktometer der Fa. Zeiss-Jena (Refraktometer nach Hartinger). Das Testzeichen besteht aus zwei Dreierstrichen (Dreierstrichgruppe) und zwei Doppelstrichen (Zweierstrichgruppe). Die Dreierstrichgruppe dient zur Messung der Sphäre (Rändelring am Okular), die Zweierstrichgruppe dient zur Feststellung der Achslage (Schwenken des gesamten Gerätes um die Längsachse). Im Zustand der Koinzidenz bei Scharfstellung liegen die Dreier- und die Zweierstrichgruppe auf Koinzidenz (Abb. 2.1.4 a). Auch hier muß vor Beginn der Messung das Gerät korrekt auf die Pupillenmitte des Patienten ausgerichtet werden.

Liegt eine rein sphärische Fehlsichtigkeit vor, so erhält der Untersucher von hohen positiven Brechwerten kommend (um wiederum die Akkommodation auszuschalten) eine Einstellung, so wie sie in Abb. 2.1.4 b wiedergegeben ist: Die Komponenten der Zweierstrichgruppe sind zwar überlagert, stehen aber auf Koinzidenz, die Komponenten der Dreierstrichgruppe sind jedoch gegeneinander verschoben. Durch Drehen an der Einstellschraube am Rändelring des Okulars nähert sich der Untersucher allmählich von hohen Pluswerten kommend der Einstellung von Abb. 2.1.4 c, bis die beiden Dreierstrichgruppen exakt auf Koinzidenz eingestellt sind. Bei einer rein sphärischen Ametropie bleiben die beiden Komponenten der Zweierstrichgruppe korrekt auf Koinzidenz eingestellt. Der Untersucher hat immer dann Gewähr, daß er sich von ausreichend hohen Pluswerten der endgültigen Einstellung nähert, wenn die obere Dreierstrichgruppe gegen die untere Dreierstrichgruppe nach **rechts** verschoben ist. Ist dies nicht der Fall, so muß zu noch höheren Pluswerten gedreht werden, um die Akkommodation auszuschalten.

Liegt eine astigmatische Fehlsichtigkeit vor, so bleibt die Zweierstrichgruppe bei Verdrehen des

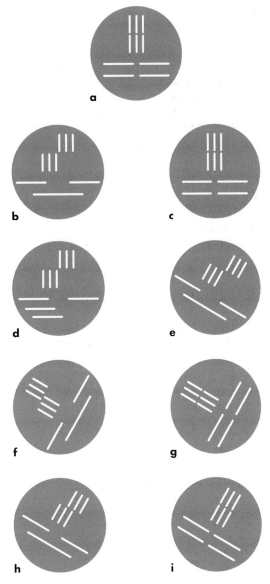

Abb. 2.1.4 a – i Untersuchungsgang am Koinzidenzrefraktometer (Hartinger).

a Testfigur aus Dreierstrichgruppe und Zweierstrichgruppe.

b Bei sphärischer Fehlsichtigkeit ist die Zweierstrichgruppe auf Koinzidenz, die Dreierstrichgruppe verschoben. Befindet sich der Proband korrektermaßen im Zustand der Vernebelung, so muß die obere Dreierstrichgruppe gegenüber der unteren nach rechts verschoben sein, ist dies nicht der Fall, so muß die Einstellschraube zu noch höheren Pluswerten verdreht werden.

c Koinzidenzeinstellung der Dreierstrichgruppe zur Bestimmung des sphärischen Fehlers.

d Astigmatismus: Dreierstrichgruppe und Zweierstrichgruppe sind nicht in Koinzidenz.

e Zweierstrichgruppe in Koinzidenz, erste Einstellung.

f Zweierstrichgruppe in Koinzidenz, zweite Einstellung um 90° gegenüber der Einstellung von Teilbild **e** verdreht.

g Ablesung des ersten Hauptschnitts.

h Schwenken in den zweiten Hauptschnitt und Ablesung des zweiten Hauptschnitts.

i Endeinstellung nach Ablesung des zweiten Hauptschnitts.

Gerätes um seine Achse nicht in Koinzidenz, sondern verschiebt sich je nach Lage des Gerätes relativ zu den Hauptschnitten. Prüfung auf Astigmatismus erfolgt also dadurch, daß das gesamte Refraktometer um seine Längsachse gedreht wird und beobachtet wird, ob sich die Koinzidenz der Zweierstrichgruppe systematisch verändert. Tritt eine derartige Veränderung auf, so ist klar, daß ein Astigmatismus vorliegt, es findet sich dann beispielsweise eine Einstellung ähnlich wie in Abb. 2.1.4 d: Weder die Dreierstrichgruppe ist in Koinzidenz, noch die Zweierstrichgruppe. Letzteres deutet darauf hin, daß ein Astigmatismus vorliegt.

Es gibt nun zwei Stellungen des Refraktometers, bei denen Koinzidenz der Zweierstrichgruppe vorhanden ist (falls es sich um einen regulären Astigmatismus handelt). Diese beiden Einstellungen liegen um 90° auseinander und unterscheiden sich durch den Grad der Verschiebung der Dreierstrichgruppen gegeneinander (Abb. 2.1.4 e und 2.1.4 f). In Abb. 2.1.4 e ist beispielsweise die obere Dreierstrichgruppe weiter gegen die untere Dreierstrichgruppe verschoben als in Abb. 2.1.4 f. Die Einstellung mit der geringeren Rechtsverschiebung der Dreierstrichgruppe entspricht dem relativ hyperoperen Hauptschnitt (der Proband ist vernebelt und beide Hauptschnitte sind vor der Netzhaut in das Auginnere verlagert). Mit diesem hyperoperen Hauptschnitt beginnt die Messung, also mit der Einstellung von Abb. 2.1.4 f. Um die Akkommodation des Patienten nicht anzuregen, ist streng darauf zu achten, daß die obere Strichgruppe stets nach rechts gegen die untere Dreierstrichgruppe verschoben bleibt, im Höchstfall gerade eben auf Koinzidenz eingestellt wird, nicht jedoch in die Gegenrichtung verdreht wird, daß gar die obere Strichgruppe gegenüber der unteren nach links versetzt ist. Die Ablesung erfolgt dann so, daß am Einstellring des Okulars die Sphäre soweit in Richtung Minus verdreht wird, bis Koinzidenz der Dreierstrichgruppe erreicht ist (Abb. 2.1.4 g). Hier kann nun der erste Hauptschnitt abgelesen werden, beispielsweise + 7.0 dpt sph/60°. Nun wird das Gerät um 90° in den zweiten Hauptabschnitt geschwenkt, es erscheint dann eine Einstellung wie in Abb. 2.1.4 h. Auch hier wird mit zügiger Einstellung am Rändelring die zweite Dreierstrichgruppe in Koinzidenz gebracht und der zweite Hauptschnitt abgelesen, z. B. + 5.0 dpt sph/ 150°. Aus beiden Hauptschnitten kann dann die Refraktion errechnet werden, wie folgt: + 7.0 dpt sph/ – 2.0 dpt cyl/60°.

2.2 Automatische Refraktometer
B. Lachenmayr

Während der letzten Jahre haben mehr und mehr automatische Refraktometer Eingang in die augenärztlichen Praxen gefunden. Sie liefern in der Regel als Basis für den subjektiven Abgleich gut brauchbare objektive Werte der Refraktion, die Untersuchung ist delegierbar und für den Patienten nicht belastend. Dennoch können Fehler und Artefakte auftreten, bei manchen Patienten ist die Messung nicht durchführbar, wenn beispielsweise die Pupille zu eng oder die Kooperation zu schlecht ist. Gerade bei Kindern bleibt daher die Skiaskopie das einzige und unentbehrliche Mittel zur objektiven Refraktionsbestimmung.

Meßprinzipien

Bei allen automatischen Refraktometern wird die Messung mit einer Prüffigur durchgeführt, die im Infrarotbereich dargeboten wird und daher vom Patienten nicht wahrgenommen wird. Der entscheidende Vorteil liegt darin, daß damit keine Blendung auftritt und unmittelbar im Anschluß an die objektive Refraktionsbestimmung ungehindert ein subjektiver Abgleich erfolgen kann. Im Laufe der Jahre wurden verschiedene Meßprinzipien realisiert, die nur namentlich erwähnt werden sollen: Skiaskopieverfahren, Scheinerverfahren, Bildschärfeverfahren, Schneidenverfahren, Bildmeßverfahren. Bezüglich Details sei der interessierte Leser auf die Literatur verwiesen (Vivell 1995). Für den praktischen Einsatz ist das zugrundeliegende Meßprinzip unbedeutend, der Bediener muß sich allenfalls an die korrekte Einhaltung der Bedienungshinweise des Herstellers halten, um Fehler zu vermeiden. Probleme können bei zu engen Pupillen oder sehr hohem Astigmatismus auftreten, dann kann u.U. kein brauchbarer Meßwert ermittelt werden. Ebenso können Reflexe an Intraokularlinsen zu einer Bildüberstrahlung führen, so daß die moderneren Geräte eine spezielle Schaltung für Patienten mit Intraokularlinsen besitzen, bei der die Helligkeit des Testbilds herabgesetzt wird. Falls das Gerät keine automatische Überwachung der Zentrierung des Meßstrahlengangs in der Pupillenmitte durchführt, muß exakt darauf geachtet werden, daß axial gemessen wird: Es interessiert ja die objektive Refraktion im axialen Strahlengang des Patientenauges, nicht an irgendeiner paraxialen Stelle der Optik. Gerade bei weitgestellter Pupille kann es zu

Fehlmessungen durch die Randpartien der Optik kommen, was erhebliche artifizielle astigmatische Werte erzeugen kann, die bei axialer Messung nicht wirksam sind. Im Prinzip ist es daher wünschenswert, die Messung bei nicht allzu weiter Pupille, möglichst bei natürlich spielender Pupille vorzunehmen, was zumindest bei jüngeren Patienten und bei Patienten mittleren Alters durchaus möglich ist.

Genauigkeit und Zuverlässigkeit

Die automatischen Refraktometer arbeiten sehr präzise und liefern gut reproduzierbare Meßwerte, hier sei der Leser auf die einschlägige Literatur verwiesen (Rassow und Wesemann 1987). Insgesamt ist davon auszugehen, daß die vom automatischen Refraktometer objektiv ermittelten Werte der Refraktion eine gute und solide Basis für einen subjektiven Abgleich sind. Was jedoch keinesfalls gemacht werden darf, ist eine direkte Übernahme der objektiv ermittelten Refraktionswerte auf das Brillenrezept. In jedem Fall muß ein subjektiver Abgleich durchgeführt werden.

Freisichtige Refraktometer

Zur objektiven Refraktionsbestimmung bei Kindern in den ersten Lebensjahren wurden automatische Refraktometer entwickelt, die nach dem Prinzip der Photorefraktion arbeiten (Wesemann 1991, Morgan und Johnson 1987). Im Prinzip basiert die Photorefraktion auf der Skiaskopie, wobei mittels einer Lichtquelle im Sichtbaren oder Infraroten der Fundus beider Patientenaugen beleuchtet wird. Aus der Verteilung der Lichtreflexe in der Pupille kann auf das Vorliegen einer Ametropie hinsichtlich Sphäre und Zylinder geschlossen werden. Es sind bereits erste Geräte dieser Art kommerziell auf dem Markt, größere klinische Erfahrungen hinsichtlich Genauigkeit und Reproduzierbarkeit stehen noch aus. Prinzipiell sollte daher nochmals betont werden, daß jeder Augenarzt die Skiaskopie beherrschen muß, um gerade bei Kindern in den ersten Lebensjahren ohne diese aufwendigen Gerätschaften einen objektiven Wert der Refraktion zu erhalten. Im übrigen sei darauf verwiesen, daß ein Skiaskop nur einen Bruchteil eines automatischen Refraktometers kostet und daß die Skiaskopie darüber hinaus wertvolle Hinweise über die Qualität der optischen Medien des Patientenauges liefert. Sie ist also gerade für die Untersuchung von Kindern unersetzlich.

2.3 Skiaskopie
D. Friedburg

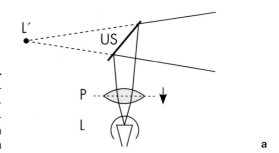

Die Skiaskopie wird heute fast immer als **Strich-Skiaskopie** durchgeführt. Diese Methode hat Vorteile vor der Fleck-Skiaskopie bei der Astigmatismusbestimmung und bei der Erkennung von optischen Aberrationen. Im Prinzip sind die optischen Phänomene und die Durchführung bei beiden Skiaskopie-Arten gleich. Grundsätzlich kann man ohne wie auch mit Zykloplegie skiaskopieren, Indikation zur Zykloplegie ist die Notwendigkeit einer sicheren Ausschaltung der Akkommodation.

Optische Grundlagen

Beleuchtungsstrahlengang

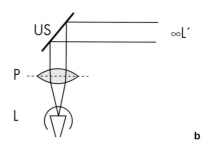

Die Skiaskopie benutzt optische Phänomene an Licht-Schattengrenzen, der Augenhintergrund muß also beleuchtet sein (Abb. 2.3.1 a-c).

Lichtquelle ist eine Einfaden-Glühlampe, der Leuchtfaden (L) wird mit einer Projektionsoptik (P) über einen halbdurchlässigen Umlenkspiegel (US) in das Auge projiziert. Die Einfaden-Lampe im Skiaskop ist drehbar und erlaubt so verschiedene Richtungen des geometrischen Verlaufs ihres Bildes, das als **Lichtband** (L') bezeichnet wird. Die Projektionoptik (P) kann verschoben werden, damit ergibt sich die Möglichkeit, divergenten, parallelen oder konvergenten Strahlengang einzustellen. Der divergente Strahlengang wird üblicherweise verwendet.

Dreht man das Skiaskop um seine – vertikal gehaltene – Längsachse, dann ergibt sich eine seitliche Bewegung des Lichtbandes (L'), damit wird das in das Auge projizierte Lichtband auch auf dem Fundus bewegt (Abb. 2.3.2 a-c).

Bei divergentem – auch bei parallelem – Strahlengang ist diese Bewegung „mitläufig" (Abb. 2.3.2), bei konvergentem Strahlengang „gegenläufig" (Abb. 2.3.3 a-c).

Bei sehr hohen Ametropien wird das Lichtband allerdings nur sehr unscharf (sehr „breit") und lichtschwach auf dem Fundus abgebildet, insbesondere bei Myopie. In diesem Fall wäre konvergenter Beleuchtungsstrahlengang günstiger. Praktisch hat das jedoch kaum Bedeutung, denn die Zieleinstellung bei der Skiaskopie ist ja Emmetropie, hierfür eignet sich der divergente Strahlengang besser.

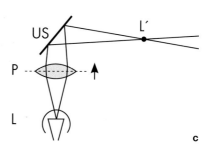

Abb. 2.3.1 a – c Wesentliche Komponenten des Strich-Skiaskops sind die Einfadenlampe L, die Projektionsoptik P sowie der Umlenkspiegel US, der teildurchlässig ist. Verschiebung der Projektionsoptik ergibt unterschiedliche Fokussierung des Lichtes (konvergent, parallel, divergent).

a Im Bild ist divergenter Strahlengang angenommen, die Lampe L wird virtuell in L' hinter dem Skiaskop abgebildet.

b Paralleler Strahlengang, L' liegt im Unendlichen.

c Konvergenter Strahlengang, L' liegt reell vor dem Skiaskop.

2.3 Skiaskopie 37

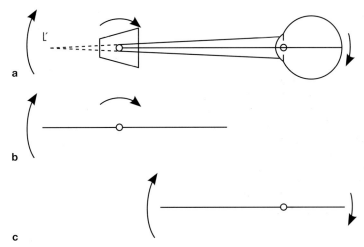

Abb. 2.3.2 a – c Drehung des Skiaskops ergibt eine Bewegung des Lichtstrahlenbündels, das Bild der Skiaskoplampe bewegt sich im Raum (Blick von oben auf das Skiaskop). Hierdurch entsteht eine Bewegung des in das Patientenauge projizierten Bildes auf dessen Netzhaut (**a**). Diese Bewegung ist am einfachsten anhand eines Hebelmodells zu verstehen: Das Lichtbündel kann als Hebel verstanden werden, an dessen Ende das Bild der Skiaskoplampe liegt.
2 Drehpunkte sind wichtig: 1. das Skiaskop. Die Situation bei divergentem Licht ist in **b** skizziert. 2. Drehpunkt ist die Patientenpupille (**c**). Bei divergentem Beleuchtungsstrahlengang ergibt sich eine Bewegung auf der Netzhaut des Patienten, die mit der Drehbewegung des Skiaskops gleichsinnig ist.

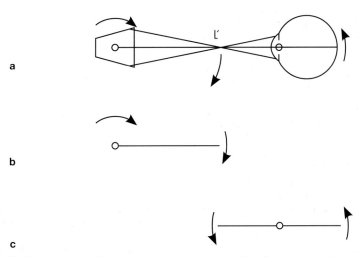

Abb. 2.3.3 a – c Bei konvergentem Beleuchtungsstrahlengang ergibt sich eine gegensinnige Bewegung auf der Netzhaut des Patienten (**a**).
Hebelmodell wie in Abb. 2.3.2, da das Bild L′ auf der entgegengesetzten Seite des Skiaskops liegt wie bei divergentem Strahlengang, kehrt sich die Bewegung auf der Netzhaut um (**b,c**).

Beobachtungsstrahlengang

Der Beobachter sieht den vom Fundus zurückgeworfenen **Reflex** und beurteilt dessen Bewegung in der Patientenpupille.

Emmetropie

Die Meßeinstellung ist „Flackerpunkt". Dieses Phänomen besteht darin, daß der Beobachter die Bewegung des Lichtbandes nicht sieht, er sieht nur ein plötzliches Aufleuchten der Pupille oder diese erscheint dunkel. Flackerpunkt tritt dann auf, wenn die Netzhaut des Patienten genau in der Arzt-Pupille – oder in der engeren Blende am Skiaskop – abgebildet wird.

Tritt Flackerpunkt auf, ist also das Patientenauge exakt auf eine Myopie entsprechend der Entfernung zur Arzt-Pupille („Skiaskopierentfernung") eingestellt. Man kann diese Einstellung „relative Emmetropie" nennen, denn entsprechend der Skiaskopierentfernung kann man den Wert der Myopie berechnen. Betrachtet man diesen Wert als eine „Fehlerlinse", die aus Emmetropie Myopie erzeugt, dann entspricht er dem Skiaskopierglas, einem Plus-Glas der Stärke 1/Skiaskopieentfernung (m), das vom Ergebnis der Skiaskopie abgezogen werden muß.

Wie kommt der „Flackerpunkt" zustande (Abb. 2.3.4)? Der Arzt blickt auf die Pupille des Patienten, diese wird auf der Arztnetzhaut scharf abgebildet (P'). Die Netzhaut des Patienten – und damit das auf sie projizierte Lichtband (L") – wird in der Arzt-Pupille abgebildet (L'''). Bewegt man nun das Skiaskop und erzeugt so eine Bewegung des Lichtbandes auf dem Fundus des Patienten (siehe unter Beleuchtungsstrahlengang), so bewegt sich natürlich auch das Bild dieses Lichtbandes in der Arzt-Pupille. Der Arzt sieht diese Bewegung nicht, er sieht nur die erleuchtete Pupille des Patienten (bitte versuchen Sie, dies mit Hilfe von Strahlengangzeichnungen nachzuweisen!). Führt die Bewegung des abgebildeten Lichtbandes über die Arzt-Pupille hinaus, dann verdeckt die Arzt-Iris alles Licht, das aus der Patientenpupille kommt. Der Arzt sieht also bei Bewegung des Skiaskops entweder eine erleuchtete oder eine dunkle Pupille – „Flackerpunkt" –. Da die Arzt-Iris das aus dem Patientenauge kommende Lichtbündel „beschneidet", entspricht diese Erklärung der Schneidenmethode von Foucault. Anstelle der Arzt-Iris kann eine Blende am Skiaskop als „Schneide" dienen, dies ist bei modernen Skiaskopen meistens der Fall, da sie eine enge Blende haben.

Hyperopie, Myopie

Wenn die Netzhaut des Patienten nicht genau in der Arztpupille abgebildet wird, sieht der Arzt eine Bewegung in der Patientenpupille. Bei „relativer Myopie" – nach Abzug des Skiaskopierglases verbleibende Myopie – sieht man die Bewegung in der Pupille entgegengesetzt zu der des Lichtbandes auf der Patientennetzhaut, bei „relativer Hyperopie" –

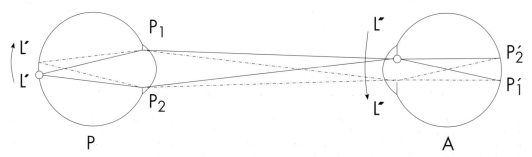

Abb. 2.3.4 Flackerpunkt – Foucaultsche Schneidenmethode.
Beobachtungsstrahlengang. Links das Patientenauge (P), rechts das Arztauge (A). Der Arzt sieht die Pupille (P1, P2) des Patienten scharf, bildet sie also auf seiner Netzhaut ab (P'1, P'2). L" ist das auf die Netzhaut des Patienten projizierte Bild der Skiaskoplampe, L''' dessen Abbildung im Raum. In diesem Fall liegt L''' genau in der Ebene der Arzt-Pupille, bei diesem Strahlengang erfolgt auch bei Bewegung des Bildes L" im Auge des Patienten auf der Netzhaut des Arztes keine Bewegung, denn L''' bewegt sich genau in seiner Pupillenebene. Alle Lichtstrahlen gelangen auf die Netzhaut des Arztes und liegen bewegungslos innerhalb des Bildes der Patientenpupille. Der Arzt sieht eine erleuchtete Patientenpupille. Bewegt sich L''' weiter, wird das Lichtbündel von der Arzt-Iris verdeckt („beschnitten"), die Pupille des Patienten erscheint dunkel. Der Arzt sieht also bei Bewegung des Skiaskops und damit des Bildes auf der Netzhaut des Patienten nur einen Wechsel zwischen erleuchteter und dunkler Pupille (Flackerpunkt). Ist die Blende am Skiaskop enger als die Arztiris, dann übernimmt sie die Rolle der Schneide. Wegen der höheren Schärfentiefe sind ohnehin enge Blenden am Skiaskop vorzuziehen.

nach Abzug des Skiaskopierglases verbleibende Hyperopie – sind die Bewegungsrichtungen gleich.

Da bei der Beleuchtung ein Wechsel von divergentem Licht zu konvergentem Bewegungsumkehr des Lichtbandes auf dem Patientenfundus erzeugt (siehe Beleuchtungsstrahlengang), ergeben sich folgende Zuordnungen zur Skiaskop-Bewegung:

Beleuchtung divergent
   relative Emmetropie: Flackerpunkt
   relative Hyperopie: Mitläufigkeit
   relative Myopie: Gegenläufigkeit

Beleuchtung konvergent
   relative Emmetropie: Flackerpunkt
   relative Hyperopie: Gegenläufigkeit
   relative Myopie: Mitläufigkeit

Wie sind die Bewegungsphänomene zu erklären? Das Auge des Patienten kann man als eine Lupe (siehe Erklärung von Kommerell 1993) ansehen, die Patientennetzhaut wird durch diese Lupe abgebildet. Bei Hyperopie befindet sich die Netzhaut innerhalb der einfachen Brennweite und wird daher virtuell aufrecht abgebildet (also auch gleiche Bewegungsrichtung). Bei Myopie erfolgt eine umgekehrte reelle Abbildung, daher Umkehrung der Bewegung. Eine Erklärung ist ebenfalls mit einer einfachen Betrachtung der Drehpunkte für die Strahlenbündel möglich (Abb. 2.3.5 a,b). Beide Erklärungen beschreiben die Bewegungsphänomene bei Hyperopie und Myopie besonders bei der Strich-Skiaskopie, denn hierbei ergeben sich klar definierte Bilder (eben die Abbildung der Einfadenglühlampe – des „Strichs" auf der Netzhaut und seine weitere Abbildung im Raum durch die Optik des Patientenauges).

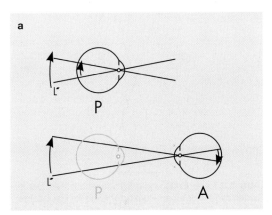 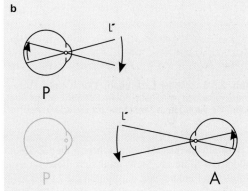

Abb. 2.3.5 a, b Beobachtungsstrahlengang bei Hyperopie, Myopie.
Wie bei der Beleuchtung sind wieder Hebel denkbar. Drehpunkte sind die Pupille des Patienten und die des Arztes.
Bei Hyperopie liegt L''' hinter dem Patientenauge P (a), bei Myopie davor (b). Im Raum bewegt sich also L''' bei Hyperopie mitläufig, bei Myopie gegenläufig zum Netzhautbild. Erster Drehpunkt: Patientenpupille.
Der Untersucher A sieht also bei Hyperopie Mitläufigkeit (a), bei Myopie Gegenläufigkeit (b), sofern der Strahlengang des Skiaskops divergent ist (siehe Abb. 2.3.2). Zweiter Drehpunkt: Arzt-Pupille, physiologische Bildumkehr im Arztauge A!

Astigmatismus

Gerade Linien werden durch eine Zylinderlinse „verdreht" abgebildet, wenn sie nicht zu einer der Hauptschnittsrichtungen parallel verlaufen (Abb. 2.3.6): Durch einen Pluszylinder – eine wassergefüllte Flasche genügt – betrachtet man eine gerade Linie. Nun verdreht man den Zylinder oder die Linie und beobachtet, daß die Linie am besten zu erkennen ist, wenn sie senkrecht zur Zylinderachse verläuft. Dann ist sie auch durch den Zylinder nicht verdreht zu sehen. Verläuft die Linie schräg zur Zylinderachse, wird sie verdreht abgebildet, der Zylinder scheint sie immer in die zur Achse senkrechte Richtung zu zwingen.

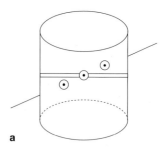

a

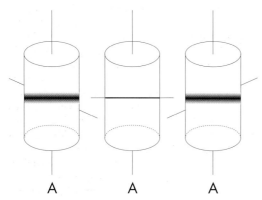

Abb. 2.3.6 Zylinder-Experiment. Durch einen Pluszylinder gesehen wird eine Linie verdreht abgebildet, außer sie liegt genau senkrecht zur Zylinderachse.

Worauf ist dies zurückzuführen? Der Zylinder bildet die Linie ab. Stellt man sich diese als eine Folge von Punkten vor, wird durch die Zylinderlinse jeder Punkt in 2 Brennlinien abgebildet. Liegt die abzubildende Linie etwas außerhalb der Brennweite des Zylinders, wird eine Brennlinie etwa in der Beobachter-Pupille abgebildet und daher nicht gesehen, die 2. liegt am Ort der abzubildenden Linie, sie verläuft senkrecht zur Zylinderachse. Hinzu kommt noch der Vergrößerungseffekt, den man im vorliegenden Fall einfacher mit der prismatischen Nebenwirkung erklären kann. Bei Betrachtung durch den Zylinder werden die Punkte, die nicht genau hinter der Achse liegen, nicht nur zu Linien vergrößert, sondern auch seitlich verschoben abgebildet und daher nicht mehr gesehen. Beide Effekte ergeben eine Abbildung, als ob die Linie verdreht sei. Diese Verdrehung erfolgt immer in Richtung senkrecht zur (Plus-)Zylinder-Achse (Abb. 2.3.7 a,b).

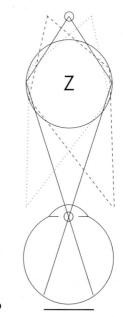

b

Abb. 2.3.7 a, b Erklärung des Zylindereffektes. Der Zylinder bildet nur einen Punkt der Linie im Beobachterauge ab, die anderen Punkte können wegen der prismatischen Nebenwirkung nicht gesehen werden. Der abgebildete Punkt wird durch den Zylinder als Brennlinie abgebildet, die (bei Pluszylindern) senkrecht zur Achse liegt.

a Blick durch den Zylinder auf die Linie.
b Strahlengang von oben gesehen.

Fehlsichtigkeit des Untersuchers

Die Skiaskopie verläuft nur ungestört, wenn der Untersucher die Patientenpupille scharf sieht. Bei Fehlsichtigkeit des Untersuchers treten Bewegungen der unscharf abgebildeten Patientenpupille auf, die sich den skiaskopischen Phänomenen überlagern und so zu Täuschungen führen können (Friedburg 1971, Schulte 1970). Bei hyperopem

Untersucher entsteht eine mitläufige Täuschungsbewegung, bei myopem Untersucher umgekehrt. Man kann sich vor diesem Problem leicht schützen: Entweder verwendet der Untersucher eine optimal auf die Skiaskopierentfernung abgestimmte Brille oder ein Korrektionsglas am Skiaskop (als guter Kompromiß ist ein Glas von +1.0 dpt anzusehen, bei nicht zu geringer Schärfentiefe ist es gut geeignet für Skiaskopierentfernungen zwischen 66 cm und 2 m) oder bei nur geringer Fehlsichtigkeit eine möglichst enge Blende am Skiaskop. Diese ersetzt dann optisch die Arzt-Pupille und begrenzt den Strahlengang so, daß durch die Schärfentiefe die Patientenpupille leidlich scharf abgebildet wird.

Bedeutung der optischen Komponenten des Skiaskops

Ein gutes Skiaskop muß den Faden der Lampe präzise abbilden, gleitender Wechsel zwischen divergentem und konvergentem Strahlengang ist üblich, eine Raste für parallelen Strahlengang hilfreich. Sehr zu empfehlen ist ein Orangefilter im Beleuchtungsstrahlengang. Hierdurch vermindert sich die Blendung des Patienten erheblich, da ohnehin nur oranges Licht vom Fundus reflektiert wird, ist die Beobachtung ungestört. Die Pupille bleibt wegen der geringeren Blendung beim Patienten weiter, ein Vorteil bei der Skiaskopie ohne Zykloplegie. Eine enge Blende am Skiaskopeinblick hat wesentliche Vorteile: Besonders bei der Beurteilung eines Astigmatismus werden zwei unterschiedlich weit vom Untersucher liegende Schärfe-Ebenen benötigt, einmal die Pupillenebene des Patienten und dann die Abbildungsebene des Fundus des Patienten im hyperopen Hauptschnitt. Eine enge Blende am Skiaskop (ca. 1.3 mm Durchmesser) erhöht die Schärfentiefe so weit, daß beide Ebenen scharf gesehen werden und so ein Astigmatismus viel deutlicher erkannt wird (Friedburg 1995 b).

Ausführung der Strich-Skiaskopie

Lernen am Übungsauge

Das Übungsauge eignet sich besonders zum Erlernen der Erkennung von Grundphänomenen – Mitläufigkeit, Gegenläufigkeit, Flackerpunkt, astigmatische Verdrehung des Reflexes.

Besonders wichtig ist folgende Einstellung, die man unbedingt beherrschen muß: Den Zylinderanteil der Refraktion kann man nur erkennen, wenn das (Übungs-)Auge so eingestellt wird, daß für den myopen Hauptschnitt relative Emmetropie besteht. Dann nämlich ist die erwähnte Abbildung in Form von Brennlinien gewährleistet. Auch schwache Zylinder (ca 0.5 dpt) kann man dann noch erkennen. Skiaskopisch sieht diese Einstellung so aus:

In einem Hauptschnitt besteht Mitläufigkeit, im anderen Flackerpunkt.

Folgende Schritte führen bei unbekannter Refraktion zu dieser Einstellung:

1. Lichtband alternierend in 2 Stellungen verwenden, senkrecht und 45 oder 135 Grad geneigt. Jeweils senkrecht zur Stellung das Lichtband durch Skiaskopdrehung bewegen. Bei Mitläufigkeit Plusgläser, bei Gegenläufigkeit Minusgläser vorschalten, bis Flackerpunkt erreicht ist. Flackerpunkt erscheint allerdings nur bei rein sphärischer Refraktion! Bei Astigmatismus zeigt sich während des Vorschaltens der Gläser irgendwann eine Verdrehung des Reflexes gegenüber dem Lichtband. Bei Myopie ist es manchmal besser, „zu viel" Minusgläser vorzuschalten, denn die astigmatische Verdrehung sieht man bei Mitläufigkeit besser.
2. Zeigt sich dieses Phänomen, das Lichtband so drehen, daß es gleiche Richtung mit dem Reflex einnimmt. Hiermit sind die Hauptschnittrichtungen grob festgelegt.
3. Von diesem Zeitpunkt ab nur noch alternierend in der eben gefundenen Richtung und senkrecht hierzu skiaskopieren (also in den Hauptschnitten!). Durch Vorschalten von sphärischen Gläsern kann nun die gewünschte Einstellung – ein Hauptschnitt mitläufig, im anderen Flackerpunkt – erreicht werden.
4. Jetzt Feinbestimmung der Hauptschnittslage. Das Lichtband wird in die Richtung des bei Mitläufigkeit in der Pupille sichtbaren Reflexes genau eingestellt. Aus der oben dargelegten Theorie folgt, daß es jetzt senkrecht zur Achse des Pluszylinders im Auge eingestellt ist. Dieser „Fehler"-Zylinder muß durch einen Minuszylinder gleicher Stärke und gleicher Achsenlage in der Brille kompensiert werden. Also ...
5. Achse des Minuszylinders zur Astigmatismus-Korrektion senkrecht zum Verlauf des Lichtbandes einsetzen (Tab. 2.3.1).

Die eben beschriebene Schrittfolge ist das **Kernstück der Strich-Skiaskopie!** Sie wird – mit leichten Abwandlungen – bei jeder skiaskopischen Untersuchung verwendet!

Skiaskopie als Screening-Methode

Kinder stellen bei Astigmatismus und Hyperopie fast immer durch Akkommodation den myopen Hauptschnitt scharf ein. In der Nähe bedeutet dies, daß die Akkommodation die Rolle des „Skiaskopierglases" übernimmt. Man sieht also ohne Vorschalten eines Glases skiaskopische Phänomene entsprechend Schritt 4 des skiaskopischen Kernstücks (Sreening auf Vorliegen eines Astigmatismus).

Kinder akkommodieren auch bei skiaskopischer Untersuchung sehr selten so stark, daß sie eine Myopie erzeugen – dies tritt dagegen häufig beim Versuch einer subjektiven Refraktionsbestimmung auf! Findet man also beim skiaskopischen Screening Gegenläufigkeit (Myopie), besteht dringender Verdacht auf das Vorliegen einer Myopie. Mit horizontalem Lichtband kann man beide Augen quasi simultan skiaskopieren und findet bei Anisometropie sehr leicht Unterschiede der skiaskopischen Phänomene in beiden Augen, typisch bei einseitiger Myopie den „Paternoster-Effekt" (in einem Auge Mit-, im anderen Gegenläufigkeit). Auch einseitige hohe Hyperopie ist sofort an dem dunkleren, weniger scharfen Reflex zu erkennen (Abb. 2.3.8 a,b, Friedburg 1991).

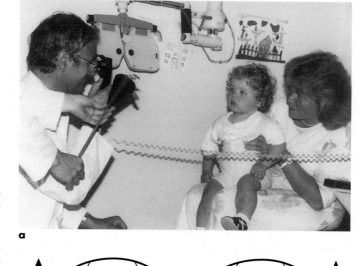

Abb. 2.3.8 a, b Screening-Untersuchung mit Skiaskop ohne Zykloplegie.
a Untersuchungssituation.
b Skiaskopisches Bild bei Anisometropie (Paternoster-Phänomen). Ein Auge zeigt Mitläufigkeit, das andere, in diesem Fall höher myope, zeigt Gegenläufigkeit. Das Lichtband wird horizontal ausgerichtet und vertikal bewegt.

Über-Skiaskopie

Die häufige Frage, ob die vorhandene Brille richtig sei, ist in Sekunden mit der Skiaskopie zu beantworten. Bei korrekter Fernbrille muß nach Vorschalten eines Skiaskopierglases bei entspannter Akkommodation (Blick in die Ferne, größte Optotypen!) Flackerpunkt zu sehen sein. Also einfach das Skiaskopierglas aus dem Gläserkasten vor die Brille halten, den Patienten auf die größten Optotypen (mindestens in 5 m Abstand) sehen lassen und skiaskopieren. Innerhalb einer Toleranz von +/– 0.25 dpt sollte bei perfekter Brille Flackerpunkt zu sehen sein.

Skiaskopie ohne Zykloplegie (Tab. 2.3.1)

Ohne Zykloplegie ist die Skiaskopie einfacher als mit der in Zykloplegie notwendigerweise erweiterten Pupille (siehe unten).

Der Skiaskopie-Ablauf folgt zunächst dem beschriebenen „Kernstück der Strich-Skiaskopie". Ist die Zylinderachse gefunden, wird sie „gespeichert" – entweder durch Einstellung des verwendeten Phoropters (nur die Zylinderachse einstellen!) oder durch „Merken" bei Skiaskopie ohne Phoropter. Bereits bei diesem Schritt hat der Phoropter Vorteile (Friedburg 1968)!

Bei Schritt 3 der Sequenz „Kernstück der Strich-Skiaskopie" war zuletzt folgende skiaskopische Situation eingestellt: Der myope Hauptschnitt flackerte, im hyperopen Hauptschnitt bestand Mitläufigkeit, Lichtband und Reflex waren in gleiche Richtung gedreht worden, senkrecht hierzu erfolgte die Einstellung der Achse des korrigierenden Minuszylinders. Jetzt folgen nur noch wenige Schritte:

1. Lichtband nicht weiter verdrehen, Plusgläser bis zum Flackerpunkt („Sphäre") geben.
2. Lichtband um 90 Grad drehen, Gegenläufigkeit erscheint, denn der myope Hauptschnitt ist durch die vorherige Verstärkung des Plusglases überkorrigiert.
3. Minuszylinder-Achse nicht mehr verdrehen! Minuszylinder vorschalten, bis Flackerpunkt erreicht ist („Zylinder").
4. Vor dem Auge befindet sich jetzt die skiaskopisch richtige sphärozylindrische Gläserkombination, es muß also Flackerpunkt bei beliebiger Lichtbandrichtung zu sehen sein!
5. Beenden der Skiaskopie durch Herausnahme des Skiaskopierglases (man kann einfach bei Plus-Korrektur das Skiaskopierglas abziehen oder eine Minus-Korrektur um den Absolutwert des Skiaskopierglases verstärken).
Beispiel: Skiaskopier-Entfernung 0,67 m, Skiaskopierglas also 3/2 dpt = 1.5 dpt.

Skia + 4.5sph, cyl –2.0 A 30 Grad
Korr + 3.0sph, cyl –2.0 A 30 Grad
Skia – 5.0sph, cyl –2.0 A 90 Grad
Korr – 6.5sph, cyl –2.0 A 90 Grad.

6. Problem der Akkommodation: Unter den Bedingungen der Skiaskopie entsteht viel weniger Akkommodationsanreiz als bei der subjektiven Refraktionsbestimmung. Die Akkommodation kann aber noch weiter entspannt werden: Blick in die größte verfügbare Ferne (mindestens 5 m), beidäugig sehen lassen, ein Auge wird skiaskopiert, vor das nicht skiaskopierte Auge Lochblende zur Kaschierung von noch unbekannten Refraktionsfehlern, größtmögliche Optotypen anbieten.
7. Phoropter: Ein Phoropter erleichert die Skiaskopie ungemein. Der Glaswechsel ist einfach, die Zylinderachse läßt sich leicht fixieren, wenn sie einmal bestimmt wurde. Die meisten Phoropter haben eine Markierung senkrecht zur Minuszylinderachse, diese wird also bei der Bestimmung der Achslage nach Punkt 3 des folgenden Flußdiagramms einfach parallel zum Lichtband eingestellt. Einziges Problem sind die Spiegelungen an den Gläsern. Man kann sie vermeiden, indem der Phoropter etwas geneigt wird. Natürlich müssen die Gläser sauber sein, besonders anfällig ist die Rückseite! Bei der Untersuchung von Kindern, die mit dem Phoropter ab 1,5 Jahren sehr gut durchführbar ist, stellt man die Mutter hinter das Kind und läßt sie dessen Kopf halten, dann stört sie nicht und das Kind ist ruhiger (Abb. 2.3.9).
8. Vollständiger Ablauf der Skiaskopie, Flußdiagramm siehe Tab. 2.3.1 und Tab. 2.3.2.

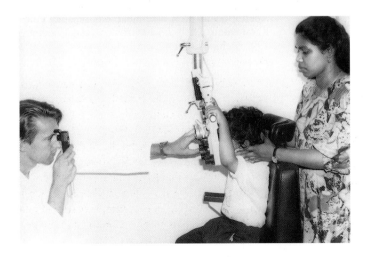

Abb. 2.3.9 Skiaskopie am Phoropter. Untersuchungssituation. Die Mutter muß hinter dem Kind stehen und dessen Kopf halten.

Skiaskopie in Zykwloplegie

Die hierbei notwendigerweise erweiterte Pupille erschwert die Beurteilung der skiaskopischen Phänomene! Wegen der Aberrationen des menschlichen Auges besonders am Rand (Schober und Mitarb. 1969) sieht man oft zentral Mitläufigkeit, am Rand aber schon Gegenläufigkeit (sphärische Aberration) oder auch 2 aufeinander zukommende Reflexe (Scheren-Phänomen). Immer ist die Refraktion in der Mitte maßgebend! Die Differenz zum Rand kann mehrere Dioptrien betragen (Abb. 2.3.10, 2.3.11, Friedburg 1971).

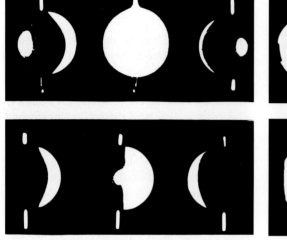 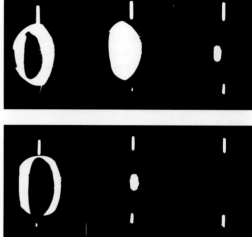

Abb. 2.3.10 Sphärische Aberration (höhere Brechkraft in der Randzone). Jeweils drei Momentaufnahmen. Bewegung des Lichtbandes von links nach rechts. Oben ist die gegenläufige Sichel in der Peripherie und ein mitläufiger Kern in Pupillenmitte zu erkennen. Unten ist die Sichel gegenläufig, der Kern in Pupillenmitte zeigt Flackern.

Abb. 2.3.11 Scheren-Phänomen. Jeweils drei Momentaufnahmen. Bewegung des Lichtbandes von links nach rechts. Oben sind zwei periphere Sicheln zu erkennen, die Bewegung in Pupillenmitte ist gegenläufig. Unten treffen sich die beiden sichelförmigen Reflexe in Pupillenmitte.

Skiaskopie zur Beurteilung der brechenden Medien

Wegen ihrer Genauigkeit und der Tatsache, daß die Strich-Skiaskopie die Refraktionsmessung in umschriebenen sehr kleinen Arealen innerhalb der Pupille erlaubt, kann man mit dieser Methode sehr einfach Unterschiede in der Refraktion innerhalb der Pupille feststellen und messen. So werden neben den physiologischen auch pathologische Aberrationen sofort erkennbar, das Beispiel eines Keratokonus (Abb. 2.3.12 Grimm, Ucke, Friedburg 1992) demonstriert diese Möglichkeit.

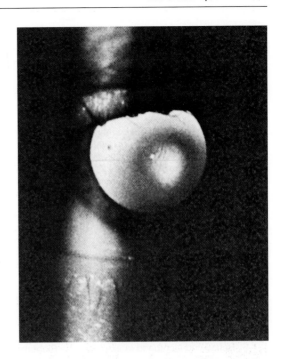

Abb. 2.3.12 Keratokonus. Deutlich ist die Konusspitze als heller Reflex mit dunklem Hof zu erkennen. Die Reflexbewegungen sind irregulär.

Vermeiden von Fehlern

Häufigster Fehler ist eine falsche Entfernung, die Sphäre stimmt dann nicht, da das Skiaskopierglas nicht der tätsächlichen Entfernung entspricht. Abhilfe: Konstante Arbeitsposition suchen und in dieser den Skiaskopierabstand messen lassen. Beispiel: Skiaskopie mit gestrecktem Arm, um so den Abstand immer konstant zu halten.

Bei hohen Ametropien treten leicht Fehler im Hornhaut-Scheitelabstand der Leiste oder des Phoropters oder der Gläser im Probierbrillengestell auf, zumal bei Plusgläsern (Hyperopie ist häufiger als Myopie) noch das Skiaskopierglas hinzukommt! Abhilfe: Auf HH-Scheitelabstand achten, zumindestens in der letzten Phase nach Bestimmung des Zylinderglases noch einmal bei richtigem HH-Scheitelabstand die Sphäre korrigieren.

Bei irregulärer Optik (Scheren-Phänomen etc.) können erhebliche Fehler auftreten, wenn man nicht strikt auf die Mitte der Pupille achtet. Abhilfe: Exakt auf Pupillenmitte achten und langsame Skiaskopbewegungen machen.

Bei schmalem Lichtband ist die Erkennbarkeit geringer Mit- oder Gegenläufigkeit erschwert. Abhilfe: Bei Erreichen des Flackerpunktes immer noch einmal mit breitem divergenten Lichtband kontrollieren, hierbei langsame Skiaskopbewegungen machen. Umgekehrt ist es bei Astigmatismus oft leichter, die Richtung der Hauptschnitte mit schmalerem Lichtband zu beurteilen, hierzu eignet sich oft auch die Einstellung auf parallelen Strahlengang.

Tabelle 2.3.1 Ablauf der Strich-Skiaskopie (modifiziert nach Friedburg 1995 a).

	Ablauf der Strich-Skiaskopie – Minuszylinder ///	Optische Phänomene
1.	Astigmatismus? Lochblende vor das nicht untersuchte Auge schalten, größte Optotypen in mindestens 5 m ansehen lassen *). Phoropter etwas kippen. Abwechselnd mit senkrechtem und schrägem (45° oder 135°) Lichtband skiaskopieren, divergente Beleuchtung. Nur bei Myopie: Minusgläser vorschalten bis zur Mitläufigkeit. Jetzt Plusgläser geben bis zum Flackerpunkt. Während dieser Schritte Entscheidung, ob Verkippung des Reflexes gegenüber dem Lichtband (Astigmatismus) zu erkennen ist (wenn nein, weiter nach 5 und 8).	
2.	Wenn Astigmatismus, von nun an nur noch in den Hauptschnitten (HS) skiaskopieren: Lichtband so orientieren, daß keine Verkippung auftritt (1. HS), senkrecht dazu liegt der 2. HS.	falsch
3.	Vorbereitung für Zylinderachse Mit sphärischen Gläsern Korrektion so, daß im 1. HS Mitläufigkeit, im 2. Flackerpunkt zu sehen ist.	
4.	Zylinderachse bestimmen Reflex und Lichtband in exakt gleiche Richtung einstellen = Achsenlage des korrigierenden Minuszylinders bestimmen, sie verläuft senkrecht zum Lichtband (Phoropter einstellen). Licht divergent oder parallel. ** *zum besseren Erkennen des Winkels*	falsch
5.	Sphäre bestimmen Lichtband nicht verdrehen, wie unter 4. belassen. „Plus" geben bis zum Flackerpunkt.	
6.	Kontrolle: Zylinderachse etwa richtig? Lichtband um 90° drehen, es muß Gegenläufigkeit auftreten (sonst zurück zu 2.!).	
7.	Zylinderstärke bestimmen Minuszylinder geben bis zum Flackerpunkt.	
8.	Skiaskopierglas abziehen (meistens 1.5 dpt). *nur vom Sphärenwert abziehen !!!*	

*) in Zykloplegie nicht nötig

wenn mit Leiste bestimmt wird:
1) Flackerpunkt bestimmen
2) Wert − Sphärenwert = Gl.

Tabelle 2.3.2 Ablauf der Strich-Skiaskopie

	Ablauf der Strich-Skiaskopie ⊢ Pluszylinder ∣///	Optische Phänomene
1.	Astigmatismus? Lochblende vor das nicht untersuchte Auge schalten, größte Optotypen in mindestens 5 m ansehen lassen *). Phoropter etwas kippen. Abwechselnd mit senkrechtem und schrägem (45° oder 135°) Lichtband skiaskopieren, divergente Beleuchtung. Nur bei Myopie: Minusgläser vorschalten bis zur Mitläufigkeit. Jetzt Plusgläser geben bis zum Flackerpunkt. Während dieser Schritte Entscheidung, ob Verkippung des Reflexes gegenüber dem Lichtband (Astigmatismus) zu erkennen ist (wenn nein, weiter nach 5 und 8).	
2.	Wenn „ja", von nun an nur noch in den Hauptschnitten (HS) skiaskopieren: Lichtband so orientieren, daß keine Verkippung auftritt (1. HS), senkrecht dazu liegt der 2. HS.	falsch
3.	Sphäre bestimmen Mit sphärischen Gläsern Korrektion so, daß im 1. HS Mitläufigkeit, im 2. HS Flackerpunkt zu sehen ist.	
4.	Zylinderachse bestimmen Reflex und Lichtband in exakt gleiche Richtung einstellen = Achsenlage des korrigierenden Pluszylinders bestimmen, sie verläuft parallel zum Lichtband (Phoropter einstellen). Licht divergent oder parallel.	falsch
5.	Zylinderstärke bestimmen Lichtband nicht verdrehen, wie unter 4. belassen. „Plus"-Zylinder geben bis zum Flackerpunkt. Achse wie bei 4. bestimmt.	
6.	Skiaskopierglas abziehen (meistens 1.5 dpt).	
*) in Zycloplegie nicht nötig		

3 Subjektive Refraktionsbestimmung

3.1 Einführung
B. Lachenmayr

Refraktion

Zweck der Refraktionsbestimmung ist es, die Refraktion A_R zunächst für den Fernpunkt zu ermitteln. Die Fernpunktrefraktion A_R ergibt sich aus dem Kehrwert des Fernpunktabstandes a_R. Wird a_R in Metern [m] gemessen als Abstand des Fernpunktes vom objektseitigen Augenhauptpunkt H, dann resultiert die Fernpunktrefraktion A_R in Dioptrien [dpt]. Abb. 1.3.4 zeigt die zu dieser Definition gehörige schematische Darstellung. Wird die Refraktion für einen anderen Arbeitsabstand ermittelt, beispielsweise im Nahpunkt P (Punctum proximum) oder in einem Einstellpunkt E im Arbeitsbereich für die Nähe, so resultiert entsprechend die Nahpunktrefraktion oder die Einstellpunktrefraktion als Gebrauchsrefraktion für eine Nahtätigkeit. Zweck der subjektiven Refraktionsbestimmung, die zur alltäglichen Tätigkeit des Augenarztes in der Praxis gehört, ist es, im Rahmen einer subjektiven Abfrage des Patienten mit hoher Präzision, möglichst schnell und effizient die Refraktion zu ermitteln. Der subjektive Abgleich basiert dabei stets auf einer objektiven Refraktionsbestimmung, um den Ablauf abzukürzen, im Notfall auch auf den Werten einer (nicht zu alten) Brille.

Refraktionsdefizit

Ein Begriff, der auf den ersten Blick etwas verwirrend erscheint, der sich aber später beim Verständnis der Bildgrößenproblematik als sehr hilfreich erweisen wird, ist das Refraktionsdefizit RD (Diepes 1975). Unter dem Refraktionsdefizit verstehen wir eine fiktive optische Fehlkorrektur, die an der Lage der Hauptebene des Auges positioniert ist (Abb. 3.1.1). Im Falle eines myopen Auges mit für seine Baulänge zu hohem Brechwert liegt der Fernpunkt R im Endlichen vor dem Auge. Der relativ zu hohe

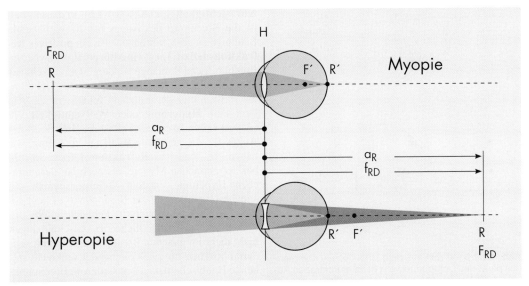

Abb. 3.1.1 Refraktionsdefizit (modifiziert nach Diepes 1975). Beim myopen Auge (oben) denken wir uns ein fiktives Plusglas an der Stelle der Hauptebenen (= Refraktionsdefizit RD), beim hyperopen Auge (unten) denken wir uns an gleicher Lage ein Minusglas. Die Refraktion ergibt sich aus dem Kehrwert des Fernpunktabstandes a_R; dieser ist identisch mit der Brennweite des Refraktionsdefizits f_{RD}. Beim myopen Auge liegt der Fernpunkt R im Endlichen vor dem Auge, beim hyperopen Auge liegt er virtuell hinter dem Auge.

Brechwert des Auges wird symbolisch durch eine Pluslinse an der Position der Hauptebene H dargestellt (Abb. 3.1.1, oben). Im Falle einer Hyperopie ist der Brechwert des Auges für seine Baulänge zu gering, der Fernpunkt liegt virtuell hinter dem Patientenauge. In diesem Fall wird der relativ zu geringe Brechwert des Auges durch eine fiktive Minuslinse an der Stelle der Hauptebene H symbolisch wiedergegeben (Abb. 3.1.1, unten). Wenn es um die Frage der Bildgrößenänderung bei optischer Korrektur einer Fehlsichtigkeit geht, so ist der Begriff des Refraktionsdefizits eine einfache und wichtige optische Komponente, um die Änderung der Bildgröße aufgrund des daraus resultierenden Fernrohrsystems zu verstehen.

Arten der Fehlsichtigkeit: Myopie, Hyperopie, Astigmatismus

In der Praxis der Refraktionsbestimmung müssen am häufigsten reguläre Refraktionsfehler ermittelt werden, entweder in Form von sphärischen oder zylindrischen (astigmatischen) Abweichungen. Im Idealfall bei Vorliegen eines ausgewogenen Verhältnisses zwischen Brechkraft des Auges und Baulänge wird ein aus dem Unendlichen kommendes Lichtbündel paralleler Strahlen exakt auf der Netzhaut fokussiert. Diesen Zustand nennt man **Emmetropie** oder **Rechtsichtigkeit** (Abb. 3.1.2 a). Liegt ein Mißverhältnis zwischen Brechkraft und Baulänge vor dergestalt, daß ein paralleles Lichtbündel vor der Netzhaut im Glaskörperraum fokussiert wird, wobei ein annähernd punktförmiger Brennpunkt entsteht, so liegt eine **Myopie** oder **Kurzsichtigkeit** vor (Abb. 3.1.2 b). In diesem Fall ist die Brechkraft des Auges für die vorliegende Baulänge zu groß, wir haben also ein **positives Refraktionsdefizit**. Liegt ein Mißverhältnis zwischen Brechkraft und Baulänge vor dergestalt, daß ein aus dem Unendlichen kommendes paralleles Lichtbündel fiktiv hinter der Netzhaut fokussiert wird, so liegt eine **Hyperopie** oder **Weitsichtigkeit** vor (Abb. 3.1.2 c). In diesem Fall ist die Brechkraft des Auges für die gegebene Baulänge zu gering, wir haben ein **negatives Refraktionsdefizit**. Sowohl bei der einfachen Myopie, als auch bei der einfachen Hyperopie entsteht definitionsgemäß ein annähernd punktförmiger Brennpunkt: es liegt somit eine einfache **sphärische Fehlsichtigkeit** vor.

Werden unterschiedliche Hauptschnittslagen nicht mehr im gleichen Brennpunkt vereinigt, sondern entstehen für zwei zueinander senkrecht stehende Hauptschnittslagen anstelle von Brennpunkten Brennlinien, so liegt ein **regulärer Astigmatismus** vor (Abb. 3.1.2 d). Blickt ein astigmatisches Auge in die Ferne, so können je nach Lage der beiden Brennlinien grundsätzlich fünf verschiedene Situationen auftreten:

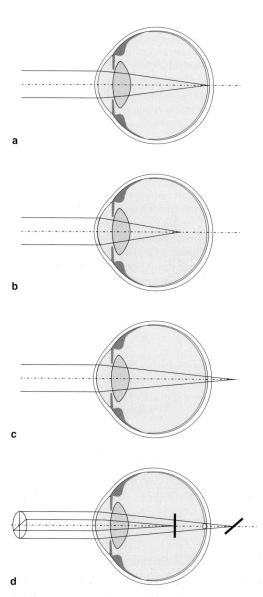

Abb. 3.1.2 a – d Ein aus dem Unendlichen kommendes paralleles Lichtbündel wird beim emmetropen Auge auf die Netzhaut fokussiert (**a**), beim myopen Auge in den Glaskörperraum vor der Netzhaut (**b**), beim hyperopen Auge virtuell hinter die Netzhaut (**c**). Beim regulären Astigmatismus mixtus entstehen zwei Brennlinien, eine Brennlinie liegt vor der Netzhaut, eine Brennlinie liegt hinter der Netzhaut (**d**).

Fall 1: Die beiden Brennlinien liegen beide im Auge. Wir sprechen von einem **Astigmatismus compositus myopicus** (Abb. 3.1.3 a).

Fall 2: Eine Brennlinie liegt auf der Netzhaut, die zweite im Auge. Wir sprechen von einem **Astigmatismus simplex myopicus** (Abb. 3.1.3 b).

Fall 3: Eine Brennlinie liegt im Auge, eine Brennlinie liegt hinter dem Auge. Wir sprechen vom **Astigmatismus mixtus** (Abb. 3.1.3 c).

Fall 4: Eine Brennlinie liegt auf der Netzhaut, die zweite dahinter. Wir sprechen von einem **Astigmatismus simplex hyperopicus** (Abb. 3.1.3 d).

Fall 5: Beide Brennlinien liegen hinter der Netzhaut. Wir sprechen von einem **Astigmatismus compositus hyperopicus** (Abb. 3.1.3 e).

Der Astigmatismus wird mit Hilfe von Zylinderlinsen geeigneter Stärke und Achslage korrigiert. Jede richtige Zylinderkorrektion führt dazu, daß die beiden Brennlinien aufeinander zuwandern, wobei beide immer kürzer werden, je näher sie zusammenrücken, bis sie sich schließlich in einem Punkt vereinigen, der dann zum Brennpunkt wird. Dieser so gewonnene Brennpunkt muß aber noch nicht das schärfste Netzhautbild liefern, denn er kann ja noch vor oder hinter der Netzhaut liegen (sphärische Fehlsichtigkeit). Es gibt verschiedene Methoden, bei astigmatischen Fehlern die richtige Korrektur zu finden (siehe Abschnitte 2 und 3). Die Mehrzahl der in der Praxis vorkommenden Astigmatismen ist regulär und kann zumeist mit einfachen optischen Hilfsmitteln (Brille, Kontaktlinse) korrigiert werden. Darüber hinaus gibt es die Möglichkeit, daß für beliebige Hauptschnittslagen unterschiedliche Brennpunkte, zum Teil auch Brennlinien an verschiedenen Stellen im Raum resultieren, so daß eine irreguläre Verteilung der Brechkraft vorliegt. Derartige **irreguläre Astigmatismen** können durch Brillengläser nicht mehr korrigiert werden, in manchen Fällen können sie durch harte Kontaktlinsen ausgeglichen werden, sie erfordern ansonsten zur Korrektur chirurgische Maßnahmen, soweit sie überhaupt therapierbar sind.

Hauptebenen und Knotenpunkte

Ein für die Refraktionsbestimmung und für das Verständnis der Wirkung optischer Korrekturen wichtiger Begriff ist die Hauptebene des Auges, auf die bereits in Abschnitt 1.1 hingewiesen wurde. Genaugenommen gibt es nicht **eine** Hauptebene des

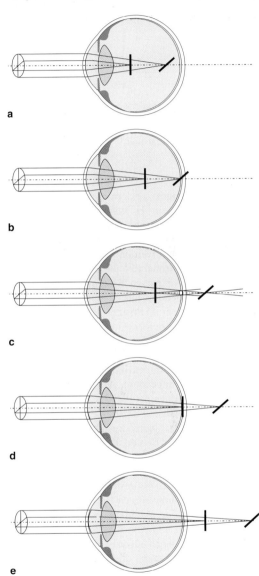

Abb. 3.1.3 a – e Astigmatismus. Beim Astigmatismus compositus myopicus (**a**) liegen beide Brennlinien im Glaskörperraum vor der Netzhaut. Beim Astigmatismus simplex myopicus (**b**) liegt eine Brennlinie vor der Netzhaut, eine auf der Netzhaut. Beim Astigmatismus mixtus (**c**) liegt eine Brennlinie vor, eine würde hinter der Netzhaut liegen (siehe auch Abb. 3.1.2 d). Beim Astigmatismus simplex hyperopicus (**d**) liegt eine Brennlinie auf der Netzhaut, eine würde hinter der Netzhaut liegen. Beim Astigmatismus compositus hyperopicus (**e**) schließlich würden beide Brennlinien hinter der Netzhaut liegen.

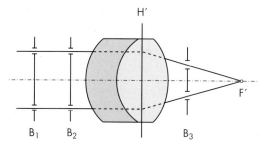

Abb. 3.1.4 Bestimmung der bildseitigen Hauptebene H' eines zusammengesetzten optischen Systems mit Hilfe des Scheinerschen Versuches (nach Gobrecht 1987, Erläuterung siehe Text).

menschlichen Auges, sondern es muß eine **objektseitige Hauptebene H** von einer **bildseitigen Hauptebene H'** unterschieden werden. Wegen der Bedeutung dieser Begriffe sollen sie im folgenden ausführlich erläutert werden.

Wie kann experimentell die bildseitige Hauptebene H' eines optischen Systems ermittelt werden? Wir bedienen uns hierzu eines experimentellen Ansatzes, wie er im Prinzip mit der sog. „Scheiner-Blende" auf Scheiner (Gobrecht 1987) zurückgeht (Abb. 3.1.4): In der Mitte sei ein beliebiges brechendes optisches System angenommen. Der Verlauf der Lichtstrahlen innerhalb des abbildenden Systems ist unbekannt. Auf das optische System fallen von links parallel zur optischen Achse zwei Strahlenbündel, z. B. Strahlen aus Laserlichtquellen. Diese durchlaufen zwei hintereinander angeordnete Blenden B_1 und B_2, um zu gewährleisten, daß der Lichteinfall exakt parallel zur optischen Achse des Systems erfolgt. Nach Durchlaufen des abbildenden Systems werden die beiden Lichtstrahlen im bildseitigen Brennpunkt F' vereinigt. Zwischen der abbildenden Optik und dem Brennpunkt wird nun eine Blende B_3 plaziert, die zwei Öffnungen dergestalt aufweist, daß die beiden Lichtbündel genau durch diese Öffnungen verlaufen. Wird nun die Optik aus dem Strahlengang entfernt, so kann durch rückwärtige Verlängerung der Lichtstrahlen vom Brennpunkt F' durch die Öffnungen der Blende B_3 einerseits, durch in Einfallsrichtung verlaufende Verlängerung der Strahlenbündel durch die Blenden B_1 und B_2 andererseits ihr Schnittpunkt definiert werden: An der Stelle des Raums, an der sich diese beiden fiktiv konstruierten Linien treffen, liegt definitionsgemäß die **bildseitige Hauptebene H'**. Führt man die Messung in umgekehrter Richtung durch, also in Abb. 3.1.4 von rechts nach links, so kann die **objektseitige Hauptebene H** konstruiert werden.

Um die Abbildung von Objekten durch ein optisches System in vereinfachter Form darstellen zu können, bedient sich die geometrische Optik der Hauptebenen H und H'. In Abb. 3.1.5 sind für ein beliebiges abbildendes System die Hauptebenen H und H' eingezeichnet. Links von der Optik ist der objektseitige Brennpunkt F, rechts vom System befindet sich der bildseitige Brennpunkt F'. Die Objektpunkte O und P werden in die Bildpunkte O' und P' übergeführt. Um die Abbildung zu konstruieren, werden die charakteristischen Eigenschaften der Hauptebenen, wie sie aus der soeben dargelegten experimentellen Definition abzuleiten sind, benutzt. Ein objektseitig achsparalleler Strahl verläuft nach dem Auftreffen auf die bildseitige Hauptebene H' durch den bildseitigen Brennpunkt F'. Ein bildseitig achsparalleler Strahl verläuft nach dem Auftreffen auf die objektseitige Hauptebene H durch den objektseitigen Brennpunkt F. Ein Strahl, der die optische Achse an der Stelle der Hauptebene H schneidet, verläuft so, daß er das System parallel zur Einfallsrichtung wieder verläßt, dabei allerdings von der bildseitigen Hauptebene H' startet. Auch dieser Hilfsstrahl ist in Abb. 3.1.5 dargestellt.

Neben dem Begriff der Hauptebene H und H' ist der Begriff der **Knotenpunkte K und K'** von Bedeutung, speziell im Falle der optischen Abbildung durch das Auge. Ein Knotenpunktstrahl ist dadurch definiert, daß er die optische Achse **objekt- und bildseitig unter gleichem Winkel** schneidet (Abb. 3.1.6). In dieser Darstellung sind die Hauptebenen H und H' eingezeichnet. Zusätzlich fällt ein Lichtstrahl von links oben auf die optische Achse und trifft diese im Punkt K. Der Lichtstrahl verläßt das System parallel zur Einfallsrichtung und beginnt dabei an dem nach rechts versetzten Punkt K'. In

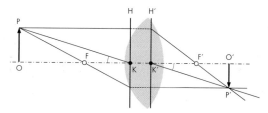

Abb. 3.1.5 Lage von Hauptebenen und Knotenpunkten in einem optischen System bei gleichem Brechungsindex objekt- und bildseitig. In diesem Fall liegen die Knotenpunkte K und K' auf den Hauptebenen H und H' (Erläuterung siehe Text).

Abb. 3.1.5 war der gezeichnete Mittelpunktstrahl durch die Hauptpunkte gleichzeitig Knotenpunktstrahl. Dies ist immer dann der Fall, wenn der Brechungsindex vor und hinter dem abbildenden optischen System gleich ist, also beispielsweise dann, wenn sich eine Glaslinse in Luft befindet. Im Falle des menschlichen Auges ist aber der Brechungsindex vor und hinter den brechenden Flächen unterschiedlich: objektseitig findet sich vor dem Auge Luft, bildseitig Wasser oder wasserähnliche Substanzen. Daher ist bei der Abbildung des menschlichen Auges die Unterscheidung zwischen Hauptebenen und Knotenpunkten praktisch bedeutsam.

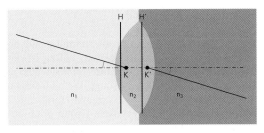

Abb. 3.1.6 Lage von Hauptebenen und Knotenpunkten in einem optischen System mit unterschiedlichem Brechungsindex objekt- und bildseitig. In diesem Fall, der auch für das menschliche Auge zutrifft, liegen die Knotenpunkte nicht mehr auf den Hauptebenen.

Gullstrandsches Auge

Beim menschlichen Auge handelt es sich geometrisch-optisch um ein relativ kompliziertes System, da zum einen die Mittendicke der optisch wirksamen Komponenten, beispielsweise der Linse, im Vergleich zur Brennweite nicht vernachlässigbar ist, zum anderen mehrere optisch wirksame Grenzflächen mit angrenzenden Medien von unterschiedlichem Brechungsindex vorliegen. Es handelt sich somit nicht um ein „dünnes" optisches System im Sinne der geometrischen Optik. Wenn dem so wäre, dann könnte tatsächlich mit einer einfachen Hauptebene H, die die Kombination aus der bild- und objektseitigen Hauptebene H und H' darstellt, gearbeitet werden. Bei exakten Berechnungen muß aber getrennt die bild- und objektseitige Hauptebene H und H' berücksichtigt werden. Im schematischen Auge nach Gullstrand (1909) liegen objekt- und bildseitige Hauptebene 1.35 mm bzw. 1.6 mm hinter dem vorderen Augenscheitel (Abb. 3.1.7). Sie liegen also in der hornhautseitigen Hälfte der vorderen Augenkammer. Da der Brechungsindex vor und hinter den brechenden Flächen nicht identisch ist, fallen Hauptebenen und Knotenpunkte nicht zusammen. Die Knotenpunkte des menschlichen Auges liegen 6.95 mm bzw. 7.25 mm hinter dem vorderen Hornhautscheitel (Abb. 3.1.7) und befinden sich somit in etwa im Bereich des hinteren Linsenpols. Aufgrund der Tatsache, daß die Brechungsindizes vor und hinter den brechenden Flächen nicht gleich sind, sind beim menschlichen Auge bildseitige und objektseitige Brennweite verschieden.

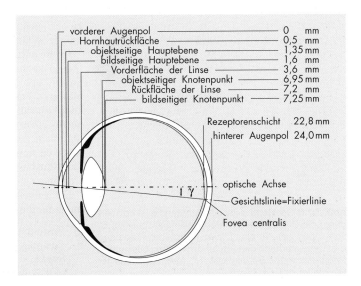

Abb. 3.1.7 Schematisches Auge nach Gullstrand 1909 (Erläuterung siehe Text).

Hornhautscheitelabstand

Für die Praxis der Refraktionsbestimmung und die optische Korrektur von Refraktionsfehlern ist der sog. **Hornhautscheitelabstand** eine wichtige Größe. Er ist durch den Abstand des bildseitigen Brillenglasscheitels S_2 vom vorderen Hornhautpol definiert: In Abb. 3.1.8 ist diese Größe mit e bezeichnet. Der Hornhautscheitelabstand e ist unmittelbarer Messung zugänglich: sowohl der vordere Hornhautscheitel, als auch der hintere Brillenglasscheitel sind physisch festlegbar und somit wenigstens näherungsweise beim Patienten abzuschätzen. Optisch gesehen sind allerdings andere Bestimmungsgrößen relevant, die jedoch unmittelbarer Messung nicht oder nur schwer zugänglich sind: Für exakte Berechnungen ist anstelle des Hornhautscheitelabstandes e der Hauptebenenabstand zwischen der bildseitigen Hauptebene des Brillenglases und der objektseitigen Hauptebene des Auges maßgebend, in Abb. 3.1.8 mit $\bar{e}$ bezeichnet. Die Größe $\bar{e}$ taucht in verschiedenen Formeln auf, beispielsweise bei der Abschätzung der Netzhautbildgröße zur Bestimmung der Vergrößerungsverhältnisse etc. Für genaue Berechnungen muß $\bar{e}$ anstelle des für die Praxis meist benutzten Hornhautscheitelabstandes e verwendet werden, für orientierende Abschätzungen ist allerdings die Größe e ausreichend.

An dieser Stelle soll bereits darauf hingewiesen werden, daß der Grund für viele Probleme bei der Brillenbestimmung, insbesondere bei Anisometropie, beim Übergang von Brillenkorrektur auf Kontaktlinse und umgekehrt, darin liegt, daß bei der optischen Korrektur eines Refraktionsfehlers mittels Brillenglas die Korrektur nicht an der Stelle erfolgen kann, an der sie erfolgen sollte, nämlich an der Stelle der Hauptebenen des Auges, sondern ein endliches Stück davor, nämlich in der Entfernung des Hauptebenenabstandes $\bar{e}$. Wird $\bar{e} = 0$ oder wenigstens $\bar{e} \approx 0$ gesetzt, beispielsweise im Falle der Korrektur mittels Kontaktlinse oder Intraokularlinse oder bei refraktiven chirurgischen Eingriffen, dann treten viele dieser Probleme nicht mehr auf.

Ablauf der Refraktionsbestimmung

Zweck der Refraktionsbestimmung ist das Auffinden derjenigen optischen Korrektion, mit welcher der Fernpunkt ee (des optischen Systems Brillenglas – Auge) im Unendlichen liegt. Basis für jeden subjektiven Refraktionsabgleich, der vom Patienten Antworten verlangt, ist die Durchführung einer objektiven Refraktionsbestimmung, so wie dies in Abschnitt 2 dargestellt wurde, entweder mittels Refraktometrie oder Skiaskopie. Ein schlechter Kompromiß ist die Verwendung von alten Brillenwerten als Ausgang für den subjektiven Refraktionsablauf. Warum soll eine subjektive Refraktionsbestimmung nie ohne objektive Vorinformation erfolgen? Die tägliche Durchführung der Refraktionsbestimmung in der Praxis zeigt, daß die Qualität des Ergebnisses wesentlich von der Dauer des Ablaufes abhängt: Je länger die Refraktionsbestimmung dauert, je mehr Fragen an den Patienten gestellt werden, je mehr Vergleiche notwendig werden, umso ungenauer werden die Angaben, um so unsicherer wird das Ergebnis, umso eher treten Fehler auf, die zur Unverträglichkeit der Korrektur führen. Es liegt somit im Interesse des Anpassers, mit einem möglichst genauen objektiven Startwert zu beginnen, um den Lauf der subjektiven Abfrage möglichst kurz zu halten.

Im Regelfall wird zunächst eine subjektive Refraktionsbestimmung für die Ferne für rechtes und linkes Auge getrennt durchgeführt. Nach der **monokularen Fernrefraktion jedes Auges** erfolgt der **Binokularabgleich**, um Refraktionsgleichgewicht herzustellen. Im Falle einer Presbyopie oder pathologischen Verminderung der Akkommodationsfähigkeit muß gegebenenfalls eine subjektive **Refraktionsbestimmung für die Nähe** durchgeführt werden.

Die subjektive monokulare Refraktionsbestimmung für die Ferne gliedert sich in drei Abschnitte:

a) Bestimmung der besten Sphäre,
b) Bestimmung des Zylinders nach Achse und Stärke,
c) monokularer sphärischer Feinabgleich.

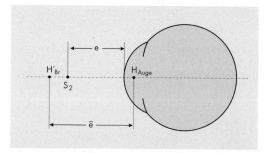

Abb. 3.1.8 Der Hornhautscheitelabstand e ist definiert durch die Distanz des hinteren Brillenglasscheitels S_2 vom Apex der Hornhaut. Der Hauptebenenabstand $\bar{e}$ ist definiert durch den Abstand zwischen bildseitiger Hauptebene des Brillenglases H'_{Br} und objektseitiger Hauptebene des Auges H_{Auge}.

Standardverfahren zur Bestimmung des Zylinders im Rahmen des subjektiven Abgleichs ist die **Kreuzzylindermethode,** die nach gewissen schematischen Regeln durchgeführt werden sollte. Der erfahrene Refraktionist wird, abhängig vom individuellen Ablauf der Refraktionsbestimmung, die Schritte des Kreuzzylinderverfahrens nach Bedarf modifizieren. Dem Anfänger sei jedoch geraten, ein standardisiertes Schema zum Erlernen der Methodik zu verwenden. In seltenen Fällen kommt die **Zylindernebelmethode** zur Anwendung, besonders dann, wenn höhere Zylinderwerte vorliegen und keine ausreichend sichere objektive Refraktionsbestimmung durchführbar ist. Die Zylindernebelmethode findet auch in den seltenen Fällen Anwendung, in denen eine eigene Zylinderbestimmung für die Nähe durchgeführt werden muß. Die Schritte der subjektiven Refraktionsbestimmung werden in den folgenden Abschnitten im einzelnen näher erläutert. Wenngleich mancher Teilschritt am Anfang schematisch erscheinen mag, so sei dem Anfänger dennoch geraten, sich an diese Abläufe zu halten, bis die Durchführung der Refraktionsbestimmung zu einer derart selbstverständlichen Angelegenheit geworden ist, daß kein großes Überlegen mehr erforderlich ist. Gerade hier gilt, wie so oft im Leben: „Übung macht den Meister!"

3.2 Sphäre und Kreuzzylinder
E. Hartmann

Bestimmung der Sphäre

Die Bestimmung der richtigen Sphäre ist relativ einfach. Das Vorgehen hängt davon ab, ob bereits eine Vorinformation über die näherungsweise richtige Refraktion vorliegt, z. B. durch Skiaskopie, Refraktometrie oder gegebenenfalls die zuletzt getragene Brille, oder ob überhaupt keine Information bekannt ist. Kennt man näherungsweise die richtige Refraktion, so gibt man diese zuerst vor, weil man dann sehr viel schneller zum richtigen Endergebnis kommt. Hat man keine Vorinformation, was nur in seltenen Ausnahmefällen vorkommen sollte, so geht man zwar auf die gleiche Weise vor, man muß aber u. U. eine größere Zahl von Gläsern in Plus- oder Minusrichtung vorsetzen, ehe man zum richtigen Ergebnis kommt. Es zahlt sich also in jedem Falle aus, wenn man sich mittels Skiaskop, Refraktometer oder wenigstens durch die zuletzt getragene Brille eine Vorinformation verschafft, insbesondere wenn ein Astigmatismus zu korrigieren ist.

Als erstes wird der Patient richtig hinter dem Phoropter positioniert. Der Phoropter wird sorgfältig justiert, so daß Pupillendistanz und Hornhautscheitelabstand eingehalten sind. Letzteres bedeutet, daß der Patient in bequemer Haltung den Kopf an die Stirnanlage legt und – soweit vorhanden – durch eine optische Justiervorrichtung parallaxenfrei auf den richtigen Hornhautscheitelabstand eingestellt wurde. Der Hornhautscheitelabstand jedes Phoropters ist gerätespezifisch und muß für spezielle Anwendungen, z. B. bei Umrechnung hoher Scheitelbrechwerte ($\geq \pm 5$ dpt) vom Phoropter in die Brillen- oder Kontaktlinsenkorrektur bekannt sein (vgl. Tab. 4.5.1). Wichtig ist es, den Patienten möglichst unverkrampft zu positionieren, denn eine komplizierte Refraktion kann bis zu 20 Minuten und länger dauern. Weder für den Arzt noch für den Patienten ist es angenehm, wenn der Patient während der Refraktion zusammensackt und immer wieder neu justiert werden muß. Nun wird ein Auge okkludiert, dem anderen Auge werden Optotypen abnehmender Größe gezeigt und die Verkleinerung so weit fortgeführt, bis der Patient nicht mehr spontan und fehlerfrei liest. Man geht dabei nicht an die Grenze der Sehschärfe, die definitionsgemäß dann erreicht ist, wenn der Patient bei 5 dargebotenen Optotypen mehr als 2 Fehler macht, sondern man bleibt mindestens eine Visusstufe darüber. Nun setzt man – abhängig vom erreichten Visus – ein Glas von sphärisch + 0.25 dpt oder + 0.5 dpt vor und fragt den Patienten: „Wird es schlechter?" Es gibt drei mögliche Antworten:

1. Der Patient sagt: „ja"; dann wissen wir, daß der Patient vor dem Vorsetzen dieser Linse myop oder emmetrop war.
2. Er sagt: „es hat sich nichts geändert"; dann können wir davon ausgehen, daß er leicht hyperop war.
3. Er sagt: „es ist besser geworden"; dann wissen wir, daß er deutlich hyperop war.

Wichtig ist dabei, daß man dem Patienten einige Sekunden Zeit läßt, ihn nicht zu rasch zu einer Antwort drängt und evtl. den Vorgang wiederholt. Ist der Patient myop oder emmetrop (Fall 1), so geben wir – wieder abhängig vom erreichten Visus – ein Minusglas von – 0.25 dpt oder – 0.5 dpt und verstärken das so lange, bis sich die Sehschärfe nicht mehr verbessert. Die Frage lautet dabei: „Wird es besser?" Bei Emmetropie wird bereits das erste

Minusglas zu keiner Sehschärfeverbesserung führen. Wir suchen das **schwächste** Minusglas, bei dem die Sehschärfe gerade nicht mehr weiter ansteigt. Würden wir ein stärkeres Minusglas nehmen, so würde der myope Patient akkommodieren und wir wären schon übers Ziel hinausgeschossen. Es ist meist nicht schwierig, bei Myopen die richtige Grenze zu finden. Der erfahrene Refraktionist kann im übrigen aus der Geschwindigkeit, mit der das „ja" vom Patienten kommt, abschätzen, ob wirklich noch eine stärkere Myopie vorliegt oder ob die Grenze schon fast erreicht ist. Beim Hyperopen suchen wir das **stärkste** Plusglas, bei dem die Sehschärfe gerade noch nicht abfällt. Würden wir ein zu schwaches Plusglas geben, so würde der Hyperope seine Akkommodation nicht freigeben, also relativ hyperop bleiben. Nehmen wir ein zu starkes Plusglas, machen wir ihn myop, er wird vernebelt und die Sehschärfe fällt ab. Der jüngere Hyperope hat sich, vor allem wenn er länger hyperop und nicht korrigiert war, angewöhnt, mehr oder weniger stark zu akkommodieren. Er wird daher seine Akkommodation nicht sofort und in der Regel nicht vollständig freigeben.

Aus diesem Grunde ist es zweckmäßig, die sog. Nebelmethode anzuwenden. Man setzt dabei dem Hyperopen so lange zunehmend stärkere Plusgläser vor, bis die Sehschärfe deutlich abfällt und reduziert nun die zu viel gegebenen Plusgläser in 0.25 dpt-Schritten, bis die Sehschärfe nicht mehr weiter ansteigt, d. h. man behandelt ihn wie einen Myopen. Dabei sollte man nicht versäumen, den Hyperopen darauf aufmerksam zu machen, daß die Sehschärfe bei dieser Vorgehensweise zuerst einmal schlechter wird.

Normalerweise findet man so das beste sphärische Glas und ist bei rein sphärischem Refraktionsfehler – abgesehen vom Feinabgleich – am Ende der monokularen Fernrefraktion. Liegt ein Astigmatismus vor, dann ist beim besten sphärischen Glas Astigmatismus mixtus erreicht. Bei stärkerem oder irregulärem Astigmatismus ist der Patient bei seinen Entscheidungen oft sehr unsicher. Dann kann es zweckmäßig sein, statt mit 0.25 dpt-Gläsern mit 0.5 dpt-Gläsern zu arbeiten, weil sich dann beim Vorschalten bzw. Wegnehmen des Glases deutlichere Unterschiede ergeben. Aber selbst dann ist der Erfolg nicht unbedingt garantiert.

Das so gefundene beste sphärische Glas wird nun noch einmal überprüft, indem man ein Glas mit sphärisch + 0.25 dpt vorsetzt. Dann muß die Sehschärfe etwas abfallen. Beim Vorsetzen von – 0.25 dpt darf die Sehschärfe **nicht besser** werden, vorausgesetzt der Patient kann noch akkommodieren. Der endgültige Feinabgleich der Sphäre erfolgt am besten mittels Rot/Grün-Abgleich (siehe Abschnitt 3.4). Der Hyperope wird seine Akkommodation bei diesem Vorgang nicht voll freigeben; dies soll er auch gar nicht, denn nur die Akkommodation, die er freiwillig hergibt, vielleicht auch etwas mehr, wird er später bei der fertigen Brille ohne Probleme vertragen. Hier zeigt sich erstmals der schon erwähnte Unterschied zwischen physikalischer und physiologischer Refraktion. Natürlich muß während der Bestimmung der besten Sphäre, wenn sich die Sehschärfe beim Vorsetzen von Plus- oder Minusgläsern deutlich verbessert, zu kleineren Optotypen übergegangen werden.

Kreuzzylinder

Wenn nun die Sehschärfe noch nicht den Wert erreicht hat, der aufgrund des ophthalmologischen Befundes zu erwarten wäre, so können wir davon ausgehen, daß ein Astigmatismus vorliegt. Astigmatismus ist weit verbreitet und man muß daher immer auf Astigmatismus prüfen, auch wenn schon eine gute Sehschärfe erreicht ist. Zur Bestimmung des Astigmatismus verwenden wir den sog. Kreuzzylinder. Der Kreuzzylinder ist, wie der Name sagt, ein Glas, das aus zwei gekreuzten Zylindern besteht, so daß insgesamt in einer Richtung ein Minuszylinder und senkrecht dazu ein Pluszylinder vorhanden ist. Beim Stielkreuzzylinder, wie man ihn im Zusammenhang mit der Probierbrille verwendet, ist der Stiel so angebracht, daß die Achse des Pluszylinders und die Achse des Minuszylinders mit dem Stiel jeweils einen Winkel von 45° bilden (Abb. 3.2.1). Wenn man den Kreuzzylinder um seinen Stiel dreht, so daß die Vorderfläche zur Rückfläche wird und umgekehrt, vertauschen sich die Plus- und die Minusachse des Kreuzzylinders. Die ursprüngliche Minusachse wird nach dem Drehen zur Plusachse, die ursprüngliche Plusachse wird zur Minusachse.

Ähnlich in der Handhabung sind die in den verschiedenen Phoroptern eingebauten Kreuzzylinder. In der Regel ist die Minusachse rot markiert, die Plusachse ohne Markierung, da sie im Normalfall nicht benötigt wird; die vorschwenkbaren Kreuzzylinder besitzen zwei um 45° unterschiedliche Raststellungen, um den Kreuzzylinder entweder mit seiner Achse um 45° gegenüber der Achse des eingesetzten Zylinders verdrehen zu können (Achsabgleich) oder um ihn in gleicher Achsrichtung (oder 90° dazu verdreht) einsetzen zu können

(Stärkenabgleich). Auf Details der Durchführung von Achs- und Stärkenabgleich wird in den folgenden Abschnitten genauer eingegangen. Bei Bedarf kann ein höherer Kreuzzylinder aus zwei Probiergläsern gesteckt werden; so liefert beispielsweise eine Kombination von + 1.0 dpt sph mit − 2.0 dpt cyl einen Kreuzzylinder von ± 1 dpt oder eine Kombination von + 2.0 dpt sph und − 4.0 dpt cyl einen Kreuzzylinder von ± 2 dpt. Die in den Phoroptern eingebauten Kreuzzylinder haben üblicherweise ± 0.25 dpt, bisweilen kann auf ± 0.5 dpt umgeschaltet werden.

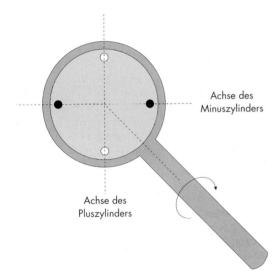

Abb. 3.2.1 Der Stiel des Kreuzzylinders ist um 45° gegen die Achsmarkierungen verdreht, die Achse des Minuszylinders wird durch zwei rote Punkte angegeben, die Achse des Pluszylinders durch zwei weiße Punkte. Bei den im Phoropter eingebauten Kreuzzylindern wird in der Regel nur die Minusachse durch rote Punkte markiert.

Prüfung auf Astigmatismus

Um nun zu prüfen, ob überhaupt ein Astigmatismus vorliegt, bringen wir die Minusachse des Kreuzzylinders in die 0°- oder 90°-Lage. Wir machen den Patienten aber vorher darauf aufmerksam, daß durch das Vorsetzten des Kreuzzylinders die Sehschärfe schlechter werden kann, denn wir wissen ja von vorneherein nicht, welche der beiden Lagen des Kreuzzylinders die bessere ist. Nun schlagen wird den Kreuzzylinder um, von der Lage 1 zur Lage 2 und fragen, ob in der Lage 1 oder in der Lage 2 der bessere Seheindruck entsteht. Dabei sollte

man auf keinen Fall fragen, ob sich etwas ändert, denn eine Veränderung tritt beim Umschlagen eines Kreuzzylinders immer auf, auch dann, wenn kein Astigmatismus vorhanden ist. Antwortet der Patient nun, er könne in beiden Lagen keine Verbesserung beobachten, so legen wir die Achse in Position 45° oder 135° und wiederholen den ganzen Vorgang. Findet der Patient auch jetzt in beiden Lagen keine Verbesserung der Sehschärfe, dann – und nur dann – können wir davon ausgehen, daß kein Astigmatismus vorliegt und nur eine sphärische Fehlsichtigkeit besteht. (Das Umschlagen des Kreuzzylinders ist immer wirkungsvoller als das bloße Vorhalten, weil sich durch das Umschlagen der Zylinderwert für jede Achse um 0.5 dpt ändert, was für den Patienten besser zu beobachten ist, als das bloße Vorhalten und Wegnehmen eines 0.25 dpt-Zylinders in vier verschiedenen Achslagen.)

Hat der Patient in einer der vier Lagen eine Verbesserung der Sehschärfe beobachtet, so setzen wir parallel zu der in dieser Lage gefundenen Achse des Kreuzzylinders (das ist immer die Achse des Minuszylinders) einen Minuszylinder von 0.5 dpt ein. Der provisorisch eingesetzte Zylinder sollte nie zu groß sein. Wir korrigieren die Sphäre um die Hälfte dieses Betrages in Plusrichtung nach, also um + 0.25 dpt. So haben wir eine vorläufige Astigmatismuskorrektur, ähnlich wie wir sie etwa durch Skiaskopieren oder durch ein Refraktometer erhalten hätten, und nun gehen wir, unabhängig davon, wie wir zu dieser vorläufigen Korrektur gekommen sind, folgendermaßen weiter vor:

Kreuzzylindermethode:
Achsenbestimmung des Minuszylinders

Wir bestimmen immer als erstes die genaue Achse des Minuszylinders, indem wir den Stiel des Kreuzzylinders auf die Achse des provisorisch eingesetzten Minuszylinders legen (Abb. 3.2.2) bzw. am Phoropter die entsprechende Raststellung vorgeben. Wir schlagen nun unseren Zylinder um und fragen wieder, ob die Lage 1 oder die Lage 2 das bessere Netzhautbild liefert. Wenn wir die Lage gefunden haben, die das bessere Bild liefert, verdrehen wir den provisorisch eingesetzten oder durch Skiaskopie oder Refraktometer gefundenen Minuszylinder um einige Grad in Richtung zur Minusachse des Kreuzzylinders. Wenn wir mit einem Stielkreuzzylinder arbeiten, müssen wir nun den Stiel auch ein Stückchen weiterdrehen, er muß ja immer parallel zur Achse des eingesetzten Zylinders liegen. Arbeiten wir mit dem Phoropter, so ist bei allen modernen Phoroptoren der Kreuzzylinder mechanisch mit dem Minuszylinder gekoppelt, so daß er sich ganz von selber mitdreht. Nun wiederholen wir den Vorgang, der eben beschrieben wurde, so lange bis der Patient kein verbessertes Bild für eine der beiden Lagen des Kreuzzylinders mehr beobachten kann.

Wenn man merkt, daß dem Patienten die Entscheidung schwer fällt, so können und sollen wir ihn fragen, ob kein deutlicher Unterschied mehr zu erkennen ist. Der Patient wird dadurch von dem Zwang befreit, immer eine Stellung als die bessere identifizieren zu müssen, was letztlich gar nicht mehr möglich ist, und wir erleichtern ihm somit die Entscheidung und uns die Arbeit.

Sagt der Patient, die ursprüngliche Lage war die bessere, so sind wir offenbar schon übers Ziel hinausgeschossen und wir gehen dann im Idealfall um die Hälfte des Winkels zurück, um den wir die Minusachse zuletzt verdreht haben.

Der Winkel um den wir den provisorisch eingesetzten Minuszylinder verdrehen, hängt von der Stärke des Astigmatismus ab. Je stärker der Astigmatismus, desto genauer muß der Winkel eingestellt werden. Obwohl die richtige Einstellung der Achse außerordentlich wichtig ist, ist es in der Regel nicht möglich, auch bei hohen Astigmatismen eine genauere Einstellung zu finden, als ± 2°. Je geringer der Astigmatismus, desto breiter wird das Intervall, das der Patient toleriert. Auf ± 5° genau sollte man einen Astigmatismus aber immer finden.

**Kreuzzylindermethode:
Stärkenbestimmung des Minuszylinders**

Hat man so die richtige Achse gefunden, die Achseinstellung ist immer der erste Schritt, so beginnt man nun mit der Einstellung der Stärke des Minuszylinders. Dazu bringt man die Minusachse des Stielkreuzzylinders mit der Minusachse des eingesetzten Zylinders zur Deckung (Abb. 3.2.3), beim Phoropter geht man in die zweite Raststellung, in der entweder die Plus- oder die Minusachse des Kreuzzylinders mit der Minusachse des eingesetzten Zylinders zusammenfällt. Nun schlägt man den Kreuzzylinder wieder um, was zur Folge hat, daß sich einmal die Minusachse des Kreuzzylinders mit der Minusachse des eingesetzten Zylinders deckt und sich beide Wirkungen addieren, und

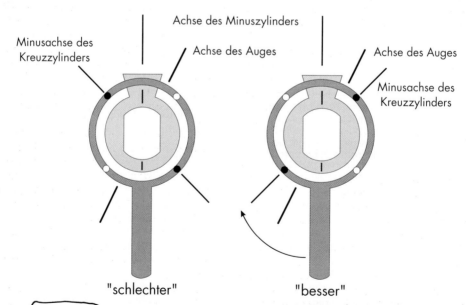

Abb. 3.2.2 Achsabgleich mit dem Kreuzzylinder. Im vorliegenden Fall wurde ein provisorischer Zylinder mit Achse 90° eingesetzt. Der Stiel des Kreuzzylinders wird parallel zur Achse dieses provisorischen Zylinders gehalten, also in der vertikalen Richtung. In Wendelage 1 (links) liegt die Minusachse des Kreuzzylinders bei 135°, in Wendelage 2 (rechts) bei 45°. Die zu diesem Zeitpunkt nicht bekannte Achse des Auges, also des endgültigen Korrektionszylinders liegt bei ca. 60°, sie wurde zur Verdeutlichung mit eingezeichnet. Da in Wendelage 2 die Minusachse des Kreuzzylinders näher an der endgültigen Achse des Zylinders liegt als in Wendelage 1, wird der Patient die Wendelage 2 als „besser" beschreiben, Wendelage 1 als „schlechter".

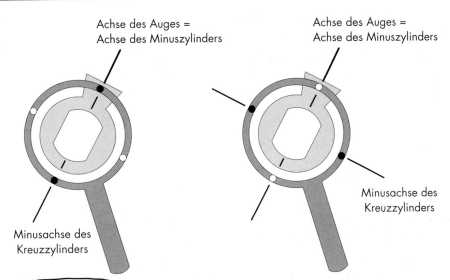

Abb. 3.2.3 Stärkenabgleich mit dem Kreuzzylinder. Nachdem mittels des Achsabgleichs die korrekte Achse bestimmt wurde (analog Abb. 3.2.2), erfolgt nun der Stärkenabgleich. Hierzu wird der Kreuzzylinder parallel oder senkrecht zur Achse des vor dem Auge befindlichen Zylinders eingesetzt. In Wendelage 1 (links) liegt die Minusachse des Kreuzzylinders parallel zur Achse des eingesetzten Zylinders, in Wendelage 2 (rechts) liegt die Minusachse des Kreuzzylinders senkrecht zur Achse des eingesetzten Zylinders.

in der anderen Lage die Minusachse des eingesetzten Zylinders sich mit der Plusachse des Kreuzzylinders deckt, so daß die Minuszylinderwirkung reduziert wird. Wir fragen wieder, welche Lage ist besser, die erste oder die zweite, wobei wir darauf achten müssen, dem Patienten einige Zeit für die Beobachtung einzuräumen. Sagt der Patient z. B. die Lage 1, bei der sich die Minusachse des eingesetzten Zylinders mit der Minusachse des Kreuzzylinders deckt, liefere die bessere Sehschärfe, so verstärken wir den Minuszylinder. Gibt der Patient an, die Lage 2 ist die bessere, also diejenige, in der sich die Minusachse des eingesetzten Zylinders mit der Plusachse des Kreuzzylinders deckt, so schwächen wir den eingesetzten Zylinder ab. Auch hier fahren wir so lange fort, bis der Patient in beiden Lagen keinen Unterschied in der Schärfe oder Schwärze der Optotypen mehr beobachtet. Dabei wird man im allgemeinen den eingesetzten Zylinder in 0.25 dpt-Schritten verstärken oder auch schwächen, da ja durch Skiaskopie oder Refraktometrie schon ein einigermaßen genauer Wert gefunden ist.

Bei diesem Verstärken oder Abschwächen des Betrages des Minuszylinders müssen wir daran denken, daß uns das beste sphärische Glas normalerweise zum Astigmatismus mixtus geführt hat (Abb. 3.2.4). Wenn wir nun den eingesetzten Minuszylinder durch unsere Manipulation mit dem Kreuzzylinder beispielsweise immer weiter verstärken, so würden wir den stärker brechenden Hauptschnitt, der im Auge liegt, zwar in Richtung Netzhaut schieben, was durchaus erwünscht ist, der schwächer brechende Hauptschnitt, der hinter der Netzhaut liegt, würde aber an seinem Ort verbleiben. Das heißt, wir würden den Astigmatismus mixtus unsymmetrisch korrigieren. Um das zu vermeiden, muß immer dann, wenn man vom besten sphärischen Glas ausgeht, schon beim ersten Einsetzen oder bei jeder Veränderung des Minuszylinders die Sphäre nachkorrigiert werden und zwar um den halben Betrag des eingesetzten Zylinderwertes. Wurde also beispielsweise ein Zylinder von – 1.0 dpt eingesetzt, so muß gleichzeitig die Sphäre um + 0.5 dpt vergrößert werden. Das gilt sinngemäß für jede Veränderung des eingesetzten Minuszylinders, es sei denn, sie beträgt nur 0.25 dpt, dann kann die Sphäre nicht um 0.125 dpt verändert werden, weil es diesen Wert weder im Gläserkasten noch im Phoropter gibt. Das gleiche gilt für Zwischenstufen des Zylinders, wie – 0.75 dpt, – 1.25 dpt usw. In diesen Fällen wählt man dann den nächstliegenden halben Sphärenwert, also z. B. + 0.25 dpt, + 0.5 dpt usw. Hier überläßt man es dann letzten Endes der binokularen Feinkorrektur mit Rot-Grün usw., welcher sphärische Wert endgültig angenommen wird (siehe Abschnitt 3.9).

Um bei Änderung der Zylinderstärke nicht die Akkommodation des Prüflings anzuregen, sollte

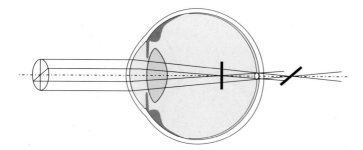

Abb. 3.2.4 Bei einer astigmatischen Fehlsichtigkeit entspricht der Zustand der besten Sphäre einem Astigmatismus mixtus.

stets eine relative Vernebelung erhalten bleiben. Das bedeutet, daß man bei einer Verstärkung eines Minuszylinders im Idealfall zuerst die Sphäre in Richtung Plus korrigieren sollte, ehe der Zylinder verstärkt wird, bei einer Abschwächung eines Minuszylinders sollte erst der Zylinder herausgenommen werden, ehe man die Sphäre in Richtung Minus korrigiert. Das gilt vor allem beim ersten Einsetzten eines größeren Zylinders oder bei jeder größeren Änderung. Korrigiert man den Zylinder in 0.25 dpt-Schritten, was normalerweise der Fall sein sollte, so spielt das keine große Rolle, weil die natürliche Akkommodationsfluktuation schon in dieser Größenordnung liegt.

Kreuzzylinderverfahren: schematische Übersicht

Im folgenden soll das gesamte Kreuzzylinderverfahren zur subjektiven Fernrefraktion noch einmal schematisch zusammengefaßt werden:

1. Bestimmung der besten Sphäre,
2. Prüfung auf Astigmatismus, sofern keine objektive Refraktion vorausging,
3. Einsetzen des geschätzten Zylinders mit Nachkorrektur der Sphäre, falls keine objektive Refraktion vorausging,
4. Feinabgleich der Achse,
5. Feinabgleich der Zylinderstärke mit Nachkorrektur der Sphäre.

Abschließend sei noch einmal betont, daß die Kreuzzylindermethode nur dann einwandfrei funktioniert, wenn vorher das beste sphärische Glas wirklich gefunden wurde.

Korrektur der endlichen Refraktionsdistanz

Hier ist noch darauf hinzuweisen, daß man im Refraktionsraum ja üblicherweise auf 5 oder 6 m refraktioniert, also nicht auf unendlich. Um eine echte Fernbrille zu erhalten, ist es daher durchaus zweckmäßig, auf unendlich zu korrigieren, d. h., wenn die gesamte Refraktion abgeschlossen ist, also einschließlich Rot-Grün- und Binokularabgleich, kann man einen Wert von -0.25 dpt zum Sphärenwert vorzeichenrichtig hinzuaddieren. Das macht beim Hyperopen so gut wie nie Probleme, im Gegenteil, er ist meist dankbar dafür. Beim Myopen sollte man darauf achten, daß er dadurch nicht überkorrigiert wird, denn Akkommodieren in der Ferne ist er nicht gewöhnt.

3.3 Zylindernebelmethode
E. Hartmann

Das genaueste und in der Praxis am häufigsten angewendete Verfahren zur Bestimmung eines Zylinders nach Betrag und Achse ist sicherlich die Kreuzzylindermethode. In manchen Fällen kommt man aber mit ihr nicht zum Ziel. Das ist immer dann der Fall, wenn der Patient, aus welchen Gründen auch immer, mit dem besten sphärischen Glas keinen Astigmatismus mixtus einstellt, sondern auf einen Hauptschnitt akkommodiert (Abb. 3.1.3 b oder d). Dies kommt vor allem bei Menschen vor, die lange Zeit einen unkorrigierten Astigmatismus mit sich herumgetragen haben. Auch beim irregulären Astigmatismus versagt häufig die Kreuzzylindermethode. Es gibt aber auch Fälle, wo es genügt, sich schnell ein Bild von einem evtl. Astigmatismus zu verschaffen wie etwa beim Nahastigmatismus, wenn es lediglich darum geht, festzustellen, ob neben dem Astigmatismus in der Ferne ein zusätzlicher Astigmatismus mit anderem Betrag und anderer Achse in der Nähe existiert. In all diesen Fällen kommt die **Zylindernebelmethode** zur Anwendung. Schließlich ist es wünschenswert, wenn man zusätzlich zur Kreuzzylindermethode ein Ersatzverfahren zur Astigmatismusbestimmung parat hat, wenn man im Zweifelsfall mit einer anderen Methode nachkontrollieren will.

Der erste Schritt bei der Zylindernebelmethode besteht darin, beide Hauptschnitte myop zu machen (Abb. 3.3.1). Auch der schwächer brechende Hauptschnitt, also von der Pupille aus gesehen der hintere, muß noch ca. 0.5 dpt myop sein. Man spricht hier wieder vom Nebeln: daher der Name „Zylindernebelmethode". Um diesen Zustand zu erreichen, muß man evtl. aufgrund einer Schätztabelle (siehe Tab. 3.9.2 in Abschnitt 3.9) oder noch besser aufgrund von Erfahrung abschätzen, wie groß der vorhandene Astigmatismus sein könnte. Sieht der Patient beispielsweise Doppelkonturen, so liegt sicher ein Astigmatismus von 1 dpt oder mehr vor. Die Nebelung erfolgt nun so, daß man den Patienten mit einem sphärischen Plusglas myopisiert, dessen Betrag ungefähr die Hälfte des ge-

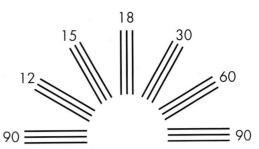

Abb. 3.3.2 Strahlenfigur für die Zylindernebelmethode. Im Zustand der Vernebelung wird der Patient befragt, welche Strichgruppe schwärzer erscheint. Der Zylinder muß senkrecht zu der als schwärzer angegebenen Strichlage eingesetzt werden. Dabei muß allerdings berücksichtigt werden, daß die Achsrichtung sich im TABO-Schema umkehrt, da im einen Fall der Patient auf die Strahlenfigur blickt, da wir umgekehrt beim Einsetzen des Zylinders aber in entgegengesetzter Richtung auf den Patienten blicken. Dies bedeutet, daß wir sozusagen von hinten auf die Strahlenfigur blicken müßten um die korrekte Achslage des Minuszylinders ablesen zu können. Um dieses Umdenken zu vereinfachen, wird bei den Strahlenfiguren in abgekürzter Form die korrekte Achslage angegeben. Wird beispielsweise die zweite Strichgruppe von rechts unten als schwärzer angegeben, so muß der Minuszylinder bei Achse 60° eingesetzt werden, wird die dritte Strichgruppe von links als schwärzer angegeben, so muß die Achse bei 150° (nicht 15) eingesetzt werden. Ein Tip für den Leser: wenn er das Buch im Gegenlicht hält und von der Rückseite der Abb. 3.3.2 auf die Strahlenfigur blickt, dann sieht er, daß die Zuordnung der Minuszylinderachse mit dem TABO-Schema wieder stimmt.

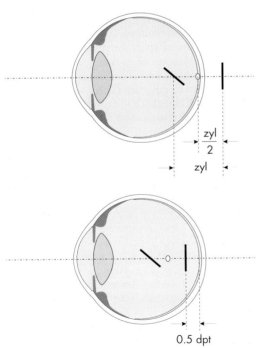

Abb. 3.3.1 Zylindernebelmethode. Zunächst wird wie bei der Kreuzzylindermethode die beste Sphäre ermittelt und damit ein Astigmatismus mixtus hergestellt (oben). Die Stärke des Zylinders entspricht dem Abstand der beiden Brennlinien. Im weiteren wird nun der Patient „vernebelt" (unten): es wird die Hälfte des geschätzten Zylinders zuzüglich + 0.5 dpt vernebelt. Dann ist ein Astigmatismus compositus myopicus hergestellt.

schätzten Astigmatismus beträgt zuzüglich + 0.5 dpt. Schätzen wir beispielsweise den Astigmatismus auf 1.5 dpt, dann würden wir also + 0.75 + 0.5 = + 1.25 dpt sphärisch zur Myopisierung verwenden (Nebelglas). Das ist aber nur richtig, wenn der Patient mit dem besten sphärischen Glas wenigstens näherungsweise einen Astigmatismus mixtus eingestellt hat! Wenn nicht, hilft Pröbeln weiter (siehe letzter Absatz). Nun zeigen wir dem Patienten den Strahlenkranz von Abb. 3.3.2 oder eine vergleichbare Testfigur und fragen ihn, ob er eine der Strichgruppen schwärzer sieht als die anderen. Ist das nicht der Fall, so kann es sein, daß bei richtiger Nebelung kein Astigmatismus vorliegt oder daß wir bei Vorliegen eines Astigmatismus zu viel oder zu wenig genebelt haben. Bei richtiger Nebelung muß das Vorschalten von – 0.25 dpt dazu führen, daß die schwärzer gesehene Strichlage noch schwärzer wird. Haben wir diesen Zustand erreicht, so ist der Rest einfach. Wir setzen nun mit Achse senkrecht zur schwärzer gesehenen Strichgruppe einen Minuszylinder der schon ungefähr bekannten Höhe ein, im vorigen Beispiel – 1.5 dpt, und fragen den Patienten wieder nach einer schwärzer gesehenen Strichgruppe. Eine gleichzeitige Änderung der Sphäre wie beim Kreuzzylinderverfahren darf jedoch **nicht** durchgeführt werden. Ist immer noch die gleiche Gruppe schwärzer, so müssen wir den Minuszylinder verstärken. Sagt der Patient, jetzt sei eine gegen die ursprüngliche Schwärzung um 90° versetzte Richtung schwärzer, d. h. die Richtung hat umgeschlagen, so war der Zylinder schon zu stark und wir müssen ihn wieder abschwächen (Abb. 3.3.3).

Ziel ist es, zu erreichen, daß der Patient keine Richtung bevorzugter Schwärzung mehr erkennen kann. Sind wir bei diesem Zustand angekommen, so ist der Patient aber noch genebelt. Wir müssen nun die Nebelung wieder rückgängig machen, indem wir das Nebelglas, im Idealfall also lediglich + 0.5 dpt sph, wieder herausnehmen. Wir überprüfen am besten mit Hilfe eines Rot-Grün-Testes (siehe Abschnitt 3.4).

Gibt der Patient an, er sieht bei richtiger Nebelung **zwei** Strichgruppen schwärzer, z. B. 90° und 120°, so wissen wir, daß er einen irregulären Astigmatismus mit mehreren Achslagen hat. Mit der Zylindernebelmethode können wir nun diejenige Achse korrigieren, die deutlich schwärzer ist als die andere oder wir können versuchen, einen Kompromiß zwischen den beiden Achsen zu finden. Letztlich wird aber nie der Visus erreicht, der physiologisch möglich wäre. Diese Situation kommt nicht selten bei älteren, hochgradig presbyopen Menschen vor, bei denen sich die Linse irregulär verformt hat oder häufiger noch bei irregulären Hornhautverkrümmungen (z. B. nach Trauma, bei Keratokonus oder nach photorefraktiven Eingriffen). Gerade in diesen Fällen ist das Zylindernebelverfahren die Methode der Wahl.

Bleibt die Sehschärfe trotz sphärischer Korrektur **sehr** schlecht, so prüft man mit der stenopäischen Blende, ob überhaupt physiologisch eine höhere Sehschärfe erzielbar ist. Dabei muß die Sehprobe **sehr hell** und kontrastreich sein. Man nimmt am besten die Lesetafel für Sehbehinderte (Fa. C. Zeiss, siehe Abschnitt 4.9), die durch Tageslicht, eine Punktleuchte oder einen Scheinwerfer sehr hell beleuchtet wird. Zeigt sich mit stenopäischer Blende eine deutlich bessere Sehschärfe als ohne stenopäische Blende, so kann ein sehr starker Astigmatismus vorliegen. Man zeigt nun dem Patienten zuerst einmal die Strahlenfigur und fragt nach der besser gesehenen Strichlage. Diese Strichlage wird in Stufen von 0.5 dpt sph in Plus- oder Minusrichtung so lange korrigiert, bis diese Striche am schwärzesten erscheinen. Wir haben jetzt einen Astigmatismus simplex hergestellt, wissen aber nicht, ob es sich um einen Astigmatismus simplex myopicus oder hyperopicus handelt. Durch Vorschalten eines sphärischen Glases von etwa + 3 dpt können wir Klarheit schaffen. Wird alles undeutlicher, liegt ein Astigmatismus simplex myopicus vor (Abb. 3.3.4, oben); schlägt die Richtung der

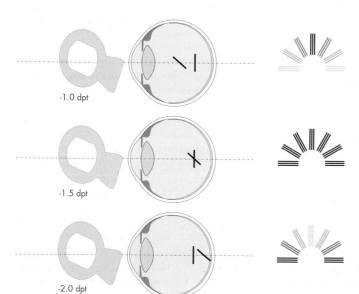

Abb. 3.3.3 Zylindernebelmethode, Abgleich der Stärke. Ist die richtige Zylinderstärke gefunden, so fallen beide Brennlinien zusammen und liegen innerhalb des Auges, alle Strichgruppen erscheinen gleich schwarz (Mitte). Ist der eingesetzte Minuszylinder zu schwach, erscheint noch eine Strichgruppe schwärzer, im vorliegenden Fall die Strichgruppe bei 90° (oben). Ist die Stärke des Zylinders zu hoch und sind wir über den richtigen Wert bereits hinausgekommen, so schlägt der Bildeindruck um und die um 90° dazu verdrehte Strichgruppe erscheint schwärzer, im vorliegenden Fall die Stichgruppe bei 0° (unten).

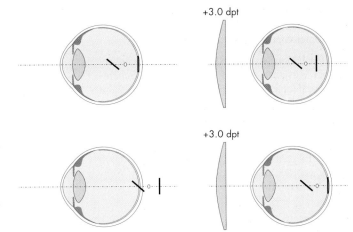

Abb. 3.3.4 Zylindernebelmethode. Feststellung, ob ein Astigmatismus simplex myopicus oder hyperopicus vorliegt (Erläuterung siehe Text).

schwärzeren Strichlage um, liegt ein Astigmatismus hyperopicus vor (Abb. 3.3.4, unten). Im ersten Fall nehmen wir das Probierglas mit + 3 dpt sph wieder heraus und nebeln mit + 0.5 dpt sph, im zweiten Fall belassen wir das Glas mit + 3 dpt sph, korrigieren auf optimale Schwärzung dieser Strichlage und nebeln dann ebenfalls mit + 0.5 dpt sph. Nun kann wie oben beschrieben mit der Zylindernebelmethode weiter verfahren werden. Führt auch dies zu keiner vernünftigen Besserung der Sehschärfe, so kann man auf die in Abschnitt 5.2 beschriebenen Verfahren zur Funktionsprüfung bei Trübungen der brechenden Medien zurückgreifen, die sich z.T. auch bei klaren Medien und irregulärem Astigmatismus anwenden lassen.

3.4 Sphärischer Feinabgleich
B. Lachenmayr

Am Ende der Bestimmung der monokularen Fernrefraktion nach Abschluß des Kreuzzylinderverfahrens zur Bestimmung von Zylinderachse und Zylinderstärke erfolgt der Feinabgleich der Sphäre. Vor dem Kreuzzylinderverfahren war die Sphäre grob bestimmt worden (Bestimmung der besten Sphäre). Bei Vorliegen eines stärkeren Zylinders ist die Bestimmung der besten Sphäre mit einer gewissen Ungenauigkeit behaftet. Dies ist der Hauptgrund dafür, daß am Ende der monokularen Bestimmung der Fernrefraktion die Sphäre nochmals kontrolliert werden muß. Weitere Ursachen, die während des Refraktionsablaufes zu einer Änderung der Sphäre führen können, sind Akkommodationsschwankungen, wechselnde Geräteakkommodation, wie sie gerade am Phoropter ausgelöst werden kann, aber auch Fehler bei der sphärischen Kompensation von größeren Änderungen der Zylinderstärke. Gerade letzteres wird im Eifer des Gefechts oft übersehen. Der Feinabgleich der Sphäre ist eine sehr differenzierte Prüfung, die ein gewisses Maß an Unterscheidungsvermögen von seiten des Patienten erfordert. Ist diese Differenzierungsfähigkeit nicht gegeben, so kann sie nicht mit Erfolg durchgeführt werden.

Es gibt verschiedene Verfahren des sphärischen Feinabgleichs. Der Vollständigkeit halber sollen sie im folgenden genannt werden. In der Praxis wird überwiegend der **Rot-Grün-Abgleich** durchgeführt, der in der Regel nur kurze Zeit (wenige Sekunden) in Anspruch nimmt.

Sukzessivkontrast

Verfahren zum sphärischen Feinabgleich mittels Sukzessivkontrast bieten definitionsgemäß zu vergleichende Seheindrücke in zeitlicher Folge dar. Dies ist prinzipiell ungünstiger als die Verwendung des Simultankontrastes, bei dem die zu vergleichenden Seheindrücke simultan, also gleichzeitig dargeboten werden. Da es sich beim sphärischen Feinabgleich um sehr geringe Unterschiede in Schärfe und Schwärze der Sehzeichen handelt, ist eine Beurteilung sukzessive, d.h. in zeitlicher Folge, schwieriger als simultanes Vergleichen in einem einzigen Testfeld. Nach dem Sukzessivkontrast funktionieren folgende Verfahren:

a) Phoropter,
b) Probierbrille mit Gläserkasten,
c) Abgleichleiste, Wendevorhalter.

In allen Fällen wird eine Einstellung gesucht, bei der bei Vorsetzen von + 0.25 dpt sph der Seheindruck schlechter wird, bei Vorsetzen von – 0.25 dpt sph der Seheindruck nicht besser wird. Dies geht einfach am Phoropter durch Betätigen des sphärischen Drehknopfes, etwas aufwendiger an der Probierbrille, weil ein Wechseln von Gläsern notwendig ist. Es geht auch sehr elegant mit den nur noch wenig gebräuchlichen Abgleichleisten oder Wendevorhaltern (Abb. 3.4.1).

Simultankontrast: Kreuzzylinder

Es ist möglich, den Kreuzzylinder als Hilfsmittel zum sphärischen Feinabgleich zu verwenden. Es wird dabei dem Betrachter ein Kreuzzylinder von ± 0.25 dpt bei Achse 0° vorgesetzt. Als Sehzeichen wird ein Strichkreuz mit einem oder mehreren horizontalen und vertikalen Balken dargeboten (Abb. 3.4.2 a). Durch Vorsetzen eines Kreuzzylinders entsteht im Falle einer exakten Emmetropie bzw. voll auskorrigierten Fehlsichtigkeit ein Astigmatismus mixtus: Ein Balken wird etwas vor der Netzhaut scharf abgebildet, der andere etwas hinter der Netzhaut (Abb. 3.4.2 b). Es wird nun ein Abgleich gesucht, bei dem beide Balken annähernd gleich schwarz erscheinen. Wird der Kreuzzylinder wie angegeben vorgesetzt, so ist bei relativer Myopie der horizontale Balken schwärzer, es muß also die Sphäre in Richtung Minus korrigiert werden. Bei relativer Emmetropie ist die korrekte Einstellung erreicht, beide Balken sind gleich schwarz. Bei relativer Hyperopie erscheint der vertikale Balken schwärzer, die Sphäre muß etwas in Richtung Plus korrigiert werden.

Simultankontrast: Rot-Grün-Abgleich

Das weitaus gebräuchlichste Verfahren zur Durchführung des sphärischen Feinabgleichs ist der Rot-Grün-Test, der sich die chromatische Aberration des menschlichen Auges zunutze macht. Wie bei jedem optischen System ist auch beim menschlichen Auge der Brechungsindex wellenlängenabhängig, was dazu führt, daß kurzwelliges Licht, also der grüne und blaue Anteil, etwas stärker gebrochen wird, daß demgegenüber langwelliges Licht, also der rote Anteil, schwächer gebrochen wird als Licht mittlerer Wellenlänge (Abb. 3.4.3 und Abb. 4.1.5, siehe Abschnitt 1.1). Im dargestellten, stark übertrieben gezeichneten Fall liegt der Fokus für gelbgrünes Licht genau auf der Netzhaut, der Fokus für rotes Licht liegt fiktiv hinter der Netzhaut, der Fokus für blaues Licht deutlich vor der Netzhaut. Das Ausmaß der chromatischen Aberration im Bereich des sichtbaren Spektrums liegt in der Größenordnung von $1/8$ dpt bis $1/4$ dpt und kann für den sphärischen Feinabgleich herangezogen werden. Dabei werden dem Betrachter nebeneinander zwei Vergleichsfelder mit Sehzeichen unterschiedlicher Größe dargeboten, die in der einen Hälfte grün, in der anderen Hälfte rot unterlegt sind. Im Idealzustand wird eine Einstellung gefunden, bei der die Sehzeichen im grünen und roten Feld im gleichen Kontrast, also „gleich schwarz" erscheinen. Zwei Schritte werden beim Rot-Grün-Abgleich oft falsch gemacht und müssen korrekt durchgeführt werden, um verwertbare Ergebnisse zu erhalten:

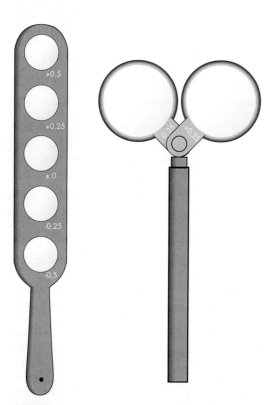

Abb. 3.4.1 Abgleichleiste (links) und Wendevorhalter (rechts) für den monokularen sphärischen Feinabgleich.

3.4 Sphärischer Feinabgleich

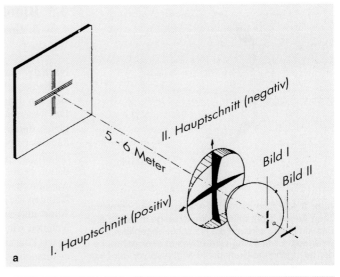

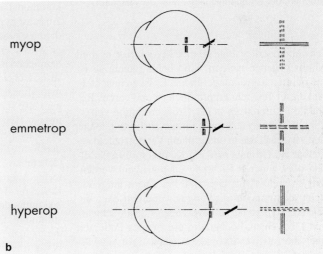

Abb. 3.4.2 a, b Verwendung des Kreuzzylinders für den monokularen sphärischen Feinabgleich (aus Diepes 1975). Dem Patienten wird ein Strichkreuz mit horizontalem und vertikalem Balken dargeboten, ein Kreuzzylinder von ± 0.25 dpt wird bei Achse 0 vorgehalten (**a**). Der Kreuzzylinder erzeugt einen Astigmatismus. Wird die horizontale Strichgruppe schwärzer gesehen (**b, oben**), so ist der Patient noch relativ myop. Werden beide Strichgruppen gleich unscharf gesehen (**b, Mitte**), so ist der exakte sphärische Abgleich erfolgt. Erscheint die vertikale Strichgruppe schwärzer (**b, unten**), so ist der Patient noch relativ hyperop.

1. Wie bereits angedeutet, darf nicht nach der Schärfe der Sehzeichen gefragt werden, die Frage soll auf den **Kontrast,** also auf den **Schwärzegrad** abzielen.
2. Bei Betrachtern, die noch akkommodieren können, besteht die Gefahr, daß bei Blick auf farblich unterschiedliche Felder die Akkommodation angeregt wird. Um dies zu vermeiden, muß der Patient von vornherein aufgefordert werden, auf das **grüne** Testfeld zu blicken und auch auf diesem Feld seinen Blick ruhen zu lassen. Der Vergleich mit dem roten Feld sollte nur mit einem kurzen Blickwechsel erfolgen, der Betrachter muß wieder unverzüglich auf das grüne Feld zurückblicken.

Die Frage lautet also in der Praxis wie folgt: „Bitte blicken Sie auf das **grüne** Testfeld und vergleichen Sie die große Zahl, z. B. die 4, mit der entsprechenden Zahl im roten Feld. Blicken Sie dabei **nur kurz** auf das rote Feld und gehen Sie sofort wieder auf das grüne Feld zurück. Besteht ein deutlicher Unterschied in der **Schwärze** der Sehzeichen?"

Wird im grünen Testfeld eine stärkere Schwärzung der Sehzeichen angegeben, so liegt eine relative Hyperopie vor, d. h. es muß Plus gegeben werden. Erscheinen die Sehzeichen im roten Feld

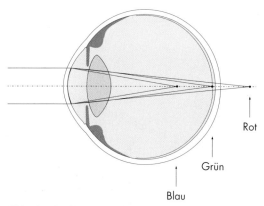

Abb. 3.4.3 Chromatische Aberration des menschlichen Auges. Licht mittlerer Wellenlänge im sichtbaren Bereich (Grün) wird auf die Netzhaut abgebildet, kurzwelligeres Licht (Blau) wird etwas stärker gebrochen, der dazugehörige Brennpunkt liegt also vor der Netzhaut, langwelligeres Licht (Rot) wird weniger stark gebrochen, der Brennpunkt liegt hinter der Netzhaut.

3.5 Binokularabgleich
B. Lachenmayr

Nach der monokularen Refraktionsbestimmung für die Ferne, getrennt für rechtes und linkes Auge, muß sich ein Binokularabgleich anschließen. Warum? Der wesentliche Grund dafür, daß ein Binokularabgleich durchgeführt werden muß, ist die Tatsache, daß das rechte und linke Auge über die Akkommodation gekoppelt sind. Änderungen der Akkommodation betreffen beide Augen stets gleichermaßen, was durch ein Beispiel verdeutlicht werden soll: Nehmen wir an, daß ein Patient ein linkes hyperopes Auge und ein rechtes emmetropes Auge besitzt. Nehmen wir weiter an, daß das linke hyperope Auge das Führungsauge des Patienten sei. Folge ist, daß er versucht, die Hyperopie durch Einsatz seiner Akkommodation auszugleichen. Dadurch daß die Akkommodation beide Augen beeinflußt, wird das zunächst hyperope linke Auge durch die Akkommodation emmetrop, das bisher emmetrope rechte Auge wird aber nun etwas myop. Der Patient sieht auf dem rechten Auge schlechter. Wird fälschlicherweise die (scheinbare) Myopie des rechten Auges mit einem Minusglas korrigiert, so muß der Patient unnötigerweise ständig seine Akkommodation anspannen, um die Hyperopie des linken Auges auszugleichen. Wird demgegenüber die Hyperopie des linken Auges durch ein Plusglas korrigiert, so verschwindet die (scheinbare) Fehlsichtigkeit des rechten Auges, das rechte Auge ist wieder emmetrop und benötigt keine Korrektur. Diese Kopplung beider Augen über die Akkommodation muß auch bei der Refraktionsbestimmung Berücksichtigung finden, nämlich dadurch, daß wir nach getrennter Bestimmung der Fernrefraktion für jedes Auge einen Binokularabgleich durchführen.

Welche Voraussetzungen benötigen wir für ein **optimales beidäugiges Einfachsehen**? Es sollte nach Möglichkeit **Iseikonie** vorliegen, d. h. gleiche Netzhautbildgröße im rechten und linken Auge. Es sollte **Fusionsfähigkeit** vorliegen, d. h. eine Verschmelzungsfähigkeit der Netzhautbilder von rechtem und linkem Auge und es sollte schließlich **Refraktionsgleichgewicht** vorliegen: Ziel des Binokularabgleichs ist es, Refraktionsgleichgewicht herzustellen. Was verstehen wir unter Refraktionsgleichgewicht? Refraktionsgleichgewicht liegt definitionsgemäß dann vor, wenn beide Augen exakt gleichen Refraktionszustand besitzen, d.h. wenn der Fernpunkt von rechtem und linkem Auge an der gleichen Stelle im Raum liegt. Letzteres zu erzielen, ist Aufgabe des Binokularabgleichs.

schwärzer, so liegt eine relative Myopie vor, es muß Minus gegeben werden. Sind beide gleich, so ist die richtige Korrektur gefunden. Es ist zu beachten, daß dieser Test sehr empfindlich ist und bereits Refraktionsdifferenzen in der Größenordnung von $1/8$ dpt aufzeigt, so daß nicht immer absolute Gleichheit zwischen rotem und grünem Vergleichsfeld erzielbar ist. Oftmals muß ein Kompromiß in der einen oder anderen Richtung eingegangen werden. Wir empfehlen, im Grenzfall bei einem jüngeren, noch akkommodationsfähigen Patienten eher die relative Hyperopie zu bevorzugen („grün schwärzer"), bei einem hochgradig presbyopen Patienten eher die relative Myopie zu geben („rot schwärzer"). Grund ist der, daß ein jüngerer, noch akkommodationsfähiger Patient problemlos $1/8$ dpt oder $1/4$ dpt relative Hyperopie durch seine Akkommodation ausgleichen kann und dafür aber in die Ferne keine Vernebelung in Kauf nehmen muß. Umgekehrt ist der hochgradig Presbyope dafür dankbar, wenn er für den Nahbereich etwas mehr Unterstützung erhält.

Bei der praktischen Durchführung zeigt sich, daß der Rot-Grün-Test sehr schnell und einfach zum Erfolg führt. Es müssen allerdings die beiden genannten Hinweise beachtet werden, um nicht in die Irre zu laufen und unnötige Verzögerungen in die Refraktionsbestimmung zu bringen. Ein korrekt durchgeführter monokularer sphärischer Feinabgleich für jedes Auge beschleunigt wesentlich den Binokularabgleich.

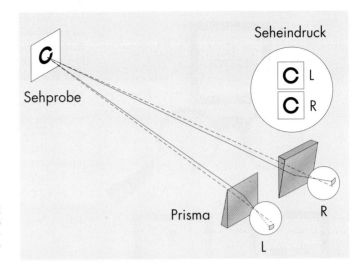

Abb. 3.5.1 Binokularabgleich mit dem Graefe-Prisma (nach Diepes 1975). Durch Vorsetzen von Höhenprismen wird der Bildeindruck gedoppelt.

Durchführung des Binokularabgleichs

Um einen Binokularabgleich durchzuführen, bedienen wir uns in der Regel sogenannter Trennerverfahren, die eine monokulare Prüfung von rechtem und linkem Auge unter binokularen Sehbedingungen erlauben. Gebräuchliche Trennerverfahren sind Polarisationstrenner, auch das dissoziierende Höhenprisma (Graefe-Prisma) wird bisweilen noch benutzt. Man muß sich darüber im klaren sein, daß alle Trennerverfahren definitionsgemäß eine Trennung des beidäugigen Sehens hervorrufen und damit nicht echte natürliche freie Sehbedingungen erlauben. Für die Zwecke des Binokularabgleiches ist dies jedoch nicht von Belang. Klar wird allerdings, daß ein Binokularabgleich nur dann sinnvoll ist, wenn zwei Voraussetzungen erfüllt sind, nämlich:

1. Es liegt Simultansehen vor, d. h. beide Augen nehmen gleichzeitig am Sehakt teil.
2. Die Sehschärfe beider Augen ist annähernd gleich.

Auf die Durchführung des Binokularabgleichs kann verzichtet werden, wenn beim beidäugigen Sehen jeweils ein Auge supprimiert wird. Ein Binokularabgleich ist auch überflüssig, wenn bei einem guten Auge die Sehschärfe des zweiten Auges sehr viel schlechter ist, wenn beispielsweise die Sehschärfe rechts mit Korrektur 1.0 beträgt und links lediglich 0.2. In solchen Fällen ist besonderes Augenmerk auf die optimale Korrektur des guten Auges zu richten.

Dissoziierendes Höhenprisma (Graefe-Prisma)

Die Bildtrennung wird beim dissoziierenden Höhenprisma (Graefe-Prisma) durch Vorsetzen eines vertikalen Prismas vor ein, besser vor beide Augen bewerkstelligt (Abb. 3.5.1). Da die motorische Fusionsbreite in der Vertikalen gering ist, genügt ein Prisma von 6 – 8 $^{cm}/_m$ Basis oben oder Basis unten vor einem Auge, um eine Verdoppelung des Seheindruckes hervorzurufen. Wird mit dem Graefe-Prisma gearbeitet, so ist es sinnvoller, die prismatische Wirkung auf beide Augen zu verteilen, beispielsweise 3 – 4 $^{cm}/_m$ Prismen Basis unten vor das linke Auge zu geben und 3 – 4 $^{cm}/_m$ Prismen Basis oben vor das rechte Auge. Wird ein Prisma nur vor ein Auge gegeben, so besteht die Gefahr, daß dadurch eine Sehschärfeminderung entsteht, die das Ergebnis des Binokularabgleichs beeinträchtigt. Wenngleich das Graefe-Prisma durchaus noch Anwendung findet, so sei darauf hingewiesen, daß es sehr unnatürliche Sehbedingungen schafft und für den Betrachter einen unangenehmen Seheindruck hervorruft, da eine stärkere Belastung der vertikalen Fusion auftritt. Hinzu kommt, daß bereits bei Vorliegen einer geringen Phorie die Bilder beider Augen leicht auseinanderwandern, es ist für den Betrachter dann oft schwierig, die doppelten Bilder übereinanderzuhalten und einen brauchbaren Sehschärfevergleich durchzuführen.

Polarisierte Teste

Sehr elegant ermöglichen polarisierte Teste eine Trennung der Bildeindrücke von linkem und rech-

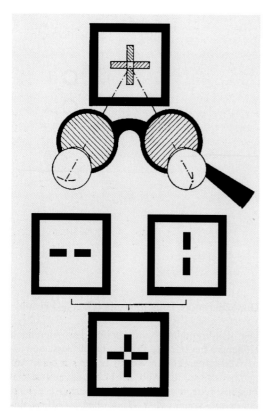

Abb. 3.5.2 Sehprobe mit positiver Polarisation (aus Diepes 1975). Teile der Sehprobe, im vorliegenden Fall ein Balkenkreuz, sind unterschiedlich polarisiert, die Trennung erfolgt durch gekreuzte Polarisatoren.

bende Verriegelung, z. B. einen Rahmen, unpolarisiert darzubieten, um ein Auseinanderwandern der Bildeindrücke bei Vorliegen einer Phorie zu verhindern. Daher wird entweder ein Teil des Umfelds oder der Rahmen nicht polarisiert dargeboten, wie dies schematisch in Abb. 3.5.2 und 3.5.3 dargestellt ist. Um einen Binokularabgleich durchzuführen, benötigen wir Optotypen, die einen Sehschärfevergleich ermöglichen, beispielsweise Zahlenreihen in abgestufter Größe, wie sie in vielen Sehzeichenprojektoren enthalten sind und schematisch in Abb. 3.5.3 dargestellt sind. Der Abgleich erfolgt dabei auf gleiche Sehschärfe beider Augen durch Veränderung der Sphäre getrennt an rechtem und/oder linkem Auge.

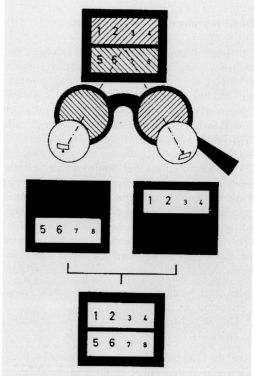

tem Auge. Man unterscheidet positive und negative Polarisation: bei der **positiven Polarisation** sind die dargebotenen Sehzeichen selbst in unterschiedlichen Richtungen polarisiert (Abb. 3.5.2); bei der **negativen Polarisation** sind die Sehzeichen selbst unpolarisiert, die Umfelder, auf die die Sehzeichen projiziert werden, sind jedoch polarisiert (Abb. 3.5.3). Die Wirkung ist in beiden Fällen die gleiche: wenn Teile des dargebotenen Bildes in unterschiedlicher Richtung polarisiert sind und gleichzeitig vor beide Augen Polarisatoren (Analysatoren) in gekreuzter Anordnung geschaltet werden, so kann erreicht werden, daß jedes Auge für sich nur einen Teil des Bildes wahrnehmen kann, nämlich diejenigen Teile, die in der gleichen Richtung polarisiert sind, wie sie durch die vorgeschalteten Polarisatoren im Phoropter oder in der Probierbrille vorgegeben ist. Sinnvoll ist es dabei, eine umge-

Abb. 3.5.3 Negativ polarisierte Sehprobe (aus Diepes 1975). Im Unterschied zu Abb. 3.5.2 sind nun nicht die Sehzeichen selbst polarisiert, sondern der Hintergrund, vor dem die Sehzeichen dargeboten werden. Voraussetzung für die Funktionsfähigkeit derartiger Teste ist, daß die Darbietung auf einer metallischen Projektionsfläche erfolgt, da sonst der Polarisationsgrad des Testbildes verloren geht. Die Trennung erfolgt wieder mittels gekreuzter Polarisatoren.

Polarisierte Rot-Grün-Teste

Polarisierte Rot-Grün-Teste sind die optimalen Verfahren zur Durchführung des Binokularabgleichs. Weit verbreitet ist der Bichrom-Balance-Test nach Osterberg (Abb. 3.5.4). Auch der Cowen-Test findet praktische Anwendung (Abb. 3.5.5). Diese Verfahren benutzen einerseits Polarisatoren, um den Seheindruck von linkem und rechtem Auge zu trennen, andererseits bedienen sie sich des sehr eleganten und einfachen Rot-Grün-Abgleichs, wie er in Abschnitt 3.4 besprochen wurde. Im Prinzip kann damit unter binokularen Sehbedingungen ein Rot-Grün-Abgleich getrennt für linkes und rechtes Auge durchgeführt werden.

Beim Bichrom-Balance-Test nach Osterberg werden vier Zahlen auf zwei grünen und zwei roten Rauten dargeboten. Die Trennung erfolgt durch gekreuzte Polarisatoren so, daß beispielsweise das linke Auge die beiden horizontalen Rauten wahrnehmen kann, also die „3" und die „5", das rechte Auge die beiden vertikalen Rauten, also die „9" und die „6". Ein weißer Ring, der unpolarisiert ist, umgibt das Testfeld, um ein stabiles Bild zu erzielen und auch bei Vorliegen einer Phorie einem Auseinanderwandern der Seheindrücke vorzubeugen. Beim Cowen-Test werden vier Ringe oder Kreise schwarz auf farbigem Untergrund dargeboten. Die Ringe sind dabei unterschiedlich polarisiert, so daß beispielsweise das rechte Auge die beiden oberen Ringe, das linke Auge die beiden unteren Ringe jeweils im roten und grünen Testfeld wahrnehmen kann.

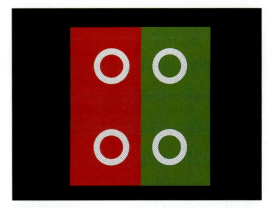

Abb. 3.5.5 Cowen-Test. Die beiden oberen und die beiden unteren Ringe sind unterschiedlich polarisiert, so daß bei Vorschalten gekreuzter Polarisatoren eine Trennung möglich ist.

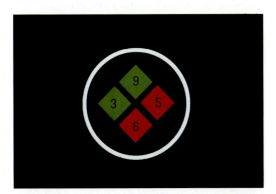

Abb. 3.5.4 Bichrom-Balance-Test. Die vier farbigen Rauten sind unterschiedlich polarisiert, dergestalt, daß „3" und „5" von einem Auge gesehen werden können, „9" und „6" vom anderen Auge, wenn gekreuzte Polarisatoren vorgeschaltet werden. Der weiße Ring um den Test ist unpolarisiert und dient zur Verriegelung.

Wie soll die Befragung beim Bichrom-Balance-Test bzw. sinngemäß beim Cowen-Test durchgeführt werden? Aus Gründen der Effizienz empfiehlt sich folgende Sequenz der Befragung:

1. „Sind alle vier Sehzeichen gleich schwarz?" Es wird dabei bewußt wie beim monokularen sphärischen Feinabgleich nicht nach der Schärfe, sondern nach dem Kontrast, also der Schwärze der Sehzeichen gefragt. Wenn hier spontan mit „Ja" geantwortet wird, dann ist der Binokularabgleich beendet, da Refraktionsgleichgewicht vorliegt. Wird keine Gleichheit angegeben, so empfiehlt es sich an dieser Stelle, den Patienten nicht weiter zu Wort kommen zu lassen, sondern unmittelbar die nächste Frage 2 anzuschließen.

2. „Bitte blicken Sie auf die beiden grünen Testfelder; sind die beiden Sehzeichen in den grünen Feldern gleich schwarz?" Zweck dieser Frage ist es, eine mögliche Seitendifferenz zu eruieren. Wenn ein Seitenunterschied angegeben wird, wenn also der Schwärzeeindruck für die beiden grünen Felder unterschiedlich ist, so muß mit der folgenden Frage 3 fortgesetzt werden. Wird kein Seitenunterschied angegeben, so muß eine binokulare sphärische Feinkorrektur durchgeführt werden, es muß die nachfolgend aufgeführte Frage 4 gestellt werden.

3. Falls bei Frage 2 eine Seitendifferenz angegeben wurde, so muß das rechte und linke Auge getrennt geprüft werden (beim Bichrom-Balance-Test nach Osterberg Vergleich der Testfelder oben/unten und rechts/links). Im Prinzip wird dabei so vorgegangen wie beim monokularen

sphärischen Feinabgleich: man fordert den Patienten auf, beispielsweise die „9" im grünen Feld oben zu betrachten und kurz zum Vergleich den Blick nach unten auf die „6" im roten Feld zu verlagern und die Schwärze zu beurteilen. Die Änderung der Sphäre erfolgt dann für dieses Auge nach den angegebenen Regeln („grün schwärzer": Plus geben; „rot schwärzer": Minus geben). Dann erfolgt das gleiche für das andere Auge: Blick auf die grüne Raute links und kurzer Blick auf die rote Raute rechts. Auf diese Weise kann ein Feinabgleich für rechtes und linkes Auge getrennt erfolgen, wobei die gleichen Faustregeln wie für den monokularen sphärischen Feinabgleich gelten, falls keine exakte Gleichheit eingestellt werden kann.
4. Falls bei Frage 2 keine Seitendifferenz angegeben wurde, wenn also die Optotypen in den beiden grünen Testfeldern gleich schwarz erscheinen, dann wird der Patient aufgefordert, kurz die Schwärze zwischen **beiden grünen** Feldern und **beiden roten** Feldern zu vergleichen. Wird der Seheindruck in den roten Feldern als „schwärzer" angegeben, so muß **binokular** eine Änderung der Sphäre in Richtung *Minus* erfolgen, wird der Seheindruck in den beiden grünen Feldern als „schwärzer" angegeben, so muß binokular eine Veränderung der Sphäre in Richtung *Plus* erfolgen.

Die Erfahrung zeigt, daß der Bichrom-Balance-Test nach Osterberg in der Praxis sehr schnell und einfach durchzuführen ist und in kurzer Zeit mit wenigen Befragungen zu einem optimalen Binokularabgleich führt.

Verfahren nach Friedburg

Da in manchen Projektoren leider keine polarisierten Rot-Grün-Teste enthalten sind, kann man sich in der Praxis durch das nachfolgend beschriebene Verfahren behelfen, das lediglich einen Test in negativer Polarisation und das Vorhandensein eines einfachen Rot-Grün-Testes voraussetzt. Dieses Verfahren wurde von Prof. Friedburg entwickelt und soll im folgenden erläutert werden:

1. Vorschalten etwas größerer Optotypen, als sie dem erzielten Visus entsprechen, Polarisationstrenner (beispielsweise so, wie in Abb. 3.5.3 dargestellt).
2. Beidseitiges Vernebeln mit + 0.5 dpt sph oder + 0.75 dpt sph. Der Patient muß dabei gewarnt werden, daß das nun doch hoffentlich schon recht gute Ergebnis der Bestimmung der Fernrefraktion wieder schlechter wird!
3. Der Patient wird aufgefordert, die Sehschärfe beider Augen zu vergleichen, also anzugeben, ob die obere oder die untere Zeile schärfer erscheint.
4. Dasjenige Auge, das die bessere Sehschärfe erreicht, wird nun stärker vernebelt, die Sphäre wird also in Richtung *Plus* gedreht, bis beide Augen gleich schlecht geworden sind.
5. Es wird nun die Polarisation herausgenommen, die Trennung wird aufgehoben.
6. Es wird der einfache Rot-Grün-Test vorgeschaltet. Da der Betrachter vernebelt ist, erscheint das rote Testfeld deutlich schwärzer. Es wird nun **binokular entnebelt**, die Sphäre wird synchron an beiden Augen in Richtung *Minus* gedreht, bis Gleichheit oder annähernde Gleichheit zwischen rotem und grünem Testfeld erreicht ist. Dabei sind wieder die Vorsichtsmaßregeln zu beachten, wie sie in Abschnitt 3.4 beim monokularen sphärischen Feinabgleich angegeben wurden. Am Ende sollte die binokulare Sehschärfe überprüft werden, dann ist der Binokularabgleich abgeschlossen.

Probleme beim Binokularabgleich

Es wurde bereits darauf hingewiesen, daß ein Binokularabgleich nur dann sinnvoll ist, wenn Simultansehen in stabiler Form vorliegt und die Sehschärfe an beiden Augen annähernd gleich ist. Bei fehlendem oder instabilem Simultansehen ist ein Binokularabgleich nicht sinnvoll. Auch bei stärkeren Heterophorien macht es wenig Sinn, einen Binokularabgleich dieser Art durchzuführen, da der Patient oft die getrennten Bildeindrücke beider Augen nicht zusammenhalten kann. Probleme entstehen auch bei einer stärkeren Aniseikonie, wie sie beispielsweise bei einer höhergradigen Anisometropie auftreten kann (Abschnitt 3.6). Auch ein erheblicher Unterschied der Sehschärfe zwischen rechtem und linkem Auge macht einen Binokularabgleich zunichte und entbehrlich, Augenmerk ist dabei auf die optimale Korrektur des guten Auges zu richten.

Beim Binokularabgleich ist zu beachten, daß nach Möglichkeit das Führungsauge nicht benachteiligt wird. Besitzt ein Patient ein ausgeprägtes Führungsauge, so nimmt er es übel, wenn beim Binokularabgleich sein Führungsauge um beispielsweise $1/4$ dpt vernebelt wird. Es empfiehlt sich daher in Zweifelsfällen, das Führungsauge des Patienten zu bestimmen (Peilversuch oder Prisma, siehe Abb. 3.11.4). Man muß sich davor hüten, einem Patienten mit einem ausgeprägten Führungsauge ausgerechnet das führende Auge beim Binokularabgleich zu benachteiligen.

Es sei darauf hingewiesen, daß dem Binokularabgleich für die Ferne, wie er eben besprochen wurde, bei der Bestimmung der Nahrefraktion die Prüfung auf Akkommodationsgleichgewicht in der Nähe entspricht, die sinngemäß unter Zuhilfenahme eines Nahprüfgerätes durchzuführen ist.

Prüfung der Phorie

Am Ende jeder Refraktionsbestimmung sollte in der Praxis eine orientierende Prüfung der Phorie erfolgen. In Frage kommt dafür der Schober-Test oder der polarisierte Kreuztest, wie er entweder im Zeiss-Pola-Test enthalten ist oder auch in verschiedenen Sehzeichenprojektoren. Der Schober-Test ist in Abb. 3.5.6 schematisch dargestellt, der Kreuztest findet sich in Abb. 3.5.2. Beim Schober-Test befindet sich ein rotes Kreuz in der Mitte von zwei umgebenden grünen Kreisen (oder umgekehrt). Dem Prüfling wird ein Rot- und ein Grünglas vor sein rechtes bzw. linkes Auge geschaltet. Es empfiehlt sich, üblicherweise vor das **r**echte Auge das **R**otglas vorzuschalten, vor das linke Auge das Grünglas, nur um sich selbst das Leben beim Refraktionieren zu erleichtern, nicht aus prinzipiellen Gründen. Der Abstand zwischen der Kreuzmitte und dem ersten Ring entspricht annähernd einer prismatischen Abweichung von 1 $^{cm}/_m$, der Abstand zwischen dem inneren und dem äußeren Ring ebenfalls eine Abweichung von 1 $^{cm}/_m$. Man fragt nun den Patienten, ob das rote Kreuz in der Mitte der beiden Ringe steht oder ob es nach außen ausgewandert ist. Wenn das rote Kreuz noch innerhalb des äußeren Ringes steht, kann keine größere Phorie als etwa 2 $^{cm}/_m$ vorliegen, was ein für die Praxis im Normalfall ausreichendes Ergebnis darstellt. Arbeitet man mit dem Phoropter, so kann die Phorie quantitativ durch Vorschalten der Prismenkompensatoren und Vorsetzen von horizontalen und vertikalen Prismen vor ein oder beide Augen bestimmt werden solange, bis das Kreuz zentriert ist (analoges gilt für den polarisierten Kreuztest). Man muß beachten, daß der Schober-Test ein relativ stark dissoziierender Test ist, also nicht selten Phorien anzeigt, die in der Praxis nicht relevant sind. Der Kreuztest liefert demgegenüber eher realitätsnahe Werte für die Phorie, da die Umgebung unpolarisiert ist und damit eine weniger starke Dissoziation erfolgt. Genauer erfolgt natürlich die Bestimmung der Phorie mit dem Prismen-Cover-Test, was aber

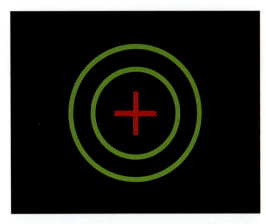

Abb. 3.5.6 Schober-Test. Dem Patienten wird vor das rechte Auge ein Rotglas, vor das linke Auge ein Grünglas geschaltet. Damit ist eine schnelle und effiziente Prüfung der Phorie möglich.

im Regelfall bei einer Standardrefraktion jedoch nicht erforderlich ist.

Trageversuch

In jedem Fall empfiehlt es sich, am Ende der Refraktionsbestimmung, die wohl in der Regel mit dem Phoropter durchgeführt wird, einen Trageversuch anzuschließen, besonders dann, wenn der Refraktionist noch keine allzugroße Erfahrung besitzt. Empfehlung: Der Anfänger sollte **immer** einen Trageversuch durchführen, um mögliche Fehler beim Refraktionsablauf durch nochmaliges Stecken der Brille mit Probiergläsern und Gestell auszumerzen. Ein Trageversuch ist auch für den Erfahrenen empfehlenswert, wenn eine stärkere Hyperopie korrigiert wird, besonders wenn diese zum erstenmal korrigiert wird oder wenn sie latent ist bzw. war. Auch bei Erstkorrektur eines stärkeren Astigmatismus, vor allem bei schräger Achslage, empfiehlt es sich, einen Trageversuch durchzuführen. Jede gravierende Änderung von Achse und/oder Stärke des Zylinders sollte durch einen Trageversuch auf Verträglichkeit überprüft werden. Auch bei Anisometropie höheren Grades sollte unbedingt ein Trageversuch erfolgen, um unnötige Unannehmlichkeiten für den Patienten und letztlich auch Kosten für die Krankenkasse zu ersparen. Im Zweifelsfall, speziell bei Hyperopen oder bei gravierender Änderung von Achse und/oder Stärke des Zylinders muß zur Klärung der Sachlage eine objektive Refraktion in Zykloplegie mit subjektivem Abgleich im Intervall nach einigen Tagen durchgeführt werden.

3.6 Anisometropie/Aniseikonie
B. Lachenmayr

Liegt bei einem Augenpaar ein größerer Unterschied der Refraktion zwischen rechtem und linkem Auge vor (Anisometropie), so treten spezielle Probleme auf, die zur Unverträglichkeit einer Brillenkorrektion führen können. Meistens ist die dann vom Betrachter wahrgenommene unterschiedliche Netzhautbildgröße (Aniseikonie) die Ursache. Im folgenden soll versucht werden, neben einer Klärung der Begriffe praktische Hinweise für die Refraktionsbestimmung zu geben, um mögliche Probleme bei der Brillenkorrektion eines anisometropen Augenpaares abschätzen und im Bedarfsfall mit adäquaten Mitteln korrigieren zu können.

Anisometropie: Definition

Strenggenommen liegt eine Anisometropie bereits dann vor, wenn geringfügige Unterschiede in der Refraktion (Sphäre und/oder Zylinder und/oder Achsrichtung) zwischen beiden Augen bestehen. Praktisch relevant ist eine Anisometropie allerdings erst ab einer Differenz in der Sphäre (bei astigmatischer Fehlsichtigkeit im sphärischen Äquivalent) von **mehr als ca. 2 dpt**. Klinisch sprechen wir somit von einer **Anisometropie, wenn sich die Fernpunktrefraktion beider Augen um mehr als 2 dpt unterscheidet**. Eine Anisometropie dieser Art ist praktisch selten: Diepes (1975) schätzt, daß in der allgemeinen Bevölkerung eine Anisometropie von mehr als 2 dpt in weniger als 4 % der Fälle auftritt. In der täglichen Routine ist somit die Anisometropie erfreulicherweise ein eher sehr seltenes Vorkommnis; nichtsdestoweniger ist es notwendig, sich über die möglichen Probleme im klaren zu sein, um optische Korrekturen – soweit möglich – durchzuführen.

Theoretisch ist zwischen einer **Brechungsanisometropie** und einer **Baulängenanisometropie** zu unterscheiden. Bei der Brechungsanisometropie besitzen die beiden Augen gleiche Baulänge, aber unterschiedliche Brechwerte. Bei der Baulängenanisometropie haben beide Augen den gleichen Brechwert, aber unterschiedliche Baulängen. Diese Unterscheidung ist zwar aus didaktischen Gründen hilfreich, praktisch allerdings weitgehend nutzlos. Zur Veranschaulichung: Eine klassische Brechungsanisometropie liegt bei einem Augenpaar vor, das beispielsweise zunächst beidseits emmetrop war und bei dem an einem Auge durch eine Kataraktextraktion eine Aphakie entstanden ist. Eine typische Baulängenanisometropie liegt bei einem Augenpaar vor, bei dem ein Auge beispielsweise emmetrop ist, das andere Auge eine hochgradige Baulängenmyopie aufweist. Für die Praxis ist diese Unterscheidung letztlich nicht relevant, da sich die Refraktion des Auges stets unmittelbar **aus Baulänge und Brechwert der optischen Medien** berechnet. Mit anderen Worten: die drei Parameter **Baulänge**, **Brechwert** und **Refraktion** stehen in gesetzmäßigem Zusammenhang und können mittels entsprechender Formeln oder Kurvenscharen ineinander umgerechnet werden. Verwendet man vereinfachend anstelle des Brechwertes des Auges den Hornhautradius (die entscheidende brechende Fläche des Auges ist die **Hornhautvorderfläche** aufgrund des hohen Brechungsindexunterschiedes zwischen Luft und Hornhautgewebe), so kann anhand der in Abb. 3.6.1 gezeigten Kurvenscharen zu jedem Hornhautradius (es sei eine rein sphärische

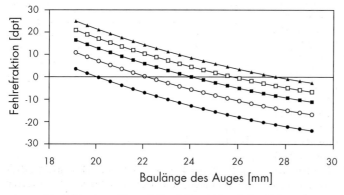

Abb. 3.6.1 Zusammenhang zwischen Fehlrefraktion, Hornhautradius und Augenbaulänge.

3.6 Anisometropie/Aniseikonie

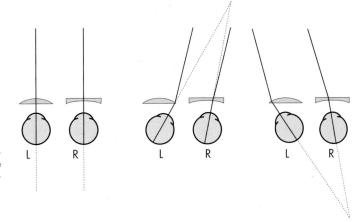

Abb. 3.6.2 Unterschiedlicher prismatischer Effekt bei Blick durch die Randpartien einer Brille bei Anisometropie (nach Diepes 1975).

Brechwert vorausgesetzt) und zu jeder Baulänge die resultierende Refraktion ermittelt werden. Hieraus wird klar, daß im Prinzip **jede** Baulänge bei geeigneter Wahl des Hornhautradius zur Emmetropie führen kann und umgekehrt. Dies verdeutlicht, daß die eingangs erwähnte Unterscheidung zwischen Brechungs- und Baulängenanisometropie praktisch nicht relevant ist.

Probleme bei der Brillenkorrektion

Bei der Brillenkorrektion eines anisometropen Augenpaares können mehrere Probleme auftreten, die zur Unverträglichkeit der Brille führen können und u. U. andere Wege der optischen Korrektur erforderlich machen. Diese Probleme sollen im folgenden diskutiert werden:

Problem 1: Versionen

Liegt eine stärkere Anisometropie vor, so kommt es in unterschiedlichen Blickrichtungen durch die Randbereiche der Brillengläser zu **unterschiedlichen prismatischen Ablenkungen**. Das Augenpaar muß daher in Abhängigkeit von Scheitelbrechwert und Blickrichtung unterschiedliche Vergenzbewegungen durchführen, um Doppelbilder zu vermeiden. Abb. 3.6.2 zeigt dies schematisch für ein hyperopes linkes und myopes rechtes Auge. Bei Blick durch die Glasmitte treten keine prismatischen Abweichungen auf, ein im Unendlichen liegendes Objekt wird auf beide Foveae bei Parallelstand der Augen abgebildet. Soll nun ein Objekt rechts von der Primärblickrichtung im Unendlichen binokular einfach gesehen werden, so kann das Augenpaar nicht mehr im Parallelstand verbleiben, sondern es muß eine **Konvergenz**bewegung ausführen. Grund ist der unterschiedliche prismatische Effekt bei Blick durch die Randpartien der beiden Brillengläser. Da die Ablenkung jeweils zur Basis des Prismas hin erfolgt, wird im gezeichneten Fall bei Blick nach rechts (Mitte) eine Abweichung am linken Auge zur optischen Achse hin, am rechten Auge von der optischen Achse weg induziert. Soll nun demgegenüber ein Objekt links von der Primärrichtung im Unendlichen binokular einfach gesehen werden, so muß das Augenpaar eine **Divergenz**bewegung ausführen, da der prismatische Effekt nun genau invers gelagert ist. Bei Blick nach oben oder unten werden entsprechende Vergenzbewegungen in der Vertikalen erforderlich. Da bekanntlich die motorische Fusion in Divergenz und Höhe gering ist, wird sehr schnell der Punkt erreicht, an dem ein Ausgleich durch die Vergenz nicht mehr möglich ist und somit Doppelbilder auftreten. Dies kann quantitativ abgeschätzt werden, hierzu sei auf die ausführlichen Berechnungen von Goersch (1974) verwiesen. Es sei betont, daß bei geringeren Abweichungen des Brechwertes von rechtem und linkem Auge in der Regel eine rasche Gewöhnung des Augenpaares erfolgt, so daß erstaunlicherweise oft keine Probleme mit einer möglichen Doppelbildwahrnehmung auftreten. Bei höheren Anisometropien können jedoch die Probleme so groß werden, daß die Brille nicht toleriert wird.

Problem 2: Netzhautbildgröße

Gesichtsfeld und Netzhautbildgröße eines mit Brillenglas korrigierten Auges stehen in einer inversen Beziehung zueinander. Der mit Brillenglas korri-

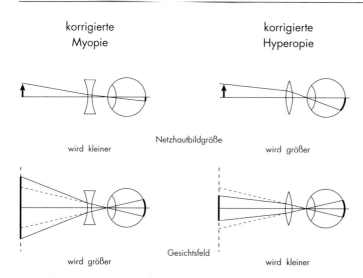

Abb. 3.6.3 Netzhautbildgröße und Gesichtsfeld bei mit Brillenglas korrigierter Myopie und Hyperopie.

gierte Myope hat ein größeres Gesichtsfeld als der Emmetrope, der mit Brillenglas korrigierte Hyperope ein kleineres Gesichtsfeld als der Emmetrope (Abb. 3.6.3). Umgekehrt ist die Netzhautbildgröße bei der mit Brillenglas korrigierten Myopie kleiner als beim Emmetropen. Beim korrigierten Hyperopen ist die Netzhautbildgröße größer als beim Emmetropen. Dies kann mathematisch leicht abgeschätzt werden (Lachenmayr und Buser 1993). Für unsere Betrachtungen ist das Problem der Netzhautbildgröße relevant: liegt eine Anisometropie vor, beispielsweise am linken Auge eine Hyperopie, am rechten Auge eine Myopie, so resultiert bei Brillenglaskorrektion eine unterschiedliche Netzhautbildgröße zwischen linkem und rechtem Auge. Überschreitet der Bildgrößenunterschied ein gewisses Maß, das stark vom Einzelfall abhängig ist, so kommt es zur Doppelbildwahrnehmung und zur Unverträglichkeit der Brillenkorrektion. Auf dieses Problem wird im zweiten Teil des vorliegenden Abschnittes ausführlicher eingegangen.

Problem 3: Akkommodationsaufwand – Akkommodationserfolg

Auf die Definition der Begriffe Akkommodationsaufwand und Akkommodationserfolg wurde bereits in Abschnitt 1.3 eingegangen. Es wurde dort klargelegt, daß der Akkommodationserfolg von der

Abb. 3.6.4 Bei einem brillenglaskorrigierten hyperopen Auge bilden Refraktionsdefizit und Brillenglas ein Galileisches Fernrohr mit resultierender Bildvergrößerung. H und H' bezeichnen die Hauptebenen des Auges, K und K' die Knotenpunkte. Der Einfallswinkel des abbildenden Strahles ohne Brillenglas ist mit ω bezeichnet, bei Abbildung durch das Brillenglas wird dieser Winkel vergrößert (ω'). Erläuterung siehe Text (nach Diepes 1975).

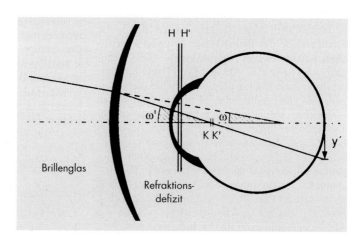

Refraktion des Auges abhängig ist: der **Myope** hat einen **höheren** Akkommodationserfolg als der **Hyperope**. Liegt nun eine Anisometropie vor, so hat dies zur Folge, daß im Nahbereich, also bei Benutzung der Akkommodation, an linkem und rechtem Auge ein **unterschiedlicher Akkommodationserfolg** auftritt, was Nahsehstörungen verursachen kann. Bekanntlich ist der Akkommodationsaufwand für jedes Auge immer gleich. Bei derartigen Patienten kann es notwendig werden, seitendifferente Nahzusätze zu verordnen.

Netzhautbildgröße eines brillenglaskorrigierten Auges

Das korrigierende Brillenglas bildet zusammen mit dem Refraktionsdefizit des Auges ein Fernrohrsystem (Galileisches Fernrohr bzw. umgekehrtes Galileisches Fernrohr), das einen bestimmten Vergrößerungs- bzw. Verkleinerungsfaktor aufweist. Hierauf wurde bereits in den Abschnitten 1.3 und 3.1 eingegangen. Wegen der Wichtigkeit dieses Zusammenhangs für das Verständnis von Anisometropie und Aniseikonie und möglicher optischer Korrektur soll dies im folgenden nochmals besprochen werden. In Abb. 3.6.4 ist ein Schema dieses Fernrohrsystems dargestellt: ein Brillenglas positivem Brechwert bei Hyperopie befindet sich in endlichem Abstand vor einem Auge, das ein negatives Refraktionsdefizit aufweist. Die Kombination aus Plus- und Minuslinse ergibt ein Galileisches Fernrohr im klassischen Sinne. Die Vergrößerung des Galileischen Fernrohrs kann wie folgt abgeschätzt werden:

$$N_S = \frac{\tan \omega'}{\tan \omega}$$

mit
N_S = Systemvergrößerung des Galileischen Fernrohrs.
ω = Winkel, unter dem ein Objekt erscheint, ohne Korrektur (emmetropes Auge).
ω' = Winkel, unter dem dasselbe Objekt erscheint, beim Blick durch das Galileische Fernrohr (brillenglaskorrigiertes fehlsichtiges Auge).

Die Gesamtvergrößerung N_G des Systems Brillenglas/Auge kann schematisch vereinfachend aus zwei Komponenten bestehend betrachtet werden, nämlich aus dieser eben erwähnten Systemvergrößerung N_S als Vergrößerung des Galileischen Fernrohrs und der Eigenvergrößerung N des Brillenglases:

$$N_G = N_S \cdot N$$

mit
N_G = Gesamtvergrößerung des Systems Brillenglas/Auge.
N_S = Systemvergrößerung des Galileischen Fernrohrs.
N = Eigenvergrößerung des Brillenglases.

Die Eigenvergrößerung N eines Brillenglases berechnet sich nach folgender Formel:

$$N = \frac{S'}{D} = \frac{1}{1 - \delta \cdot D_1}$$

mit
S' = (Bildseitiger) Scheitelbrechwert des Brillenglases.
D = Brechwert des Brillenglases.
δ = Reduzierte Dicke des Brillenglases:
$\delta = d/n'$
d = Mittendicke des Glases [m]
n' = Brechzahl des Glasmaterials.
D_1 = Flächenbrechwert der Vorderfläche des Brillenglases.

Die Eigenvergrößerung N hängt im wesentlichen vom Vorderflächenbrechwert des Brillenglases und von seiner Mittendicke ab. Über diese beiden Parameter kann daher die Eigenvergrößerung in gewissen Grenzen variiert werden, was allerdings für die Praxis nur selten in Betracht kommt.

Die Gesamtvergrößerung N_G, die für uns praktisch relevant ist, kann auch mit einer anderen Annäherung aus der Refraktion abgeleitet werden, auch hierauf wurde bereits hingewiesen (vgl. Abschnitt 1.3):

$$N_G = 1 + \overline{e} \cdot A_R \approx 1 + e \cdot A_R$$

mit
N_G = Gesamtvergrößerung.
$\overline{e}$ = Hauptebenenabstand des Systems Brillenglas/Auge.
e = Hornhautscheitelabstand.
A_R = Fernpunktrefraktion.

Diese Formel besagt, daß der wesentliche Parameter, der für den Vergrößerungs- bzw. Verkleinerungseffekt des Systems Brillenglas/Auge entscheidend ist, der **Hauptebenenabstand des Systems Brillenglas/Auge ($\overline{e}$)**, näherungsweise der **Hornhautscheitelabstand** (e) ist. Dies bedeutet, daß bei Reduktion des Hornhautscheitelabstands auf 0 oder annähernd 0, dadurch daß wir beispielsweise die Korrektur der Refraktion nicht mit Brille sondern mit Kontaktlinse oder mit chirurgischen Verfahren durchführen, diese Probleme verschwinden. Und dies ist für die Praxis auch der entscheidende Ansatz: durch Übergang von Brillenkorrektur auf Kontaktlinsenkorrektur kann der **optische Anteil** der Probleme der Anisometropie (prinzipiell) beseitigt werden.

Hinweise für die Praxis

Es stellt sich die Frage, wie bei Vorliegen einer Anisometropie mit einer notwendigen Brillenkorrektion vorgegangen werden soll. Die Erfahrung zeigt, daß in der Regel erst ab ca. 2 dpt Anisometropie und darüber mit Problemen zu rechnen ist. Bei geringeren Werten der Anisometropie kann die Brillenkorrektion ohne Bedenken versucht werden. Nach unserer Erfahrung ist davon auszugehen, daß bei einer Anisometropie von mehr als 5 dpt mit hoher Wahrscheinlichkeit mit Unverträglichkeiten zu rechnen ist, wobei dies aber vom Einzelfall abhängig ist (Funktionszustand beider Augen etc.). Liegt eine höhergradige einseitige Amblyopie vor, so sind ebenfalls kaum Probleme zu erwarten, da das amblyope Auge nur minderwertig am binokularen Sehen beteiligt ist. Liegt allerdings eine vergleichbar gute Sehschärfe an beiden Augen vor, dann muß bei höhergradiger Anisometropie mit Vorsicht vorgegangen werden. Bei Werten der Anisometropie bis 5 dpt sollte durch einen Trageversuch geklärt werden, ob die Korrektion toleriert wird. Der Trageversuch muß sich dabei über mehrere Stunden erstrecken. Weiterhin ist zu überlegen, einen schrittweisen Aufbau der Anisometropiekorrektion durchzuführen, also im ersten Schritt die Anisometropie nur teilweise zu korrigieren. Im weiteren ist es empfehlenswert, bei höherer Anisometropie mit einfachen qualitativen oder semiquantitativen Prüfverfahren eine Abschätzung der Aniseikonie durchzuführen, wie dies im folgenden besprochen wird. Wenn klar ist, daß eine Brille bei einem höhergradig anisometropen Augenpaar nicht toleriert wird, dann muß versucht werden, durch Übergang auf die Kontaktlinse an einem oder beiden Augen bzw. durch Verteilen der Korrektion auf Brille und Kontaktlinse die Probleme zu mindern. Hier ist die erwähnte Formel hilfreich, mit der auf einfache Weise abgeschätzt werden kann, in welche Richtung die Korrektion erfolgen muß. Was sicherlich nur in ausgewählten Fällen in Betracht kommt, sind sogenannte Iseikonie- oder Aniseikoniegläser, die sich die erwähnte Eigenvergrößerung N bzw. deren Variation zunutze machen: durch Veränderung der Mittendicke und der Vorderflächenkrümmung können Brillengläser mit unterschiedlicher Eigenvergrößerung hergestellt werden. Man muß sich allerdings darüber im klaren sein, daß die damit erzielbaren Effekte bezüglich der Netzhautbildgröße gering sind und umgekehrt die Gläser sehr dick und schwer, kosmetisch unansehlich und vom Tragekomfort her schlecht sind. Der interessierte Leser sei auf die weiterführende Literatur verwiesen (Diepes 1975, Kössler 1991).

Einfache Merkregel für die Praxis: Die möglichen optischen Probleme bei Korrektur einer Anisometropie lassen sich durch Übergang von der Brillenkorrektion auf Kontaktlinse oder durch chirurgische Änderungen des Brechwertes prinzipiell beseitigen. Der optische Anteil ist allerdings nur ein Aspekt der Anisometropie, der funktionelle Anteil muß in adäquater Weise berücksichtigt werden.

Aniseikonie: Definitionen

Unter Aniseikonie verstehen wir eine Ungleichheit der subjektiv vom Betrachter mit beiden Augen wahrgenommenen Netzhautbildgrößen. Es gibt verschiedene Ursachen der Aniseikonie:

a) **optisch induzierte** Aniseikonie,
b) **physiologische** Aniseikonie,
c) **anatomische** Aniseikonie,
d) **funktionelle** Aniseikonie.

Unter **optisch induzierter** Aniseikonie verstehen wir eine Aniseikonie durch den Unterschied der Netzhautbildgrößen aufgrund optischer Einflüsse, also aufgrund der unterschiedlichen Abbildungsverhältnisse von rechtem und linkem Auge. Neben dem Verhältnis der Gesamtvergrößerungen (bestimmt durch Refraktionsdefizit und Korrektionsmittel, z.B. Brillenglas) ist dabei das Verhältnis der Augenbaulängen maßgebend. Der optische Anteil einer Aniseikonie kann relativ einfach abgeschätzt werden. Unter **physiologischer** Aniseikonie verstehen wir die Tatsache, daß ein Objekt, das sich relativ nahe vor dem Augenpaar befindet – allerdings außerhalb der Primärblickrichtung angesiedelt ist – einen unterschiedlichen Abstand zum rechten und linken Auge aufweist, was aus einfachen geometrischen Gründen zu unterschiedlichen Netzhautbildgrößen führt. Praktisch relevant ist dies selten oder nie. Unter **anatomischer** Aniseikonie verstehen wir eine Änderung der wahrgenommenen Bildgrößen aufgrund anatomischer Veränderungen der Netzhaut, die mit einer Veränderung des Rezeptorrasters bzw. der Rezeptordichte einhergehen: Kommt es beispielsweise im Rahmen einer Retinopathia centralis serosa zu einer Flüssigkeitsansammlung unter der Netzhaut, so wird die Netzhaut von ihrer Unterlage abgehoben, das Rezeptormosaik wird gedehnt, die Rezeptordichte wird geringer. Folge sind Metamorphopsien mit subjektiver Änderung der wahrgenommenen Netzhautbildgröße. Unter **funktioneller** Aniseikonie verstehen wir eine Veränderung der Zuordnung korrespondierender Netzhautstellen von rechtem und linkem Auge mit dem Ziel, andere Ursachen einer Aniseikonie, in der Regel anatomische oder optische Ursachen, auszugleichen. Die funktionelle Aniseikonie ist gewissermaßen die Gegenregulation des visuellen Systems, um eine durch andere Mechanismen ausgelöste Aniseikonie auszugleichen und Doppelbildwahrnehmung zu verhindern. Dieser Mechanismus wird auch in Anspruch genommen, wenn es um die Gewöhnung an eine Brillenkorrektion geht.

Es ist eine **achsensymmetrische Aniseikonie** von einer **meridionalen Aniseikonie** zu unterscheiden (Abb. 3.6.5). Liegt ein rein sphärischer Brechwertunterschied zwischen rechtem und linkem Auge vor, so ist die Netzhautbildgröße achsensymmetrisch in allen Raumrichtungen gleich unterschiedlich, beispielsweise für das rechte Auge insgesamt etwas größer als für das linke Auge. Der Fall einer rein sphärischen oder achsensymmetrischen Aniseikonie ist mathematisch einfach zu behandeln und auch relativ einfach mit optischen Mitteln (zumindest prinzipiell) korrigierbar. Es besteht aber auch die Möglichkeit, daß ein stärkerer Unterschied der zylindrischen Refraktion von linkem und rechtem Auge besteht, was dazu führt, daß die Netzhautbildgröße richtungsabhängig wird und damit ein Unterschied zwischen rechtem und linkem Auge nicht mehr durch eine rein sphärische Differenz zu beschreiben ist, sondern die Differenz eine elliptische Gestalt annimmt (Aniseikonie-Ellipse). Eine meridionale Aniseikonie kann optisch nicht mehr korrigiert werden, da es nicht möglich ist, Systeme zu konstruieren, deren Bildgrößenänderung achsenabhängig unterschiedlich ist.

Was sind die speziellen Probleme bei meridionaler Aniseikonie? Ein höhergradiger Unterschied der zylindrischen Brechkraft zwischen rechtem und linkem Auge, besonders dann, wenn schräge Achslagen vorliegen, führt dazu, daß beispielsweise ein quadratisches Objekt nicht mehr als Quadrat auf die Netzhaut des linken und rechten Auges abgebildet wird, sondern daß rautenförmige Bilder entstehen, die in ihrer Ausrichtung unterschiedlich sind und nicht mehr zur Deckung gebracht werden können (Abb. 3.6.6). Folge ist, daß Netzhautbilder entstehen, die nicht mehr **ähnlich** zueinander und somit prinzipiell nicht mehr fusionierbar sind. Bei hohen zylindrischen Korrekturen kann dies zur Doppelbildwahrnehmung führen. Bei den praktisch vorkommenden zylindrischen Differenzen ist aber der Grund für Unverträglichkeiten nicht im Auftreten von Doppelbildern zu suchen, sondern in der Veränderung der Raumwahrnehmung, die durch eine systematische Verschiebung der Querdisparation korrespondierender Netzhautstellen zwischen

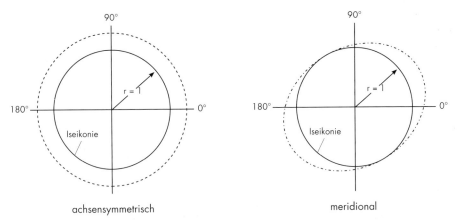

Abb. 3.6.5 Sphärische Aniseikonie (links) und meridionale Aniseikonie (rechts). Im Fall einer sphärischen Aniseikonie sind die Netzhautbilder in allen Raumrichtungen gleichermaßen vergrößert oder verkleinert, beispielsweise bezeichnet der durchgezogene Kreis das Netzhautbild des rechten Auges (auf Radius 1 normiert), das insgesamt etwas vergrößerte Netzhautbild des linken Auges ist durch den gestrichelten Kreis angegeben. Ist beispielsweise ein Auge sphärisch, das andere Auge astigmatisch fehlsichtig, so resultiert je nach Achslage des Astigmatismus eine unterschiedliche Bildgröße in unterschiedliche Raumrichtungen, das Netzhautbild wird elliptisch verzerrt (Aniseikonie-Ellipse, rechts).

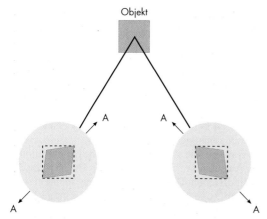

Abb. 3.6.6 Netzhautbilder bei meridionaler Aniseikonie bei beidseitigem Astigmatismus schräger Achslage (nach Diepes 1975).

linkem und rechtem Auge entsteht: Der Betrachter sieht vertikale Linien verkippt, sie fallen beispielsweise oben auf ihn zu oder entfernen sich unten von ihm, so daß bei Verordnung derartiger Brillenkorrekturen, wie etwa beim Erstausgleich eines hohen Astigmatismus schräger Achslage oder bei jeder Änderung von Stärke oder Achse eines Astigmatismus erhebliche Probleme mit der Raumwahrnehmung auftreten können, was bis zu einer völligen Unverträglichkeit der Brillenkorrektion führen kann.

Aniseikoniequotient

Es ist möglich, die Aniseikonie zu quantifizieren. Der Aniseikoniequotient AQ ist konventionsgemäß als das Verhältnis der vom Patienten subjektiv wahrgenommenen Netzhautbildgröße des rechten und des linken Auges definiert:

$$AQ = \frac{\text{subjektiv wahrgenommene Netzhautbildgröße des rechten Auges}}{\text{subjektiv wahrgenommene Netzhautbildgröße des linken Auges}}$$

Es ist zu beachten, daß dieser Aniseikoniequotient AQ die tatsächlich vom Betrachter wahrgenommene Netzhautbildgröße beinhaltet, nicht nur die geometrisch-optisch bestimmte bzw. berechenbare Netzhautbildgröße. Dies ist ein wesentlicher Unterschied, der für die Praxis von großer Bedeutung ist. Alle einfachen qualitativen oder auch aufwendigeren quantitativen Meßverfahren, die die Aniseikonie beim Patienten ermitteln, basieren auf der Messung des so definierten Aniseikoniequotienten. Im folgenden wird eine schematische Formel wiedergegeben, die es erlaubt, für praktische Anwendungen den Aniseikoniequotienten zu ermitteln und in seine Komponenten zu zerlegen.

Berechnung des Aniseikoniequotienten

Der Aniseikoniequotient, wie er oben definiert wurde, umfaßt zwei wesentlich grundverschiedene Komponenten, die wie folgt schematisch angegeben werden können:

$$AQ = OA \cdot FA$$

mit
AQ = Aniseikoniequotient.
OA = Optische Aniseikonie.
FA = Funktionelle Aniseikonie.

Unter optischer Aniseikonie OA verstehen wir das Verhältnis der geometrisch-optisch definierten Netzhautbildgrößen, die aus zwei Komponenten bestimmt werden, zum einen aus der Gesamtvergrößerung N_G des Systems Refraktionsdefizit/optisches Korrektionsmittel (z. B. Brillenglas) und der Augenbaulänge l.

Geometrisch-optische
Netzhautbildgröße $\sim N_G \cdot l$

mit
N_G = Gesamtvergrößerung des Systems Refraktionsdefizit/optisches Korrektionsmittel.
l = Baulänge des Auges.

Wenn wir diese Beziehung in die Formel zur Berechnung des Aniseikoniequotienten AQ einsetzen, so resultiert:

$$AQ = \frac{N_{GR}}{N_{GL}} \cdot \frac{l_R}{l_L} \cdot FA$$

mit
N_{GR} = Gesamtvergrößerung des Systems Refraktionsdefizit/optisches Korrektionsmittel, rechtes Auge.
N_{GL} = Gesamtvergrößerung des Systems Refraktionsdefizit/optisches Korrektionsmittel, linkes Auge.
l_R = Baulänge des rechten Auges.
l_L = Baulänge des linken Auges.
FA = Funktionelle Aniseikonie.

Die funktionelle Aniseikonie FA umfaßt die neuronalen Strukturen und Verschaltungen, die zu einer

Beeinflussung der subjektiv wahrgenommenen Netzhautbildgröße führen, insbesondere Weite bzw. Dehnung des Rezeptorenrasters der Netzhaut und gegebenenfalls eine Veränderung der Netzhautkorrespondenz beider Augen. Für die Praxis ist nun zu berücksichtigen, daß die Augenbaulänge l keinen sprunghaften gravierenden Veränderungen unterliegt, abgesehen von sehr seltenen Fällen wie beispielsweise einer Bulbuslängenänderung nach einer massiven eindellenden Operation (Cerclage) bei Ablatio retinae. Auch während der Wachstumsphase des Auges ändert sich die Bulbusgröße nicht abrupt, sondern über die Jahre kontinuierlich. Mit einer Veränderung der Augenbaulänge und damit einer eventuellen Vergrößerung der Bulbuswand geht eine entsprechende Dehnung des Rezeptormosaiks der Netzhaut einher. Insofern ist das Verhältnis der Augenbaulängen für praktische Überlegungen zur Bestimmung der Aniseikonie nicht relevant. Es ist somit davon auszugehen, daß das Verhältnis der Augenbaulängen bei der funktionellen Aniseikonie FA eingeht und bei der Überlegung nach optischen Korrekturmöglichkeiten zur Veränderung der Aniseikonie nicht berücksichtigt werden muß. Praktisch bedeutsam ist daher folgende Beziehung:

$$AQ \sim \frac{N_{GR}}{N_{GL}}$$

mit

N_{GR} = Gesamtvergrößerung des Systems Refraktionsdefizit/optisches Korrektionsmittel, rechtes Auge.

N_{GL} = Gesamtvergrößerung des Systems Refraktionsdefizit/optisches Korrektionsmittel, linkes Auge.

Dies bedeutet in Worten: Die mit irgendwelchen Meßverfahren bestimmte Aniseikonie AQ ist proportional dem Verhältnis der geometrisch-optisch definierten und berechenbaren Netzhautbildgrößen von rechtem und linkem Auge. Die Formel hierfür wurde eingangs bereits angegeben. Mit dieser Beziehung kann sich nun der praktisch tätige Augenarzt überlegen, welche Veränderungen er durchführen muß, um die Netzhautbildgröße am rechten bzw. am linken Auge dergestalt zu manipulieren, damit der Aniseikoniequotient verkleinert wird.

Praktische Abschätzung des Aniseikoniequotienten

Es gibt zwei einfache Methoden, im Rahmen der Refraktionsbestimmung die Aniseikonie grob abzuschätzen. Es ist nicht notwendig, ein aufwendiges haploskopisches System zu benutzen, beispielsweise das Phasendifferenzhaploskop, mit dem die Aniseikonie exakt gemessen werden kann. Die für die Praxis ausreichenden Verfahren sind zum einen der polarisierte Haken-Test, wie er ursprünglich am Zeiss-Pola-Test angegeben wurde, mittlerweile bei einer Reihe von Sehzeichenprojektoren verfügbar ist (Abb. 3.6.7). Der linke und rechte Haken wird dabei in unterschiedlicher Polarisation dargeboten, so daß beispielsweise das linke Auge den linken Haken, das rechte Auge den rechten Haken sieht. Der Patient wird befragt, ob die Haken gleiche Größe besitzen oder ob einer der beiden Haken größer oder kleiner erscheint als der andere. Die Balkendicke der Haken ist so gewählt, daß eine Verschiebung um eine Hakenbreite einer Aniseikonie von ca. 3.5 % entspricht. Umfeld und zentraler Fixationspunkt sind bei dieser Darbietung unpolarisiert und werden von beiden Augen wahrgenommen. Ähnlich einfach ist das Verfahren von Esser (1991), bei der eine Rot-Grün-Trennung benutzt wird. Ein rotes und grünes Vergleichsfeld unterschiedlicher Größe werden auf einer Pappscheibe dargeboten. Ihre Größe wird bei Betrachtung durch eine Rot-Grün-Brille solange variiert, bis subjektive Gleichheit erreicht ist. An der Skala kann dann die Aniseikonie abgelesen werden. Diese einfachen Verfahren sind für die Praxis völlig ausreichend und liefern zumindest einen Anhalt über die Größenordnung der Aniseikonie und über ihre Richtung. Daraus kann dann abgeleitet werden, welche Korrektionsmaßnahmen in die Wege geleitet werden müssen, um von optischer Seite die Aniseikonie zu mindern oder vollständig zu kompensieren.

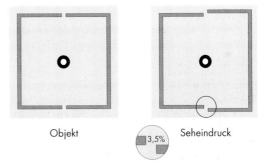

Abb. 3.6.7 Polarisierter Hakentest zur Abschätzung der Aniseikonie. Eine Hakenbreite entspricht einer Aniseikonie von 3.5 %.

3.7 Bestimmung der Nahrefraktion
E. Hartmann

Die Bedeutung der Nahbrille wird in der Regel unterschätzt. Beschwerdefreies Sehen, auch bei lang anhaltender Naharbeit ist heute für die meisten Berufe von essentieller Bedeutung. Um so bemerkenswerter ist es, daß manche Augenärzte die Nahbrille geradezu stiefmütterlich behandeln, weil sie der Meinung sind, wenn die Fernkorrektur in Ordnung ist, genügt es je nach Alter, einen Nahzusatz von + 1 dpt, + 2 dpt oder + 3 dpt zu geben und alle Probleme sind gelöst. Dabei gibt es nur wenige Menschen, die ihr Leben lang keine Nahbrille benötigen, wohl aber solche, die nie eine Fernbrille tragen. Schon allein diese Tatsache sollte den Augenarzt dazu animieren, sich mit mehr Engagement der Nahbrille zuzuwenden. Natürlich kann die Nahbrille ein einfaches Problem sein, sie kann aber auch sehr viele Schwierigkeiten verursachen, denn die überwiegende Mehrzahl von Sehbeschwerden treten in der Nähe auf und nicht in der Ferne.

Ermittlung der Arbeitsentfernung

Eine Nahbrille kann nur dann korrekt bestimmt werden, wenn der **Arbeitsabstand** bekannt ist, den wir **vor** der Nahrefraktion ermitteln müssen. Dazu ist es erforderlich, den Patienten zu befragen, für welchen Zweck er die Brille hauptsächlich verwenden will, ob nur zum Lesen oder vorwiegend am Arbeitsplatz. Ist das letztere der Fall, so müssen wir ergründen, welche Tätigkeit der Patient ausübt, denn es gibt Berufe, die sehr kurze Arbeitsabstände um 30 cm aufweisen, wie z. B. Elektroniker, Uhrmacher usw. Es gibt aber auch Berufe, deren Arbeitsabstand bei 60 cm oder darüber liegt, z. B. Schreiner, Lackierer, Musiker usw., um nur einige zu nennen. Auch die Bildschirmtätigkeit erfordert **größere** Arbeitsabstände als eine normale Schreibtischarbeit. Eine detaillierte Auflistung der für die wichtigsten Berufe erforderlichen Arbeitsentfernungen findet sich bei Hartmann et al. (1989). Wenn keine genaueren Angaben zu erhalten sind, ist es meist nicht falsch, von **40 – 50 cm** Arbeitsentfernung auszugehen. Ohne besonderen Grund (typische Nahberufe) sollte auf **keinen** Fall eine **zu kleine** Arbeitsentfernung zugrundegelegt werden. Je kleiner die Arbeitsentfernung, desto höher bei gleicher Akkommodationsbreite der erforderliche Nahzusatz, desto geringer die Schärfentiefe. Ein zu hoher Nahzusatz führt dazu, daß der Brillenträger nur in einem kleinen Abstandsbereich scharf sehen kann. Sobald er sich weiter entfernt oder sich stärker annähert, wird das Sehobjekt unscharf. Bei denjenigen Patienten, die noch nie eine Nahkorrektur getragen haben, sollte man daran denken, daß sie sich mit Einsetzen der Presbyopie einen zunehmend größeren Arbeitsabstand angewöhnt haben und daß der zuletzt benutzte oder gegebenenfalls mit Hilfe einer Leseprobe spontan demonstrierte Leseabstand nicht notwendigerweise der natürliche ist.

Es gibt prinzipiell vier verschiedene Möglichkeiten, die Höhe des Nahzusatzes zu bestimmen: Alterstabelle, Duanesche Kurve, absolute Akkommodationsbreite und relative Akkommodationsbreite. Diese Verfahren sollen im folgenden besprochen werden.

Bestimmung des Nahzusatzes: Alterstabelle

Dieses Verfahren richtet sich nach einer Alterstabelle, wonach ein 45jähriger einen Nahzusatz ≤ 1 dpt, der 48jährige ≤ 1.5 dpt, der 50jährige ≤ 2 dpt, der 55jährige ≤ 2.5 dpt, der 60jährige ≤ 2.75 dpt und derjenige, der älter als 60 ist ≤ 3 dpt benötigt (Tab. 3.7.1). Diese Tabelle, die individuelle Schwankungen der Akkommodationsbreite überhaupt nicht berücksichtigt, dient bestenfalls **zur groben Orientierung**, sie ist für die Verordnung einer Nahbrille ungeeignet! Etwas lernen wir aber doch aus dieser Tabelle, nämlich daß die Presbyopie zwischen dem 45. und 50. Lebensjahr besonders schnell fortschreitet (Abb. 3.7.1). Der Schätzwert aus der Alterstabelle dient als Startwert für das unten beschriebene (beste) Verfahren zur Nahbrillenbestimmung durch Messung der relativen Akkommodationsbreite.

Tabelle 3.7.1 Altersstufung des Nahzusatzes (Schätzwerte).

Alter [Jahre]	Nahzusatz [dpt]
bis 45	≤ 1.00
bis 48	≤ 1.50
bis 50	≤ 2.00
bis 55	≤ 2.50
bis 60	≤ 2.75
mehr als 60	≤ 3.00

3.7 Bestimmung der Nahrefraktion

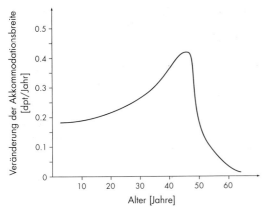

Abb. 3.7.1 Änderung der Akkommodationsbreite in Abhängigkeit vom Lebensalter. Die stärkste Änderung ergibt sich um das 47. Lebensjahr. Mathematisch entspricht der Kurvenverlauf der Steigung, also der 1. Ableitung der Duaneschen Kurve, die in der folgenden Abb. 3.7.2 dargestellt ist.

rektur wird die Pupillendistanz des Phoropters um ca. 1.5 mm pro Auge reduziert oder der Phoropter wird in Konvergenzstellung gebracht, was bei modernen Phoroptern mit einer Verringerung der Pupillendistanz einhergeht. Läßt sich der Phoropter überdies noch nach unten kippen, was leider nicht bei allen Geräten möglich ist, so hätten wir die perfekte Einstellung zur Nahbrillenbestimmung. Beim Sehen in die Nähe tritt nicht nur eine Konvergenz der Augachsen auf, sondern gleichzeitig auch eine Blicksenkung. Das letztere muß nicht sein, wir können bekanntlich auch wenn wir nach oben blicken, konvergieren, man denke an das Lesen des Fahrplans im Bahnhof. Aber physiologisch ist diese Haltung nicht, denn das Konvergieren mit nach oben oder horizontal ausgerichtetem Blick ist deutlich anstrengender als Konvergieren in Blicksenkung. Gerade bei Patienten, die Probleme beim Sehen in der Nähe haben, ist es daher wichtig, sie bei der Bestimmung der Nahbrille in eine natürliche Leseholtung zu bringen. Am Phoropter kommt nun die Stange mit Lesetafel zur Anwendung, eine Einrichtung, mit der sich zumindest die grundlegenden Probleme der Nahrefraktion am leichte-

Bestimmung des Nahzusatzes: Duanesche Kurve

Alle weiteren (sinnvollen) Verfahren zur Bestimmung des Nahzusatzes basieren auf der Schätzung oder Messung der Akkommodationsbreite. Die Akkommodationsbreite kann an Hand der Duaneschen Kurve (Abb. 3.7.2) abgeschätzt werden. Die Duanesche Kurve (siehe Abschnitt 1.3) beschreibt die Altersabhängigkeit der Akkommodationsbreite. Sie berücksichtigt somit das Lebensalter des Brillenträgers und hat gegenüber der Alterstabelle (Tab. 3.7.1) den Vorteil, daß die Streuung der Akkommodationsbreite deutlich erkennbar ist, so daß wenigstens nicht der Eindruck vermittelt wird, daß ein starrer Zusammenhang zwischen Alter und Akkommodationsbreite besteht. Eine angemessene Berücksichtigung der Besonderheiten des Einzelfalls ermöglicht dieses Verfahren jedoch auch nicht.

Bestimmung des Nahzusatzes: absolute Akkommodationsbreite

Wirklich korrekt sind nur jene Verfahren, bei denen eine individuelle Messung der Akkommodationsbreite durchgeführt wird. Zunächst soll beschrieben werden, wie am zweckmäßigsten mit dem Phoropter die absolute Akkommodationsbreite bestimmt werden kann. Ausgehend von der Fernkor-

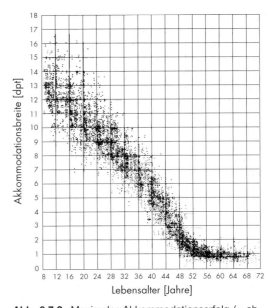

Abb. 3.7.2 Maximaler Akkommodationserfolg (= absolute Akkommodationsbreite) in Abhängigkeit vom Lebensalter. Die Darstellung entspricht Abb. 1.3.7, es sind jedoch die Einzeldaten dargestellt. Dies hat den Vorteil, daß die große interindividuelle Variabilität klar zum Ausdruck kommt.

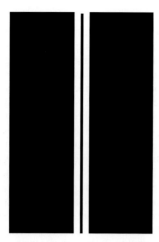

Abb. 3.7.3 Die Duanelinie ist die optimale Testfigur zur Bestimmung des Nahzusatzes. Sie besteht aus einer schmalen Linie, die von zwei großen schwarzen Feldern umgeben ist.

sten und bequemsten lösen lassen. Der große Vorteil der Nahprüfkarte liegt darin, daß die Arbeitsentfernung exakt eingestellt werden kann und somit eine sehr genaue Abstimmung der Nahkorrektur auf die gewünschte Tätigkeit möglich ist. Gute Beleuchtung der Karte ist wichtig! Die Verwendung eines Nahprüfgerätes ist beim Arbeiten mit der Probierbrille sicher eine gute Lösung, nicht aber wenn der Patient hinter dem Phoropter sitzt, weil es für ihn dann wegen des beschränkten Gesichtsfeldes fast unmöglich ist, das Nahprüfgerät in einer natürlichen Entfernung zu halten – es sei denn, das Nahprüfgerät läßt sich im richtigen Abstand auf einen Schiebetisch stellen oder der Phoropter verfügt über eine stabile feste Halterung für das Nahprüfgerät an einer Stange.

Voraussetzung zur Bestimmung der absoluten Akkommodationsbreite am Phoropter ist eine genaue Fernrefraktion (der Fernpunkt liegt mit der Fernkorrektur im Unendlichen). Wir geben die Fernkorrektur in den Phoropter. Als Testfigur für das weitere Vorgehen hat sich die **Duanelinie** bewährt (Abb. 3.7.3). Der Patient soll dabei die dünne Linie zwischen den beiden schwarzen Balken betrachten und angeben, wann diese unscharf zu werden beginnt. Dies ist ein deutlich besseres Kriterium als das Unscharfwerden von Optotypen. Die Duanelinie ist auf vielen Nahprüftafeln und Nahprüfgeräten vorhanden, leider nicht auf allen. Wir **nähern nun diese Figur** aus der Ferne kommend so lange, bis der Patient eine beginnende Unschärfe der Linie angibt. Der Abstand zum Patientenauge läßt sich an der Stange unmittelbar ablesen. Bei Verwendung eines Nahprüfgerätes kann die Entfernung mittels des eingebauten Maßbandes bestimmt werden. Der Reziprokwert dieses Nahpunktabstandes in Metern ist nichts anderes als die absolute Akkommodationsbreite. Wird beispielsweise ein Abstand von 50 cm = 0.5 m gemessen, so bedeutet dies, daß der Patient noch über eine absolute Akkommodationsbreite von 2 dpt verfügt. An der Nahprüfstange ist neben der Entfernung die Dioptrienzahl angegeben, so daß keine große Umrechnung erforderlich ist. Ist die Stange zu kurz oder wird die Entfernung zu groß, weil der Patient hochpresbyop ist, so schaltet man beidseits +1.5 dpt vor, dieser Wert muß aber von der ermittelten Akkommodationsbreite wieder abgezogen werden!

Die Berechnung des Nahzusatzes aus der absoluten Akkommodationsbreite erfolgt nach folgender Formel:

$$\text{Nahzusatz [dpt]} = \frac{1}{\text{Arbeitsentfernung [m]}} - \frac{2}{3} \text{ absolute Akkommodationsbreite [dpt]}$$

In dieser Formel wurden $^2/_3$ der absoluten Akkommodationsbreite in Rechnung gestellt, d. h. man geht davon aus, daß der Patient $^2/_3$ seiner maximalen Akkommodationsbreite noch selbst problemlos zur Verfügung stellt. Bei reinen Schreibtischberufen, also Menschen, deren Tätigkeit hauptsächlich im Lesen besteht, empfiehlt es sich, statt $^2/_3$ nur die Hälfte der Akkommodationsbreite in Ansatz zu bringen, weil sie dann im vorgegebenen Arbeitsabstand bequemer, d. h. mit weniger eigenem Akkommodationsaufwand lesen können. Sie bekommen dadurch einen höheren Nahzusatz, handeln sich aber einen geringeren Tiefenbereich ein, was bei diesen Berufen aber nicht von Bedeutung ist.

Bestimmung des Nahzusatzes: relative Akkommodationsbreite

Die letzte und vielleicht einfachste Möglichkeit zur Bestimmung des Nahzusatzes basiert auf der Messung der relativen Akkommodationsbreite, wie dies von Reiner angegeben wurde (Reiner 1969, Diepes 1975). Dieses Verfahren läßt sich sinnvoll nur am Phoropter durchführen, an der Probierbrille ist es nicht praktikabel. Die Karte der Nahprüfstange wird auf die gewünschte Arbeitsentfernung eingestellt, die – wie eingangs bereits erwähnt – genau zu erfragen ist, um überhaupt eine sinnvolle Nahbrillenbestimmung durchführen zu können. Dieser

Abstand darf **nicht** mehr verändert werden. Nach der Alterstabelle (Tab. 3.7.1) setzt man einen provisorischen Nahzusatz vor. Mit diesem provisorischen Nahzusatz, der so falsch nicht sein kann, wird der Patient die Duanelinie scharf erkennen können. Auch hier hat sich die Verwendung der Duanelinie bewährt, alle anderen Optotypen oder sonstigen Prüfzeichen sind ungeeignet. Das Verfahren basiert nun darauf, daß der Nahzusatz synchron an beiden Augen verstärkt bzw. abgeschwächt wird, bis jeweils unscharfes Sehen eintritt. Dazu wird die Sphäre zunächst symmetrisch auf beiden Seiten gleichmäßig in Richtung Plus gedreht, der Nahzusatz wird also solange verstärkt, bis der Patient bei zu hoher Addition relativ myop, also vernebelt wird und die Duanelinie unscharf sieht. Sobald dieser Punkt erreicht ist, merken wir uns den **relativ höchsten Nahzusatz**, bei dem gerade noch brauchbares Sehen für die Nähe erzielt wurde. Dann gehen wir zurück zum Ausgangswert, also zu dem Nahzusatz, der gemäß Alterstabelle vorgesetzt wurde. Wir bewegen uns nun in Richtung zu abgeschwächtem Nahzusatz, d. h. wir reduzieren auf beiden Seiten symmetrisch die Sphäre, was bedeutet, daß der Patient nun zunehmend – soweit er dies überhaupt noch kann – akkommodieren muß, bis schließlich die Duanelinie wieder unscharf wird, bis also seine Akkommodationsfähigkeit erschöpft ist. An dieser Stelle lesen wir den relativ **schwächsten Nahzusatz** ab, der gerade noch brauchbares Sehen für die Nähe liefert. Die optimale Nahkorrektur berechnet sich nun nach folgender Formel, wobei in der Praxis bei einigermaßen Übung keine große Rechnung nötig ist:

$$\text{Optimaler Nahzusatz [dpt]} = \frac{\text{relativ höchster Nahzusatz [dpt]} + \text{relativ schwächster Nahzusatz [dpt]}}{2}$$

Der für den Patienten optimale Nahzusatz liegt bei dieser Bestimmungsmethode also genau in der Mitte zwischen dem maximalen und minimalen Nahzusatz, den der Patient subjektiv akzeptiert hat. Dieses Verfahren trägt somit der individuellen Akkommodationsfähigkeit Rechnung und liefert nach praktischer Erfahrung gute Werte für die Nahbrille. Nahbrillen, die nach diesem Verfahren bestimmt wurden (natürlich bei korrektem Arbeitsabstand!), führen kaum zu Beanstandungen.

Man kann auch auf einer Seite, auf welcher ist gleichgültig, die Differenz zwischen dem oberen und dem unteren sphärischen Wert ermitteln und hat damit die relative Akkommodationsbreite, die wegen der Fusionsbelastung etwas geringer ist als die absolute Akkommodationsbreite. Mit diesem Wert kann man nun den Nahzusatz genauso berechnen wie bei der Methode mit der absoluten Akkommodationsbreite. Die Bestimmung der relativen Akkommodationsbreite ist aber im allgemeinen nicht so genau wie diejenige der absoluten, und außerdem muß man mehr rechnen. Ist die Fernkorrektur richtig oder hat man ein Akkommodometer zur Verfügung, so ist in allen Fällen die Berechnung des Nahzusatzes mit Hilfe des Verfahrens der absoluten Akkommodationsbreite das bessere, zumal man mühelos auf beliebige andere Arbeitsabstände umrechnen kann, ohne neu zu messen. Die Methode der relativen Akkommodationsbreite ist aber die einfachere und schnellere, vorausgesetzt man kann den Arbeitsabstand an der Stange oder am Nahprüfgerät genau einstellen und während der Messung exakt konstant halten. Es hat keinen Sinn dem Patienten das Nahprüfgerät in die Hand zu geben.

Wir vergleichen nun die Sehschärfe für die Ferne mit der Sehschärfe für die Nähe, möglichst mit gleichen oder ähnlichen Optotypen. Im Regelfall sollte Nah- und Fernsehschärfe gleich sein. Ist die Nahsehschärfe **deutlich** schlechter als die Fernsehschärfe, so kann eine Nahphorie oder ein Nahastigmatismus vorliegen.

Bestimmung der Nahphorie

Für die Nahphorie gibt es eine ganze Reihe von Testmöglichkeiten, die mehr oder weniger stark dissoziieren. Wenn ein Verdacht auf Phorie besteht, so sollte diese quantitativ bestimmt werden. Alle Nahprüfgeräte bieten eine Möglichkeit zur einfachen Phoriemessung, wobei für die Bestimmung der maximalen Phorie eine Punktlichtquelle mit dem Maddox-Glas vorzuziehen ist (Abb. 3.7.4). Vor ein Auge, vorzugsweise das Führungsauge (siehe Abschnitt 3.11), wird ein Maddox-Glas, wie es in allen Phoroptern enthalten ist, gesetzt und zwar so, daß die Stäbe waagrecht liegen. Mit diesem Auge sieht der Patient einen senkrechten roten Strich wenn er auf die Punktlichtquelle des Nahprüfgerätes blickt.

Im Bereich der Punktlichtquelle befindet sich eine Skala, meist eine Kreuzskala, die der Patient mit dem anderen Auge sieht. Er wird nun aufgefordert, die Punktlichtquelle zu fixieren und anzugeben, wo der rote senkrechte Strich die Skala kreuzt. Dabei ist meist ein Ast mit ungeraden, ein Ast mit geraden Ziffern bestückt (Abb. 3.7.4). Sagt der Patient etwa

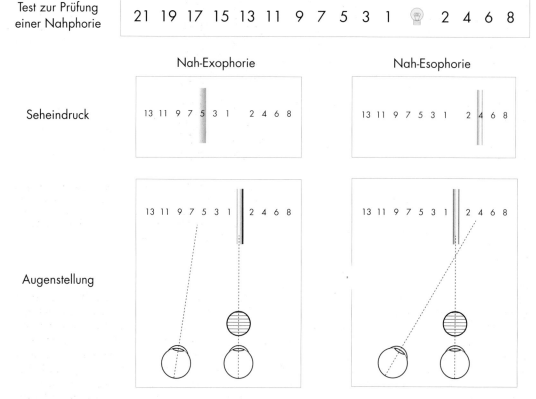

Abb. 3.7.4 Verwendung des Maddox-Glases zur Prüfung der Nahphorie. Vor das rechte Auge wird ein roter Maddox-Zylinder mit horizontaler Strichausrichtung gesetzt. Das rechte Auge sieht nun einen vertikalen Strich, der durch die Fixationsleuchte verläuft, die Skala selbst ist für das rechte Auge nicht sichtbar, nur für das freie linke Auge. Bei Vorliegen einer Phorie wandert nun der rote Balken durch die Dissoziation beider Augen nach links oder rechts. Der Patient kann direkt an der Skala anhand der Lage des Balkens das Ausmaß der Phorie ablesen.

„bei der Zahl 5", so wissen wir, daß der Patient eine Exophorie von 5 dpt hat, wenn sich der Maddox-Zylinder vor seinem rechten Auge befindet (beim linken Auge ist es umgekehrt). Befindet sich der Maddox-Zylinder vor dem linken Auge, so gehören zu den ungeraden Ziffern die Esophorien, zu den geraden Ziffern die Exophorien. Wichtig ist es, daß bei dieser Untersuchung der normale Arbeitsabstand eingehalten wird. Dreht man das Maddox-Glas um 90°, so sieht der Patient eine waagrechte Linie und man kann Hyper- oder Hypophorien untersuchen. Evtl. muß man das Nahprüfgerät auch um 90° drehen, wenn keine Kreuzskala vorhanden ist.

Wie bereits erwähnt, führt das Maddox-Glas (Abb. 3.7.4) zu einer vollständigen Dissoziation und liefert somit einen Anhaltswert über die maximal vorliegende Phorie. Die Kenntnis der maximale Phorie ist erforderlich, wenn bei der Korrektur der Phorie das Verfahren nach Sheard angewendet wird.

Für die Praxis einfacher ist allerdings die Verwendung von Prüfverfahren zur Bestimmung der Nahphorie, die nicht eine vollständige, sondern nur eine teilweise Dissoziation hervorrufen. Ein Verfahren, das noch relativ stark, jedoch nicht so stark dissoziert wie das Maddox-Glas, ist der Maddox-Wing-Test der prinzipiell dem Schober-Test ähnelt, wie er für die Ferne verwendet wird. Es werden dabei Zahlen und Buchstaben und ein Referenzpunkt farblich getrennt (rot-grün) dargeboten (Abb. 3.7.5). Dem Patienten wird eine Rot-Grün-Brille vorgehalten, er blickt auf das Nahprüfgerät. Durch die Stellung der roten Markierung gegenüber dem grünen Achsenkreuz kann die Phorie in horizontaler und vertikaler Richtung bestimmt werden. Auch polarisierte Tests, die noch geringer dissoziieren, können für die Nahprüfung zur Anwendung kommen. Die Ergebnisse der verschiedenen Tests und Verfahren stimmen aber oft nicht überein. Die Praxis hat gezeigt, daß (wenn überhaupt) niemals die volle Phorie korrigiert werden darf, sondern nur ein Anteil, der von Tests aufgedeckt wird, die keine vollständige, sondern nur eine partielle Dissoziation hervorrufen. Die mit solchen Geräten ermittelten Werte stellen direkt die Korrekturempfehlung dar.

Eine Messung der Phorie kann natürlich auch mit Hilfe des Prismen-Cover-Tests erfolgen.

Bestimmung der Fusionsbreite

Während wir bei der Bestimmung der Phorie die Fusion ganz oder teilweise aufheben, wird die Fusionsbreite bei intakter Fusion gemessen. Ein ideales Testzeichen zur Messung der Fusionsbreite ist der Ziffernbalken, weil bei ihm eine falsche Verriegelung, wie sie bei mehrzeiligen oder mehrspaltigen Optotypen leicht vorkommen kann, vermieden wird (Abb. 3.7.6 a, b). Zur Messung der Fusion gehen wir folgendermaßen vor: Bei **Exophorie** geben wir beidseits Prisma Basis außen und verstärken diese Prismen so lange, bis die Optotypen des Ziffernbalkens allmählich unscharf werden. Wir suchen also den „Blur-Point". Das Prisma, mit dem dieser Wert erreicht ist, gibt uns den Wert der ma-

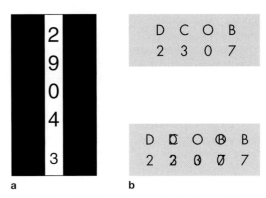

Abb. 3.7.6 a, b Zur Bestimmung der Fusionsbreite eignet sich am besten ein vertikaler Ziffernbalken (a). Ungünstig sind Optotypenzeilen (b), da diese unterschiedlich verrastet werden können und keine eindeutige Stellung gewährleistet ist.

ximalen relativen Konvergenz an. Bei **Esophorie** geben wir beidseits Prisma Basis innen und verstärken so lange, bis wiederum der „Blur-Point" erreicht wird. Dieses Prisma liefert die maximale relative Divergenz. Die maximale relative Konvergenz bzw. Divergenz für Nähe (und ggf. auch Ferne) liefern uns einen Anhalt darüber, welche motorischen Fusionsreserven der Patient noch besitzt und erlauben uns ein Urteil, ob eine prismatische Unterstützung notwendig ist oder nicht.

Prismatische Korrektur in der Nahbrille: wann?

Wann ist eine prismatische Korrektur in der Nahbrille erforderlich? Grundsätzlich gilt, daß eine prismatische Korrektur für die Nähe nur dann gegeben werden darf, wenn mit absoluter Sicherheit feststeht, daß die Probleme beim Nahsehen tatsächlich durch einen Stellungsfehler hervorgerufen werden. Dies kann letztlich nur im ausgiebigen Trageversuch oder noch besser mittels aufgeklebter Prismen (z. B. Press-on-Folien) geklärt werden. Im Zweifelsfall muß ein Marlow-Verband Aufschluß darüber geben, ob eine Heterophorie, speziell für die Nähe, tatsächlich Grund für die geklagten asthenopischen Beschwerden ist. Hieraus wird klar, daß eine prismatische Verordnung für die Nähe sicherlich die Ausnahme, nicht der Regelfall ist. **Keinesfalls darf jede für die Nähe gemessene Heterophorie korrigiert werden:** bekanntlich ist eine Nahexophorie **physiologisch** und bedarf keiner-

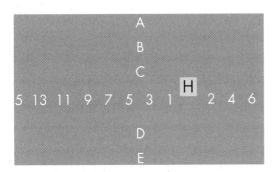

Abb. 3.7.5 Maddox-Wing-Test mit Rot/Grün-Trennung, wie er in manchen Nahprüfgeräten enthalten ist. Vor das rechte Auge wird ein rotes Glas geschaltet, vor das linke Auge ein grünes Glas. Das rechte Auge sieht im Testfeld den Buchstaben H mit einer kleinen umgebenden roten Fläche, die grünen Zahlen werden vom linken Auge wahrgenommen. Bei Vorliegen einer Phorie verschiebt sich das rote H gegenüber der grünen Skala, der Patient kann unmittelbar seine Phorie in der horizontalen und vertikalen Richtung ablesen. Der ursprüngliche Maddox-Wing-Test war nicht über Anaglyphen (Rot/Grün) getrennt, sondern mit einem mechanischen Trenner ausgestattet.

lei Korrektur, solange sie nicht Probleme verursacht.

Wenn nun feststeht, daß eine prismatische Korrektur erforderlich ist, stellt sich die Frage, wie hoch diese Korrektur sein soll. Auch hier gilt wieder: wenn Prismen verordnet werden, dann die minimale Stärke, die zum gewünschten Erfolg führt! Also niemals eine Nahphorie komplett durch Prismen korrigieren, sondern nur diejenigen Prismenwerte verordnen, die – nach Trageversuch oder mittels Press-on-Folien ermittelt – zur Behebung der Nahsehstörungen führen. Also: **so wenig wie möglich, so viel wie nötig!**

Einen guten Schätzwert für einen ersten Trageversuch mit Prismen zur Korrektur einer Heterophorie liefert die Sheardsche Regel, deren Grundlage die Phoriebestimmung mit dem Maddox-Zylinder ist:

Exophorie:

$$\text{Prisma Basis innen } [^{cm}/_m] = \frac{2}{3} \cdot \text{Exophorie } [^{cm}/_m]$$
$$- \frac{1}{3} \cdot \text{relative Konvergenz } [^{cm}/_m]$$

Esophorie:

$$\text{Prisma Basis außen } [^{cm}/_m] = \frac{2}{3} \cdot \text{Esophorie } [^{cm}/_m]$$
$$- \frac{1}{3} \cdot \text{relative Divergenz} [^{cm}/_m]$$

Zwei Beispiele mögen den Sachverhalt veranschaulichen:

Die Exophorie sei 9 $^{cm}/_m$, die relative Konvergenz sei 12 $^{cm}/_m$ (die relative Konvergenz bzw. die relative Divergenz muß immer größer sein als die zugehörige Exophorie oder Esophorie, sonst wäre ja kein Einfachsehen möglich). Nach der Sheardschen Regel gilt:

$$\text{Prisma Basis innen } [^{cm}/_m] = {^2/_3} \cdot 9\ [^{cm}/_m] - {^1/_3} \cdot 12\ [^{cm}/_m] = 6\ [^{cm}/_m] - 4\ [^{cm}/_m] = 2\ [^{cm}/_m]$$

Das bedeutet, in diesem Falle wären Prismen bis zu max. 2 $^{cm}/_m$ sinnvoll.

Ein zweites Beispiel:

Die Esophorie sei 3 $^{cm}/_m$, die relative Divergenz 6 $^{cm}/_m$ und die gleiche Rechnung:

$$\text{Prisma Basis innen } [^{cm}/_m] = {^2/_3} \cdot 3\ [^{cm}/_m] - {^1/_3} \cdot 6\ [^{cm}/_m] = 2\ [^{cm}/_m] - 2\ [^{cm}/_m] = 0\ [^{cm}/_m]$$

In diesem Fall ist keine Prismenkorrektur erforderlich.

Am letzten Beispiel sehen wir auch sofort, worauf die Sheardsche Regel hinausläuft: wenn der Patient doppelt so viel relative Konvergenz oder relative Divergenz aufbringen kann als er zur Aufrechterhaltung des binokularen Einfachsehens benötigt, dann sind auch keine Prismen notwendig. Resultiert bei dieser Rechnung ein negativer Wert, so braucht der Patient erst recht keine Prismen, resultiert ein positiver Wert, so sollte man diesen Wert als den **Maximalwert** dessen betrachten, was für eine Prismenkorrektur sinnvoll ist. Man sollte im Zweifelsfall bei einer Heterophorie, die zu ernsthaften Beschwerden führt, mit den Prismen deutlich **unter** dem mit Hilfe der Sheardschen Regel ermittelten Wert bleiben. Beruhen die asthenopischen Beschwerden tatsächlich auf einer Heterophorie, so müssen auch relativ schwache Prismen zu einer Besserung führen, es kann allerdings sein, daß sich die alten Beschwerden nach einiger Zeit wieder einstellen. Im Zweifelsfall ist – wie eingangs erwähnt – der Trageversuch entscheidend. Es empfiehlt sich, einen Versuch mit Press-on-Folien durchzuführen, wobei man sich aber im klaren sein muß, daß Prismen bei höheren Werten die Sehschärfe herabsetzen (Abb. 1.1.14). Phorien dürfen nur korrigiert werden, wenn sie zu ernsthaften Beschwerden führen, die sich auf andere Weise nicht beheben lassen.

Nahastigmatismus

Schlechte Nahsehschärfe bei guter Fernsehschärfe kann auch durch einen Nahastigmatismus entstehen, also durch Schiefstellung oder irreguläre Formänderung der Linse beim Akkommodationsvorgang. Auch bei jungen Menschen mit schlechter Nahsehschärfe sollte man an Nahastigmatismus denken. Ebenso ist bei starkem Fernastigmatismus mit einem Nahastigmatismus zu rechnen, der sowohl nach Betrag als auch nach Richtung vom Fernastigmatismus abweichen kann. Wenn der subjektive Zylinderwert und der mit dem Ophthalmometer gemessene Hornhautastigmatismus eine große Differenz zeigen, so hat diese ihre Ursache in einem Linsenastigmatismus („innerer Astigmatismus"), der sich dann bei der Akkommodation störend bemerkbar machen kann. Ein Nahastigmatismus sollte nur dann korrigiert werden, wenn sein Ausgleich wirklich zu einer wesentlichen Verbesserung der Nahsehschärfe führt. Wir korrigieren den Nahastigmatismus am besten mit Hilfe des Zylindernebelverfahrens, das mit allen Nahprüfgeräten durchgeführt werden kann. Die damit erreichte Genauigkeit reicht zur Korrektur des Nahastigmatismus in den meisten Fällen aus. Ist für die Nahkorrektur tatsächlich ein nach Stärke und/oder Richtung von der Ferne abweichender Zylinder erforderlich, so sollte dies in jedem Fall (aus Kostengründen) zunächst durch Verordnung einer eigenen **Einstärken-Nahbrille** mit dem speziellen Zylinder für die Nähe überprüft werden, ehe (extrem teure) Bifokalgläser mit unterschiedlicher astigmatischer Korrektur in Fern- und Nahteil verschrieben werden.

Der Hyperope im beginnenden Presbyopenalter

Kommt ein 38- oder 40jähriger Patient zu Ihnen, der ganz offensichtlich eine Nahbrille benötigt, so ist er natürlich nicht presbyop, sondern hyperop. Es wäre falsch, ihm ein Nullglas mit Nahzusatz zu verordnen. Hier muß selbstverständlich zuerst die Hyperopie korrigiert werden. Bei stärkerer Hyperopie ($\geq +1.0$ dpt) empfiehlt es sich, in kleinen Schritten zu korrigieren, um das oft über Jahrzehnte falsch eingefahrene Fusions-Akkommodationssystem allmählich umzugewöhnen (physiologische Refraktion). Es ist unabdingbar, dem Patienten klar zu machen, daß er diese Brille nun ununterbrochen tragen muß, weil sonst der therapeutische Zweck, nämlich die Korrektur des Akkommodations-Fusionssystems nicht erfolgen kann. Man kann den Patienten damit trösten, daß er in einigen Jahren ja ohnehin eine Brille benötigen würde. Da es oftmals in der Praxis nicht gelingt, den Hyperopen zum **Dauertragen** einer Fernbrille zu bringen, empfiehlt sich folgende List: Raten Sie dem Patienten, die (Fern-) Brille immer dann aufzusetzen, wenn er Probleme hat, nämlich bei der Naharbeit. Er wird dann schnell bemerken, daß für ihn durch Tragen der Brille das Sehen generell angenehmer ist – was ihn eher dazu bewegt, die Korrektur dauernd zu tragen.

Ganz wichtig ist es, den Nahzusatz nicht stärker als notwendig zu machen: **so stark wie nötig, so schwach wie möglich!** Die Erfahrung lehrt, daß **oft ein zu hoher Nahzusatz** verordnet wird, der, sieht man einmal von ausgesprochenen Naharbeiten ab, mehr stört als nützt. Typische Naharbeiter sollten sich neben der normalen Nahbrille lieber noch eine gesonderte verstärkte Nahbrille anschaffen.

3.8 Heterophorie
D. Friedburg

Physiologische Vorbemerkungen

Sensorik

Raumwert, Korrespondenz

Unser visuelles System ist so organisiert, daß der Raum – wenn auch in „bearbeiteter" Form – auf dem visuellen Cortex abgebildet wird. Diese Projektion erlaubt es dem visuellen Cortex, Richtungen im Raum zu identifizieren und diese als Raumwert wie in einem Koordinatennetz einzuordnen. Die Fovea hat den Wert „geradeaus" – im Koordinatennetz $x = 0$; $y = 0$. Diese Richtung ist die „Hauptsehrichtung", die übrigen Netzhautstellen haben relativ zur Fovea verschobene Koordinaten – x und/oder $y \neq 0$. Sie werden als Nebensehrichtungen bezeichnet.

Es sei angemerkt, daß die Projektion der Koordinaten auf den visuellen Cortex „verzeichnet" erfolgt, die Makula ist gegenüber der Peripherie stark vergrößert (Cortical Magnification Factor CMF).

Zu jedem Raumwert eines Auges gibt es einen korrespondierenden Raumwert im Partnerauge mit gleichen Koordinaten. Korrespondierende Netzhautstellen werden im visuellen Cortex auf gemeinsame Neurone zusammengeschaltet.

Die beschriebenen Raumwerte (Koordinaten) sind nicht absolut genau, sondern haben eine Toleranz (Durchmesser ca. 10 Bogenminuten in der Makula, 1–2 Grad in der Peripherie bei 20 Grad Exzentrizität). Diese Toleranzzonen werden als Panumareal bezeichnet (Zusammenfassung siehe Herzau 1995). Im Panumareal ist die Dichte der Projektion binokularer cortikaler Neurone in der Mitte am höchsten und nimmt entsprechend einer Gauß-Verteilung zum Rand hin ab. Der Ort mit der höchsten Dichte der binokularer cortikaler Projektion liegt auf dem Horopter (Friedburg 1995 a, Herzau 1995).

Binokularsehen: Simultansehen, Fusion, Stereopsis

Simultansehen

Simultansehen beschreibt die Leistung des visuellen Cortex, Bilder beider Augen, die unterschiedlich sind, aber sich nicht stören, gleichzeitig wahrzunehmen. Beispiel ist der Bagolini-Schweiftest. Feine Gitter (oder einfach ein in eine Richtung verschmierter Fettfilm) auf Gläsern bilden bei Durch-

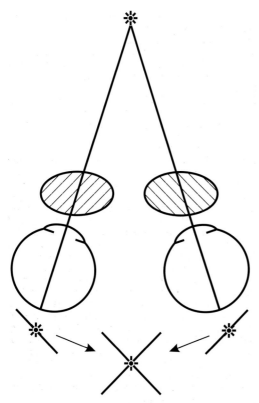

Abb. 3.8.1 Simultansehen. Beispiel Bagolini-Test. Eine Punktlichtquelle wird durch Gläser mit feinem Gitter (diese Gitter sind für ein Auge in 45°, für das andere in 135° angeordnet) betrachtet. Durch die Gitter (ein Fettfilm, in eine Richtung verschmiert, tut es auch) entsteht ein schweifförmiger Lichthof um die Lichtquelle. Die „Lichtschweife" liegen 90° zum Gitter verdreht. Jedes Auge sieht nur einen Lichtschweif, binokular sieht man ein Kreuz.

blick eine Punktlichtquelle mit einem Lichthof ab, der wie ein Schweif aussieht. Liegen die Gitterrichtungen in den vor die Augen gehaltenen Gläsern senkrecht zueinander, sieht man ein Kreuz aus 2 Lichtschweifen (Abb. 3.8.1).

Werden auf beiden Augen an korrespondierenden Stellen unterschiedliche Sehdinge abgebildet, entsteht Konfusion, die immer zur Hemmung eines der Sehdinge führt. Hemmung ist also ein normaler Vorgang.

Fusion

Im Gegensatz zum Simultansehen bedeutet Fusion die Deckung gleicher oder fast gleicher Bilder beider Augen. Man unterscheidet sensorische und motorische Fusion. Die motorische Fusion entspricht der mechanischen Einstellung der Augen, so daß angesehene Dinge auf beiden Netzhäuten ein Höchstmaß an gleichen Koordinaten treffen. Die sensorische Fusion ist die gemeinsame Bildauswertung im visuellen Cortex, die schließlich ein einfach gesehenes Bild im Bewußtsein „sehen" läßt. Auf bisher nicht bekanntem Wege muß vom Cortex ein Signal an die motorischen Zentren geschickt werden, das Richtung und Ausmaß der motorischen Fusionsbewegung angibt. Bei Auslenkung der Bilder beider Augen aus der idealen Bild-Deckung geraten Konturen in die Toleranzzone (Panumareal). Da in dieser Toleranzzone das binokulare Signal mit zunehmender Auslenkung aus der idealen Bilddeckung abnimmt, ist ein Servomechanismus denkbar, der die Augen so einstellt, daß ein Maximum an binokularer Aktivität im Cortex entsteht. Fusion wäre also als Regelkreis beschreibbar, in dem die Augen motorisch so eingestellt werden, daß für die Bilddetails, denen die Aufmerksamkeit zugewandt wird, ein Maximum an Binokularsignal im visuellen Cortex entsteht. Wegen der prinzipiellen Gleichartigkeit der anatomischen Strukturen im visuellen Cortex, die verschiedene Netzhautorte auswerten, kann man für die unterschiedlichen Netzhautorte (Raumwerte, Koordinaten) jeweils ein kortikales Modul annehmen, das die Auswertung vornimmt. Die Antworten dieser cortikalen Module werden sicherlich durch ein integrierendes System zusammengefaßt und ausgewertet (Abb. 3.8.2 a – c). (Einzelheiten zur Arbeitshypothese zur Fusion siehe Friedburg 1995 a.)

Stereopsis

Erblickt man im Raum unterschiedlich weit entfernte Sehdinge, dann werden in horizontaler Richtung die Bildkoordinaten verschoben. Zur Bezugsebene (Aufmerksamkeit ist auf ein Sehding gerichtet) weiter entfernte Sehdinge werden auf der Retina nach innen (nasal) disparat abgebildet und umgekehrt (Abb. 3.8.3). Der visuelle Cortex deutet diese „Querdisparation", sofern sie die Toleranzzone nicht überschreitet, als Tiefe um. Dies geschieht wieder modular, also für jeden Netzhautort zunächst getrennt. Diese Fähigkeit des visuellen Systems zur „lokalen" Tiefenerkennung (lokale Stereopsis) kann mit Random Dot Stereo-Testen – z. B. TNO-Test – geprüft werden. Ein positives Ergebnis spricht dafür, daß die Mehrzahl der kortikalen Module hinsichtlich der Stereo-Erkennung funktionsfähig sind.

Nach der Arbeitshypothese zur Fusion erfolgt die Verrechnung für Stereopsis ebenso wie für Fusion in den gleichen Modulen im visuellen Cortex. Das bedeutet, daß die Qualität der mit Random Dot-Testen gemessenen Stereopsis auch ein Maß für die Qualität der sensorischen Fusion darstellt.

Der Titmus-Test ist kein Random Dot-Test, er beantwortet die Frage nach der Funktion der korti-

3.8 Heterophorie

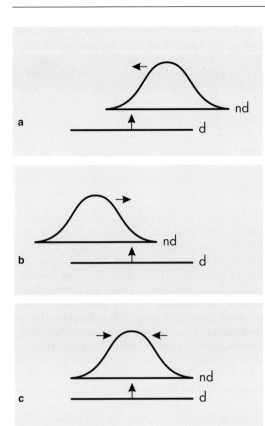

Abb. 3.8.2 a – c Arbeitshypothese zur Fusion. Abstrahiertes Modell aus Friedburg 1995 a.
Die drei Kästchen beschreiben schematisiert das Signalverhalten in einem Modul im visuellen Cortex. Die Gauß-Verteilungskurve beschreibt die binokulare Dichte des Binokularsignals mit Maximum für den Horopterpunkt dieses Moduls. Der Horopter entspricht der Solleinstellung der Fusion. Die Module funktionieren als Fühler im Fusionsregelkreis. Die Signale aller Module im visuellen Cortex, die durch die Aufmerksamkeit auf Sehdinge in einer Entfernung aktiviert werden, kann man sich zusammengefaßt vorstellen. Dieses integrierte Signal steuert auf bisher nicht bekanntem Weg die motorischen Zentren für die Vergenzbewegung der Augen. Wird die „Dichte" des Binokularsignals in den Modulen bestimmt, dann ergibt sich wegen der dauernden Vergenzfluktuation ein Zusammenhang zwischen der Richtung der Vergenzschwankung und einer Zu- bzw. Abnahme des Binokularsignals. Eine logische Verknüpfung beider Signale kann also dem Regler die Richtung angeben, in der die Vergenz zu korrigieren ist, um die Dichte des Binokularsignals zu maximieren und so die von der Aufmerksamkeit ausgesuchten Sehdinge auf dem Horopter einzustellen. „d" ist der von dem Modul bearbeitete Ausschnitt aus der Netzhaut des Referenzauges (der senkrechte Pfeil entspricht dem zum Modul gehörenden Raumwert), „nd" ist der Ausschnitt aus der von dem gleichen Modul bearbeiteten Netzhaut des Partnerauges mit der um den exakten Raumwert statistisch verteilten Toleranzzone (Gauß-Kurve) entsprechend dem Panumareal, das Maximum der Gauß-Kurve entspricht dem Horopterpunkt dieses Moduls.

a Die Retina des Partnerauges ist gegenüber dem Referenzauge nach rechts verschoben, das Binokularsignal hat nicht die maximale Dichte, der horizontale Pfeil zeigt die Richtung des erforderlichen Steuersignals für die Vergenzbewegung an.

b Spiegelbildlich zur Situation oben ist jetzt eine Linksverschiebung der Netzhaut des Partnerauges vorhanden.

c Das Signal der binokularen Dichte ist maximiert. Kleine Vergenzschwankungen um diese Einstellung führen zum Abfall des Signals für die binokulare Dichte und damit zur Korrektur der Augenstellung in Richtung Maximum.

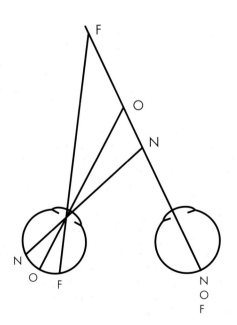

Abb. 3.8.3 Stereopsis und Querdisparation. Werden drei Sehdinge für ein Auge in gleicher Richtung (gleicher Raumwert) abgebildet, befinden sich aber in unterschiedlicher Entfernung, ergibt sich im Partnerauge eine querdisparate Abbildung. Gekreuzte Disparation entspricht „Nähe", ungekreuzte „Ferne".

kalen Module nicht so gut wie der TNO-Test (Tab. 3.8.4).

Motorik

Ohne Fusion stehen die Blicklinien eigentlich nie ganz exakt parallel (Fernblick) und kreuzen sich auch nur äußerst selten in der Nähe im angeblickten Objekt, wie Untersuchungen bei gesunden Sportstudenten (Holland 1958) ebenso wie in einem sehr großen Kollektiv von 4880 Personen ohne binokulare Beschwerden (Tait 1951) ergaben. Im Kollektiv von Tait ergab sich in der Nähe in 97 % eine Abweichung von der idealen Blicklinienausrichtung. Man muß also davon ausgehen, daß die Blicklinien ohne Fusion eigentlich immer irgendwelche kleinen Fehler ihrer Einstellung aufweisen – was ja auch in einem biologischen System zu erwarten ist. Wichtig ist es, diese als Heterophorie bezeichneten motorischen Toleranzen nicht mit Schielen (siehe unten, Differentialdiagnose) oder Augenmuskellähmungen zu verwechseln, auf keinen Fall darf man eine Heterophorie annehmen ohne vorher diese beiden Erkrankungsgruppen sicher ausgeschlossen zu haben. Heterophorien können nach außen (Exophorie), innen (Esophorie) oder vertikal (Hyper- oder Hypophorie) sowie rotatorisch (Zyklophorie) auftreten. Immer muß auch an eine Myasthenie gedacht werden (Thaller-Antlanger 1995).

Akkommodation-Konvergenz-Kopplung

Bei Blick in die Nähe werden die Akkommodation, die Konvergenz und eine Pupillenkonstriktion als „Komplex" aktiviert, sogenannter „Nahseh-Komplex" (Burian und v. Noorden 1974). Wesentlich ist die Kopplung von Akkommodation und Konvergenz. Sie ist nicht ganz fest, sondern funktioniert eher nach Art einer „Rutschkupplung" (Beschreibung von Schober auf einem seiner Kurse). Bei vorgegebener Akkommodation ist die Konvergenz etwas zu gering und umgekehrt. Bei Blick in die Nähe mit der dann zwangsläufig vorgegebenen Akkommodation ist also die Konvergenz zu gering, es entsteht eine (physiologische) Nahexophorie. Die fehlende Konvergenz wird durch die Fusion aufgebracht. Die Konvergenz beim Nahsehen setzt sich also im wesentlichen zusammen aus der akkommodativen und der fusionalen Konvergenz (hinzu kommt die tonische Konvergenz im Wachzustand – bei Ausschalten durch Narkose stehen die Augen meistens divergent – und „psychologische" Konvergenz – das Gefühl des Nahsehens). Die Kopplung von Akkommodation und Konvergenz wird durch den AC/A Quotienten (akkommodative Konvergenz/ Akkommodation) beschrieben. Wichtig ist nur, zu wissen, daß es pathologisch zu hohe oder zu niedrige AC/A Quotienten gibt mit der Folge einer überschießenden Konvergenz bei Nahblick oder einer störenden Nahexophorie.

Klinik der Heterophorie

Definition

Wenn man jede Abweichung von der Parallelstellung in der Ferne und von exakter Konvergenz in der Nähe als Heterophorie bezeichnet, ist Heterophorie ein **normaler Zustand.** Krankheitswert bekommt eine Heterophorie dann, wenn Beschwerden auftreten. Sinnvoll wäre es also, **die Heterophorie als eine Abweichung von der idealen Augenstellung mit hierdurch ausgelösten Beschwerden zu definieren.** Dabei muß normale Sensorik bestehen, sonst handelt es sich um eine Schielerkrankung.

Beschwerden bei Heterophorie

Typische Klagen sind zeitweise Doppelbilder, Verschwommensehen als Form nicht bemerkter Doppelbilder oder falsch gesteuerter Akkommodation, Ermüdung beim Lesen, Kopfschmerzen in Zusammenhang mit Seharbeit, evtl. Augenbrennen. Diese Auflistung zeigt, daß man bei der Anamnese sehr genau nachfragen muß, denn die meisten Symptome sind äußerst vieldeutig. Wichtig ist immer, danach zu fragen, ob in der Nähe oder in der Ferne die Beschwerden auftreten, eine Behandlung soll nur für die Distanz erfolgen, in der die Beschwerden bestehen (Tab. 3.8.1).

Tabelle 3.8.1 Beschwerden bei Heterophorie.

oft unspezifisch:
Kopfschmerzen
schnelle Ermüdung
Augenschmerzen
Augenbrennen
Verschwommensehen
zeitweise Diplopie

3.8 Heterophorie

Differentialdiagnose

Ganz wichtig ist der Ausschluß neurologischer Erkrankungen. Leichte Augenmuskelparesen können – wie Mühlendyck und Rüßmann (1995) berichten – übersehen werden, der ursächliche Hirntumor entging somit über $^1/_2$ Jahr der Entdeckung.

Schielerkrankungen müssen ausgeschlossen werden, denn für sie gelten andere Kriterien für eine Therapie. Besonders bei kleinen Winkeln und überproportionalen Beschwerden muß nach einem Mikrostrabismus gesucht werden, es gibt in einigen Fällen auch bei Mikrostrabismus gute Stereopsis!

Schließlich ist eine wichtige und dabei einfache Untersuchung unbedingt erforderlich: Ohne eine exakte Refraktionsbestimmung – in Zweifelsfällen unbedingt in Zykloplegie – darf die Diagnose Heterophorie überhaupt nicht erwogen werden.

Testprinzipien

Eine Heterophorie kann nur durch Unterbrechung der Fusion festgestellt und gemessen werden. Alle Tests müssen also ein Trennverfahren benutzen:

Mechanische Trennung: Abdecktest in den verschiedenen Varianten.

Probeokklusion: Sind die Beschwerden mit Verband wesentlich geringer oder verschwinden sie, liegt eine binokulare Störung (evtl. auch eine Heterophorie) vor.

Anaglyphen-Trennung (Farbtrennung): Typisches Beispiel ist der Schober-Test.

Polarisationstrennung: Alle Sehzeichenprojektoren erlauben die Untersuchung mit Polarisationstrennung in verschiedenen Varianten. Dabei gibt es 2 Möglichkeiten: Polarisation des gesamten Bildfeldes und die Polarisation von Optotypen oder Testmarken. Diese Teste dissoziieren weniger, lassen also etwas besser periphere Fusion zu.

Wichtig ist: Kein Testverfahren liefert automatisch die richtige Diagnose und kein Testverfahren ergibt ohne weitere diagnostische Überlegungen einen etwa zu verordnenden Prismenwert!

Sensorisches oder motorisches Problem?

Bei der Heterophorie-Behandlung ist ein Schielproblem (Mikrotropie) nicht auszuschließen und oft nicht leicht zu erkennen. Deswegen muß die Sensorik mit untersucht werden.

Anamnestische Hinweise auf sensorische Probleme sind kleine Winkel mit erheblichen durch Probeokklusion als binokular bedingt erkannten Beschwerden.

Die Fusionsbreite erlaubt keine Aussage (sie ist bei Orthophorie klein, da sie nicht gebraucht wird!). Dagegen ist die Stereopsis wichtig. Random Dot-Teste beschreiben die binokulare Leistungsfähigkeit der cortikalen Module, die auch für die Fusion wichtig sind.

Wichtig ist ein gut ausgeführter Abdecktest, um Mikrotropien zu erkennen.

Der 4-Prismen-Basis-außen-Test ist zur Aufdeckung kleiner Suppressionszonen gut geeignet, er gehört aber eher in die Schieldiagnostik. Zur Ausführung und Interpretation sei auf Rüßmann (1995) verwiesen.

4-Prismen-Basis-innen-Test (Mühlendyck, Rüßmann und Reinboth 1993): Dieser Test ist zur Aufdeckung einer sonst schwer erkennbaren Exophorie besonders geeignet. Mit ihm werden motorische Probleme erkannt, die leicht zu übersehen sind. 4 cm/m Basis innen werden vor das nicht dominante Auge gehalten und die binokulare Sehschärfe bestimmt. Verbessern die Prismen sie, muß man an eine durch akkommodative Konvergenz kompensierte Exophorie denken.

Oft wird eine motorische Störung erst durch einen Marlow-Verband erkannt. Über mehrere Tage wird ein Auge verbunden. Die lange Zeit der Dissoziation läßt auch vorher unbemerkte Winkel erkennen.

Abschließende Diagnose

4 Problemkreise müssen geklärt werden:

1. Besteht ein Refraktionsproblem einschließlich bisher nicht erkannter Presbyopie?
   Klärung erfolgt mittels Refraktionsbestimmung einschließlich Nahprüfung mit Messung der relativen Akkommodationsbreite (z. B. nach Reiner 1969). Untersuchung auch in Zykloplegie erforderlich!

Tabelle 3.8.2 Diagnose

1.	Anamnese
2.	Refraktion
3.	Anamnese nach Brillenoptimierung *(ohne Prisma!)*
4.	Binokularproblem? Probeokklusion
5.	Sensorisches Problem? TNO-Test!
6.	Motorisches Problem? Schielwinkel messen!

2. Wenn die Refraktion optimal korrigiert ist: Sind die Beschwerden noch vorhanden und sind sie überhaupt durch eine Heterophorie bedingt? Anamnese und Probeokklusion helfen hier weiter.
3. Besteht ein sensorisches Problem?
Die Untersuchungsergebnisse können anhand von Tab. 3.8.4 klassifiziert werden. Die Diagnose „Heterophorie" darf nur bei Sensorik der Klasse S 4 gestellt werden, Klasse S 0 bis S 3 beschreiben eine pathologische Sensorik.
4. Besteht ein motorisches Problem?
Lähmungen und Myasthenie sowie endokrine Orbitopathie müssen ausgeschlossen werden. Als motorisches Problem bleibt dann ein größerer Winkel. Man muß versuchen, ihn nachzuweisen (siehe oben). Um Paresen auszuschließen, ist eine Winkelmessung in den 9 „diagnostischen" Blickrichtungen erforderlich einschließlich einer Messung der Verrollung.

Therapie

Tab. 3.8.3 faßt die wichtigsten Schritte zusammen. In vielen Fällen einer vermuteten Heterophorie zeigt sich bei der oben beschriebenen Untersuchung, daß die Brille nicht stimmt oder ein Schielen vorliegt. Die Therapie ist also zunächst die Brillenverordnung oder eine Behandlung des Schielproblems. Es gibt nicht selten bei Mikrotropie eine zusätzliche störende Heterophorie. Diese Patienten gehören zur Klasse S 2 und S 3 der Tabelle 3.8.4. Die Behandlung setzt strabologische Erfahrung voraus. Obwohl die auftretenden Winkel meistens klein sind, ist doch die Operation fast immer besser als eine Prismenverordnung. Die Operation muß man aber mit Folienprismen vorbereiten.

Tabelle 3.8.3 Therapie

1.	Brille optimieren
2.	Folienprismen
3.	nur bei Erfolg durch 2. Prismenbrille
4.	Operation

Bestehen bei normaler Sensorik nach optimaler Refraktionskorrektur die Beschwerden weiter, muß der „motorische" Anteil des Heterophorie-Problems mit Prismen oder Operation korrigiert werden. Prismen kann man nur bis etwa 6 cm/m beidseits verordnen, sonst wird die Brille zu schwer. Das begrenzt die Therapie mit Prismen erheblich, oft sind die Winkel größer. Immer ist zunächst die Verordnung von Folienprismen zu empfehlen, oft werden die Winkel unter dem Tragen der Prismen größer und die verordnete Prismenbrille würde nicht ausreichen. Auch kann es sein, daß die Winkelvergrößerung zur Operation zwingt. Eine Prismenbrille soll nur für die Distanz verordnet werden, in der Beschwerden bestehen, das kleinste Prisma ist das beste.

Bei größeren Winkeln ist eine Operation sinnvoll. Aber auch bei kleineren Winkeln, die man mit Prisma noch korrigieren könnte, ist die Operation meistens die bessere Wahl. Dies liegt an den Nebenwirkungen von Prismenbrillen (siehe Abschnitt 3.10).

Unverzichtbar sind Prismen aber zur Operationsvorbereitung! Die Winkel sind zunächst meistens nicht so groß wie nach mehrtägiger Prismenkorrektion, die Folien können leicht ausgetauscht werden, bis der Winkel konstant bleibt.

Tabelle 3.8.4 Klassifizierung der Sensorik-Probleme. Nur Klasse S 4 gehört zur Heterophorie.

S-Klasse	Bagolini	Titmus	TNO	4-Prismen-Test
0	–	–	–	nicht auslösbar
1	+	–	–	pathologisch
2	+	+/–	–	pathologisch
3	+	+	+/–	pathologisch?
4	+	+	+	normal

Diskussion der „MKH-Methode"

Insbesondere Augenoptiker, nur vereinzelt Augenärzte, halten die „Meß- und Korrektionsmethode nach Haase" für die einzige Methode der Diagnose und Therapie der Heterophorie. Meßgerät ist das Polatestgerät mit polarisierten Testzeichen. Es wurde eine eigene Nomenklatur entwickelt, die am Beispiel des Begriffes „Winkelfehlsichtigkeit" anstatt Heterophorie zeigt, daß hier mehr technisch als biologisch gedacht wird. „Winkelfehlsichtigkeit" wird dann wie andere Fehlsichtigkeiten auch mit einer (Prismen-)Brille behandelt ohne Rücksicht darauf, daß für die Binokulareinstellung ein biologischer Regelkreis besteht, in den eine Prismenkorrektion in erheblicher Weise eingreift. Zudem wird die Forderung aufgestellt, jede noch so kleine Abweichung mit Prismen zu korrigieren. Hieraus resultiert, daß ca 80% aller Personen eine Prismenkorrektion erhalten müßten. Leider hat diese Methode in einer Reihe von Fällen zu Winkelvergrößerungen geführt, die dann Operationen erforderlich machten. Ebenso bedenklich ist die Tatsache, daß Legastheniker mit Prismen behandelt wurden, obwohl der mit Pola-Test gemessene kleine Winkel weder Ursache der Legasthenie war noch sie in irgend einer Weise verschlimmerte. Die notwendige psychologische und pädagogische Behandlung wurde so durch das in falsche Richtung erfolgende „Therapie"-Konzept versäumt.

Gerling und Mitarbeiter (1998) wiesen nach, daß eine Kernaussage der Anhänger der MKH-Methode nicht stimmt: „Fixationsdisparation erster Art", gemessen am Pola-Testgerät mit dem „Zeiger-Test", bedeutet nicht, daß auch im freien Raum, also unter natürlichen Sehbedingungen, eine entsprechende Abweichung auftritt.

Zur Zeit erscheint also die MKH-Methode als ein System, das eine Heterophorie weder in korrekter Weise diagnostiziert noch eine geeignete Behandlung beschreibt.

3.9 Befragungstechnik
E. Hartmann

Die richtige Befragungstechnik ist für den Erfolg der Refraktion und für die Geschwindigkeit mit der diese abläuft, von entscheidender Bedeutung. Nur derjenige, der klare Fragen stellt, bekommt auch klare Antworten. Wenn der Arzt beispielsweise den Kreuzzylinder umschlägt und fragt: „Wie ist es besser, so oder so?", kann er nicht erwarten, daß der Patient eine vernünftige Antwort gibt. Es kommt zu Rückfragen und Mißverständnissen und das ist sowohl für den Patienten als auch den Arzt ärgerlich, obwohl der letztere selber schuld ist.

Bestimmung der besten Sphäre

Wir beginnen beim besten sphärischen Glas. Wir schalten + 0.25 dpt vor und fragen: „Wird es schlechter?" Der Patient wird nun sagen „Ja" oder „Nein, besser" oder „Weiß nicht", manchmal wird er vielleicht auch sagen „Weiß nicht, bitte nochmal", wir tun ihm dann den Gefallen, bleiben aber bei der gleichen Fragestellung: „Wird es schlechter?" Wie der Patient auch antwortet, wir wissen auf jeden Fall sofort Bescheid und brauchen nicht weiter fragen.

Hat sich nun herausgestellt, daß der Patient myop ist, so geben wir Minuslinsen zunehmender Stärke und fragen immer wieder „Wird es besser?" Der Patient wird sagen „Ja" bis der Punkt erreicht ist, an dem keine Verbesserung der Sehschärfe mehr eintritt, und er wird dann vielleicht antworten „Weiß nicht" oder „Wird schlechter". Sagt er „Es wird schlechter", so nehmen wir das zuletzt gegebene Glas von 0.25 dpt wieder heraus und können davon ausgehen, daß wir das beste sphärische Glas gefunden haben.

Beim Hyperopen geben wir zunehmend stärkere Plusgläser und fragen: „Wird es schlechter?" Spätestens dann, wenn er sagt: „Ich weiß nicht" oder „Ja" oder „Es wird schlechter" beenden wir die Korrektur und wenn er gesagt hat „Es wird schlechter", so nehmen wir das zuletzt gegebene Glas von 0.25 dpt wieder heraus. Auch jetzt können wir davon ausgehen, daß wir das beste sphärische Glas, zumindest das beste, das der Hyperope annimmt, gefunden haben.

Generell muß man davon ausgehen, daß ein Hyperoper, solange er noch akkommodationsfähig ist, seine hyperope Einstellung nur unfreiwillig oder gar nicht freigibt. Daher muß man bei der Bestimmung der besten Sphäre mehr Zeit aufwenden, als beim Myopen. Man muß dem Hyperopen genug Zeit lassen, seine Akkommodation zu entspannen und dies dauert mehrere Sekunden, nicht nur die Zeit eines kurzen Glaswechsels.

Korrigieren wir den Hyperopen mit Hilfe der Nebelmethode, was empfehlenswert ist, so geben wir so lange Plus vor und fragen: „Wird es schlechter?" bis der Patient zum ersten Mal sagt: „Ja, es wird schlechter." Nun geben wir noch einmal ein Glas mit + 0.25 dpt vor und fragen: „Wird es noch schlechter?" Der Patient wird sagen „Ja". Nun nehmen wir das zuletzt gegebene Glas wieder heraus und fragen: „Wird es besser?" Der Patient wird sagen: „Ja" und wir nehmen nochmals ein Glas mit 0.25 dpt heraus und fragen wieder: „Wird es besser?" Sagt der Patient: „Ja", so müßten wir eigentlich das beste sphärische Glas erreicht haben. Ist er sich unsicher oder sagt er, er wisse es nicht, so geben wir das zuletzt herausgenommene Glas wieder herein. Auch jetzt müßte das beste sphärische Glas für den Hyperopen erreicht sein.

Kreuzzylindermethode

Ehe wir den Kreuzzylinder vorsetzen, müssen wir den Patienten darauf aufmerksam machen, daß sich der Seheindruck verschlechtern kann, denn wir wissen a priori nicht, in welcher Richtung wir korrigieren müssen, es kann natürlich sein, daß der Kreuzzylinder beim Vorsetzen zufällig gerade falsch steht. Wir korrigieren nun zuerst die Achse und schlagen zu diesem Zweck den Kreuzzylinder um. Es wäre nun prinzipiell falsch, zu fragen: „Hat sich etwas geändert?", denn der Bildeindruck ändert sich immer, wenn man den Kreuzzylinder umschlägt, auch dann wenn man bereits die richtige Korrektur gefunden hat. Jeder Zylinder, auch ein schwacher, führt zu einer Verzeichnung des Bildes, die sich beim Umschlag symmetrisch ändert. Wir müssen daher fragen: „Welcher Seheindruck ist besser? Eins oder zwei?" Oder Sie fragen nach A oder B, aber die jeweilige Lage muß eindeutig gekennzeichnet sein. Bei manchen Patienten kann es zweckmäßig sein, zu fragen: „Welches Bild ist schwärzer? Eins oder zwei?" Nach Schärfe zu fragen ist meist nicht zweckmäßig, weil das Bild auch in der „richtigen" Lage des Kreuzzylinders meist noch nicht wirklich scharf ist.

Wir fahren nun so lange fort, die Achse zu verändern, bis der Patient sagt: „Ich weiß nicht". Wir wiederholen dann das Umschlagen noch einmal, kommt wieder dieselbe Feststellung, so können wir davon ausgehen, daß wir die richtige Achse gefunden haben. Wenn man merkt, daß dem Patienten die Entscheidung schwer fällt, so können wir ihm mit der Frage entgegenkommen, „oder sehen Sie keinen deutlichen Unterschied mehr?" Bejaht er diese Frage, so haben wir unser Ziel offenbar schon erreicht. Normalerweise wird immer die gleiche Lage als die bessere bezeichnet, weil wir uns ja, wenn wir richtig vorgehen, immer von der gleichen Seite her der richtigen Achslage nähern. Gibt der Patient aber plötzlich an, die andere Lage, die bisher nicht als die bessere empfunden wurde, sei besser, so sind wir offenbar schon übers Ziel hinausgeschossen, und wir müssen die Achse wieder etwas in die Gegenrichtung drehen, im Idealfall in die Mitte desjenigen Wertes, der sich bei dem vorletzten und letzten Versuch ergeben hat.

Bei der Bestimmung des Zylinderbetrages gehen wir im Prinzip ganz genauso vor. Wir fragen auch hier, welche von den beiden Lagen ein besseres Bild, ein deutlicheres Bild oder ein schwärzeres Bild ergibt und beenden unsere Korrektur wieder, wenn der Patient keinen Unterschied mehr erkennen kann. Auch hier kann man wieder übers Ziel hinausschießen und muß das zuviel gegebene Glas dann wieder reduzieren. Wenn man mit 0.25 dpt-Gläsern arbeitet, ist das aber meist gar nicht notwendig. Bei einem Patienten, der von Anfang an gut mitarbeitet, erkennt man mühelos, wann der kritische Punkt erreicht ist. Es hat dann meist keinen Sinn, um jeden Preis eine Entscheidung zu verlangen, die der Patient oft gar nicht geben kann. Den bei Achskorrekturen von 2° oder 3° oder Betragskorrekturen von 0.25 dpt noch möglichen Restfehler, kann man vergessen.

Unklare und fehlerhafte Angaben bei der Kreuzzylinderkorrektur haben ihre Ursache in der Regel darin, daß zu Beginn der Korrekturmaßnahme kein Astigmatismus mixtus besteht, das heißt, daß das beste sphärische Glas nicht gefunden wurde. In diesem Falle empfiehlt es sich noch einmal die Sphäre zu kontrollieren, bzw. das Zylindernebelverfahren anzuwenden.

Bei jeder Astigmatismusuntersuchung ist es wichtig, daß man geeignete Optotypen verwendet. Es gibt keine Optotypen, die völlig astigmatismusneutral sind, auch der Landolt-Ring ist das nicht, das heißt, es gibt keine Optotypen, deren Erkennbarkeit unabhängig von der Achslage des Astigmatismus ist. Man muß daher immer mehrere Optotypen darbieten und den Patienten auffordern, nicht

Tabelle 3.9.1 Stufungstabelle für sphärische Gläser.

Visus	Glasabstufung
unter 0.05	2 dpt
0.05 – 0.2	1 dpt
0.2 – 0.7	0.5 dpt
über 0.7	0.25 dpt

Tabelle 3.9.2 Stufungstabelle für zylindrische Gläser.

Visus	Glasabstufung
0.05 – 0.2	2 dpt
0.2 – 0.7	1 dpt
0.7 – 1.0	0.5 dpt
über 1.0	0.25 dpt

immer eine einzige Optotype zu fixieren, sondern den Gesamteindruck im Auge zu behalten.

Sphärischer Feinabgleich

Während man bei den bisher genannten Verfahren durchaus nach dem besseren Bildeindruck, nach dem klareren oder deutlicheren Bild usw. fragen kann, ist es beim Rot-Grün-Verfahren falsch, solche Fragen zu stellen, weil die Optotypen in der Regel weit oberhalb der Sehschärfegrenze liegen, so daß solche Entscheidungen nicht leicht zu treffen sind. Hier muß grundsätzlich immer nach der Schwärze gefragt werden, also „Wo sind die Optotypen schwärzer, im grünen oder im roten Feld?" Dabei ist bei der Fernkorrektur eine **leichte** Bevorzugung des roten Feldes, bei der Nahkorrektur eine **leichte** Bevorzugung des grünen Feldes zu tolerieren, das hängt mit der Akkommodationsökonomie zusammen.

Im genebelten, also myopen Zustand, ist es immer besser zu fragen, ob es schwärzer geworden ist, denn scharf, klar oder deutlich kann es im genebelten Zustand eigentlich gar nicht sein, und ob der Bildeindruck besser geworden ist, läßt sich auch nur schwer entscheiden. Wichtig ist es ferner, daß die Zeit, die beim Umschalten zwischen zwei Zuständen vergeht, möglichst kurz ist, weil man zwei sukzessive dargebotene Zustände um so besser vergleichen kann, je kürzer die Pause ist. Am besten ist immer eine simultane Darbietung, wie sie z. B. beim Rot-Grün-Verfahren durchgeführt wird, sie ist aber beim Gläserwechsel prinzipiell nicht möglich.

Stufungstabellen

Zweck der Stufungstabelle ist es, möglichst schnell zum richtigen Ergebnis zu kommen. Es hat keinen Zweck, jemanden, der einen Visus von 0.2 hat, mit 0.25er Gläsern zu korrigieren, denn er kann die dadurch bewirkte Änderung überhaupt nicht erkennen. Einen Anhaltspunkt gibt die Tab. 3.9.1.

Muß man davon ausgehen, daß die Ursache für den schlechten Visus nicht in einer sphärischen Ametropie, sondern im Astigmatismus begründet liegt, so gilt ganz allgemein, daß ein Astigmatismus den Visus im Mittel nur halb so stark beeinflußt wie ein zahlenmäßig gleicher sphärischer Wert (Tab. 3.9.2).

(Nach einem Vortrag, den Herrn Dipl.-Optiker Günther Plath bei den Münchener Refraktionskursen hält, sowie seinem Skriptum aus dem Jahr 1991.)

3.10 Stellenwert der Prismenkorrektion im Rahmen der Schielbehandlung
D. Friedburg

Optik des Prismas

Prismen gibt es als Einzelprisma (z. B. im Gläserkasten), zusammengefaßt als Prismenleiste sowie als Folien nach dem Prinzip des Fresnel-Prismas (Abb. 3.10.1).

Prismen können in Brillengläser eingeschliffen werden, die dann vorhandene Durchbiegung ändert prinzipiell nichts an deren optischer Wirkung. Prismen können in Brillen mit sphärischen und zylindrischen Wirkungen kombiniert werden. Solche Gläser können als peripherer Ausschnitt aus einer

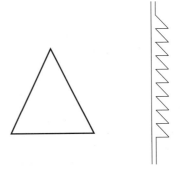

Abb. 3.10.1 Einzelprisma (links), Fresnel-Prisma (heute nur noch als Folienprisma gebräuchlich) rechts.

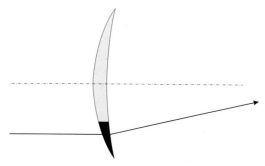

Abb. 3.10.2 Jedes sphärische Glas hat bei exzentrischem Strahlengang eine prismatische (Neben-)Wirkung. Für Zylindergläser gilt das auch, nur hat diese Wirkung ein Maximum senkrecht zur Zylinderachse und in Richtung der Achse den Wert 0. Bei schräger Achslage entsteht also eine prismatische Nebenwirkung mit schräger Basislage, die Berechnung ist im Text erklärt.

großen Brillenglasscheibe betrachtet werden, jedes sphärische Glas hat außerhalb der optischen Achse eine prismatische Wirkung, das gilt auch für Zylindergläser entsprechend ihrer Wirkung (Abb. 3.10.2).

Abbildung durch Prismen

Sind Prismen – wie üblich – aus optisch dichterem Material als die Umgebung, brechen sie das Licht immer zur Basis hin. Der Winkel ist abhängig von der Stärke des Prismas und von dem Winkel, unter dem das Licht auf das Prisma trifft. Bei symmetrischem Durchgang – der einfallende Strahl hat den gleichen Winkel zur Eingangsfläche wie der austretende zur Ausgangsfläche – lenken Prismen minimal ab, dieser Winkel wird üblicherweise bei der Bezeichnung der Prismen verwendet. Maß der Ablenkung durch Prismen ist dieser minimale Winkel in Grad gemessen oder die Angabe cm/m (früher Prismendioptrie, Abb. 3.10.3): In der Distanz d = 1 Meter lenkt ein Prisma von der Stärke 1 cm/m einen Lichtstrahl um h = 1 cm ab. 1 cm/m entspricht einem Winkel von ca. 0.57°.

Aus der Tatsache, daß die Lichtablenkung von Prismen vom Einfallswinkel abhängt, ergibt sich eine Verzeichnung, die Raumkoordinaten bei Blick durch ein Prisma werden nicht gleichmäßig verschoben, da sie ja zwangsläufig unter verschiedenen Einfallswinkeln gesehen werden.

Die prismatische Nebenwirkung von Brillengläsern bei außeraxialem Durchblick kann nach der Prentice-Formel abgeschätzt werden: Die prismatische Ablenkung ist gleich dem Produkt aus der Brechkraft D des Glases und der Höhe h der Durchblickstelle über dem optischen Mittelpunkt (Abb. 3.10.4).

Formel nach Prentice :

$$A\ [^{cm}/_m] = D\ [dpt] \cdot h\ [cm]$$

Für Zylindergläser (Achsenlage nach Tabo in Grad = α) gilt

bei horizontal exzentrischem Strahldurchtritt:

$$A\ [^{cm}/_m] = D\ [dpt] \cdot h\ [cm] \cdot \sin \alpha$$

bei vertikal exzentrischem Strahldurchtritt:

$$A\ [^{cm}/_m] = D\ [dpt] \cdot h\ [cm] \cdot \cos \alpha$$

Die Basis des Prismas liegt senkrecht zur Zylinderachse, ob nach oben oder unten läßt sich am einfachsten mit Hilfe einer Skizze feststellen.

Dispersion

Die Brechung durch Prismen ist abhängig von der Lichtwellenlänge, kurzwelliges Licht (blau) wird stärker abgelenkt als langwelliges (rot). Hierdurch entstehen Farbsäume und die Sehschärfe sinkt (bei prismatischen Brillengläsern von 1.0 auf 0.5 bei 15 cm/m – Berechnungen von Reiner).

Berechnungen bei Prismenverordnung

Sollen Prismen zur gleichzeitigen Korrektion in horizontaler und vertikaler Richtung verwendet werden, kann man sie schräg einsetzen oder auf beide Augen so verteilen, daß ein Auge ein horizontales, das andere ein vertikales Prisma erhält. Abb. 3.10.5 zeigt ein Nomogramm zur Berechnung (nach Friedburg und Rüßmann). Diesem Nomogramm kann man auch entnehmen, daß für kombinierte Korrektion horizontal/vertikal schräge Prismen, verteilt auf beide Augen, weniger stark und damit günstiger sind.

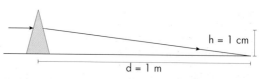

Abb. 3.10.3 Prismenwirkung. Die Ablenkung eines Lichtstrahles um 1 cm in 1 m Entfernung entspricht der Wirkung 1 cm/m (1 Prismendioptrie). 1 cm/m = 0.57°.

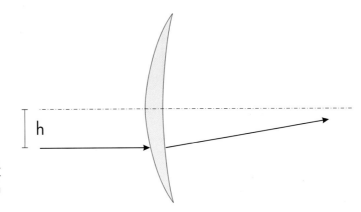

Abb. 3.10.4 Prentice-Formel: A [cm/m] = D [dpt] · h [cm]. Zylinder müssen entsprechend Legende zu Abb. 3.10.2 berücksichtigt werden.

Prismen in der Schielbehandlung

Diagnostik

Zur Messung von Winkeln werden Einzelprismen oder Prismenleisten verwendet. Für beide gilt, daß sie mit symmetrischem Strahlendurchtritt verwendet werden müssen. Bei Prismenleisten ist dies einigermaßen realisiert, wenn die augenseitige Fläche der Leiste parallel zur Frontalebene gehalten wird, was sich bei üblicher Handhabung von selbst ergibt (Abb. 3.10.6).

Die Ablenkung um 1 cm/m entspricht ca. 0.57°. Die Brille beeinflußt mit ihrer prismatischen Nebenwirkung zusätzlich den Winkel, im Nomogramm in Abb. 3.10.7 können die resultierenden Winkel abgelesen werden.

Prismen bei Lähmungsschielen

Eigentlich ist ein Prismenausgleich bei Lähmungsschielen deswegen nicht so effektiv, weil der Schielwinkel je nach Blickrichtung erheblich wechselt. Trotzdem bieten Prismen eine relativ gute Möglichkeit, Patienten mit Lähmungsschielen vorübergehend zu helfen. Dies ist deswegen so wichtig, weil in vielen Fällen die Lähmung sich weitgehend zurückbildet. Man muß deswegen mit der Operation lange (ca. 1 Jahr) warten, da sich in dieser Zeit der Winkel noch erheblich ändern kann. Zur Überbrückung sind Prismenfolien geeignet, da man sie bei Winkeländerungen wechseln kann. Das schwächste Prisma, das ohne Kopfzwangshaltung den Winkel kompensiert, ist das beste.

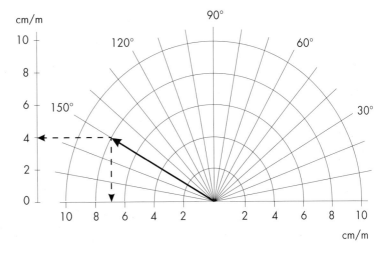

Abb. 3.10.5 Nomogramm zur Bestimmung der Prismenstärke bei schräger Basislage. Jedes schräg liegende Prisma kann durch ein horizontales auf dem einen und ein vertikales auf dem anderen Auge realisiert werden und umgekehrt. Beispiel: 8 cm/m Basis 150° ergibt die Kombination von 7 cm/m Basis 180° mit 4 cm/m Basis 90°. Achtung! Bei Wechsel der Seite Basislage umkehren. Das Beispiel würde für das rechte Auge „Basis außen und oben" bedeuten, wird die Höhe als Prisma am linken Auge ausgeglichen, muß Basis unten eingesetzt werden.

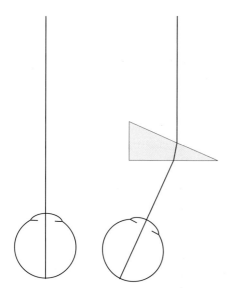

Abb. 3.10.6 Prismen vor einem schielenden Auge. Die Bedingung zur minimalen Ablenkung wird in der Praxis näherungsweise eingehalten, wenn man die Prismen mit ihrer Rückfläche frontoparallel hält.

Prismen zum Ausgleich kleiner Winkel

Bei kleinen Schielwinkeln – und bestehendem, meistens aber reduziertem Binokularsehen – kann ein Ausgleich auch des kleinen Winkels zur Besserung des Binokularsehens wünschenswert sein. In solchen Fällen ist ein Ausgleich mit Prismenfolien ein guter Test. Ist das Binokularsehen mit Prismenfolie besser und bleibt der Winkel sehr klein (wenige Grad), kann in seltenen Fällen auch eine Dauerkorrektion mit Prismenbrille sinnvoll sein. Eine längere Testzeit mit Prismenfolien schützt vor Enttäuschungen. Sie zeigt vor allem, ob der Winkel wirklich so klein bleibt, daß man nicht operieren will. Trotz der Möglichkeit der Korrektion mit Prismenbrille ist die Operation auch kleiner Winkel wohl dankbarer.

Prismen zur Operationsvorbereitung

Die Möglichkeit der leichten Änderung bei Verwendung von Folienprismen wird in einigen Fällen zur Operationsvorbereitung genutzt. Besonders bei intermittierender Divergenz mit ihrer oft hohen Ausgleichsinnervation führen einige Kliniken einen präoperativen Prismenaufbau durch, der die Ausgleichsinnervation abbauen soll. Die Dauer beträgt einige Wochen, Folienprismen werden wegen der möglichen Winkeländerung und des geringeren Preises benutzt.

Auch vor einer Kestenbaum-Operation wegen Nystagmus mit Kopfzwangshaltung kann mit Folienprismen das Ausmaß der erforderlichen Winkeländerung bestimmt werden.

Nachteile der Prismenkorrektion

Prismen verschlechtern die Sehschärfe wegen der Dispersion (Reiner 1974), Folienprismen sind noch wesentlich ungünstiger als Prismenbrillen.

Prismen verzeichnen, denn bei unterschiedlichen Einfallswinkeln ist ihre Wirkung unterschiedlich stark (siehe 1.2.).

Prismen sind nicht geeignet bei Zyklotropie

Bei Inkomitanz sind Prismen nur bedingt geeignet.

Schließlich ist eine Prismenbrille immer eine „Krücke", sie hilft nur, solange sie getragen wird, bei Absetzen gibt es Doppelbilder! Hinzu kommt, daß an den Sitz einer Prismenbrille sehr hohe Anforderungen gestellt werden müssen. Sitzt eine Brille mit horizontal wirkenden Prismen (Basis außen oder innen) schief, entsteht eine vertikale Prismenkomponente, die den gewünschten Effekt vollständig zunichte machen kann.

3.11 Asthenopische Beschwerden und Brille
E. Hartmann

Asthenopie kommt aus dem Griechischen und bedeutet wörtlich übersetzt „kraftloses Auge". Etwas freier übersetzt könnte man „Sehschwäche" sagen, obwohl natürlich nicht jede Sehschwäche etwas mit Asthenopie im engeren Sinne und Asthenopie nichts mit Amblyopie zu tun hat. Asthenopien sind Sehbeschwerden, die nicht mit pathologischen Veränderungen des Auges oder des visuellen Systems zusammenhängen und deren Ursache in einer Wechselwirkung des Sehorgans mit der Umwelt zu suchen ist. Asthenopische Beschwerden zeigen ein

3.11 Asthenopische Beschwerden und Brille

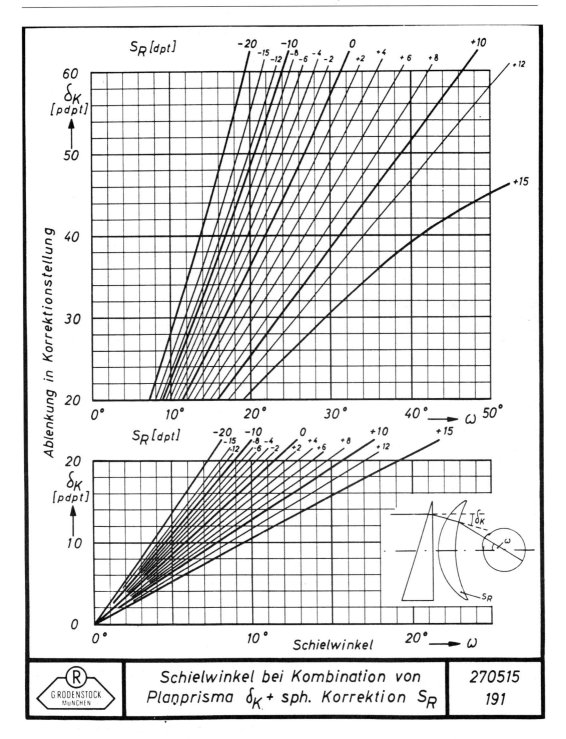

Abb. 3.10.7 Nomogramm zur Bestimmung des Schielwinkels in Abhängigkeit von der getragenen Brille. Ausgehend von dem mit Prismen gemessenen Winkel in cm/m (pdpt) auf der Ordinate des Nomogramms sucht man die zugehörige Brillenglas-Kurve und findet (senkrecht nach unten gehend) auf der Abszisse den gemessenen Schielwinkel. Beispiel: Gemessen 40 cm/m bei Brille +12.0 dpt ergibt einen Schielwinkel von 34°.

Mißverhältnis zwischen Sehanforderung und Sehvermögen an. Sie treten daher in der Regel auch nur im Zusammenhang mit ganz bestimmten und für die Person relativ schwierigen Sehaufgaben in Erscheinung. Asthenopische Beschwerden können sowohl beim Sehen in die Nähe (Naharbeit), als auch beim Sehen in die Ferne auftreten (Kraftfahrer). Die Sehbeschwerden bei Naharbeit überwiegen aber bei weitem. Symptome für asthenopische Beschwerden sind Spannungs- oder Druckgefühl im Augenbereich, brennende Augenlider, Verschwimmen der Buchstaben beim Lesen, schnelle Ermüdung, Tränenfluß, Lichtscheu, Blepharitis, Augenflimmern bis hin zu Kopfschmerzen, Migräne und Schwindelanfällen. Sieht man von der optischen Asthenopie ab, so ist die Sehschärfe an sich nicht herabgesetzt. Wenn derartige Beschwerden auch keine ernsthaften und anhaltenden Krankheitserscheinungen zur Folge haben, so sollte man sie doch ernst nehmen, weil sie nicht nur zu einer Beeinträchtigung der Arbeitsleistung, sondern letzten Endes auch zu psychischen Störungen führen können. Rasche Ermüdbarkeit zählt zwar zu den Symptomen der asthenospischen Beschwerden, visuelle Ermüdung als Folge einer Allgemein-Ermüdung darf aber nicht mit asthenopischen Beschwerden verwechselt werden.

Optische Asthenopie

Unter optischer Asthenopie verstehen wird die fehlerhafte Korrektur des Einzelauges, sei es, daß der sphärische Wert nicht zur Vollkorrektur führt, sei es, daß der Astigmatismus des Einzelauges nicht oder falsch korrigiert wurde. Optische Asthenopie führt ganz allgemein zu einer Minderung der Sehschärfe, als deren Folge die Sehaufgaben am Arbeitsplatz nur noch mit Mühe gelöst werden können. Aber auch wenn die Sehschärfe einwandfrei korrigiert ist, kann es zu optischer Asthenopie kommen, denn sie tritt immer dann auf, wenn die vorhandene Sehschärfe für die jeweilige Sehaufgabe unzureichend ist (Abb. 3.11.1). Wenn beispielsweise zur Durchführung einer bestimmten Sehaufgabe eine Sehschärfe von mindestens 0.8 notwendig ist, damit sie gerade erfüllt werden kann, so wird bei einer Sehschärfe von 0.5 die Aufgabe nur noch zu 50 % korrekt durchgeführt werden können. Verfügt man aber über eine Sehschärfe von 1.5, so kann man die Sehaufgabe bequem lösen, weil die Sehschärfe etwa doppelt so hoch ist wie diejenige, die notwendig ist, um die Aufgabe gerade noch durchführen zu können. Das bedeutet, daß man die Sehaufgabe mit einer entsprechenden Reserve an Sehschärfe bequem und komfortabel erledigen kann. Asthenopische Beschwerden bekommt in diesem Fall keineswegs derjenige mit einer Sehschärfe von 0.5, denn er kann die Arbeit überhaupt nicht oder nur für so kurze Zeit verrichten, daß es nicht zu Beschwerden kommt. Asthenopische Beschwerden bekommt derjenige mit einer Sehschärfe von 0.8, der zwar in der Lage ist, die Aufgabe zu lösen, der aber ununterbrochen an der Grenze seiner visuellen Leistungsfähigkeit arbeitet.

Akkommodative Asthenopie

Akkommodative Asthenopie kann auftreten, wenn der Arbeitsabstand nicht dem Akkommodationsvermögen entspricht. Ursachen können sein: Pres-

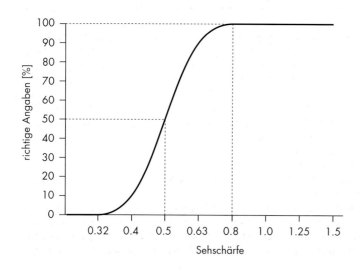

Abb. 3.11.1 Erkennungsrate für Sehschärfeanforderung 0.5 in Abhängigkeit von der tatsächlich vorhandenen Sehschärfe. Bei einer Sehschärfe von 0.8 werden zwar praktisch keine Fehler mehr gemacht, man muß aber äußerst konzentriert und angestrengt lesen. Bei Visus 0.5 wird nur die Hälfte der Buchstaben richtig erkannt. Verfügt man aber über eine Sehschärfe von 1.25 oder höher, so kann man die Sehaufgabe bequem und ohne besondere Anstrengung auch für längere Zeit erledigen.

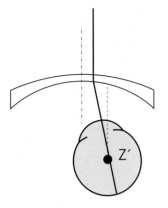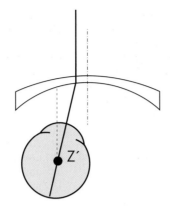

Abb. 3.11.2 Eine beidseitige Dezentrierung von Minusgläsern nach temporal führt zu einer Belastung der Fusion in die Divergenz. Dies kann sehr schnell asthenopische Beschwerden verursachen (siehe auch Abschnitt 4.3).

byopie, Hyperopie, Akkommodationsschwäche, Pendeln der Akkommodation bei starkem Astigmatismus oder auch bei mehrfarbiger Beleuchtung. Hier sei ganz besonders auf die Presbyopie als Ursache der akkommodativen Asthenopie hingewiesen, weil sie jeden Menschen früher oder später trifft und weil sich selbst Fachleute lange Zeit mit asthenopischen Beschwerden herumquälen, ehe sie sich dazu durchringen können, eine Brille zu tragen. Es ist leicht einzusehen, daß eine stärkere Hyperopie auf dem Weg über die Akkommodation-Vergenz-Kopplung zu asthenopischen Beschwerden in der Nähe führt. Hier sollte aber auch immer daran gedacht werden, daß die plötzliche volle Korrektur einer lange bestehenden Hyperopie ebenfalls zu Beschwerden führen kann, weil sich im Laufe der Zeit ein falsches Zusammenspiel von Akkommodation und Vergenz eingestellt hat, das erst allmählich wieder angepaßt werden muß. Daß Akkommodationsschwäche in der Nähe zu schlechter Sehschärfe führt und damit zu asthenopischen Beschwerden, ist verständlich. Bei hyperopem Astigmatismus oder bei mehrfarbiger Beleuchtung kommt es vor, daß beim Sehen zwischen den Hauptschnitten oder Brennpunktslagen verschiedener Lichtfarben (chromatische Aberration) hin und her akkommodiert wird. Auch das führt, einmal auf sensorischem Wege, zum anderen über die Akkommodations-Vergenz-Kopplung zu asthenopischen Beschwerden, die sich durch Korrektur des Astigmatismus bzw. durch Wahl geeigneter farbiger Vorlagen oder einer besseren Beleuchtung beseitigen lassen. Akkommodative Asthenopie tritt aber auch ganz allgemein als Folge schlechter Beleuchtung auf, weil der herabgesetzten Sehschärfe durch entsprechende Annäherung des Arbeitsgutes begegnet werden muß (Abb. 1.2.3). Dabei wird dann manchmal der komfortable Akkommodationsbereich verlassen, was zu asthenopischen Beschwerden führt. Presbyopie macht sich immer zuerst bei schlechter Beleuchtung bemerkbar (Nachtpresbyopie).

Muskuläre Asthenopie

Muskuläre Asthenopie tritt bei Konvergenzschwäche auf, auch bei unkorrigierter Myopie, bei Hyperopie und Naharbeit, bei Esophorie und Fernarbeit (Autofahren), bei allen Arten von Heterophorie, aber auch bei arbeitsbedingtem häufigem Akkommodations- bzw. genauer Vergenzwechsel, nicht aber bei Versionen. Selbst bei völlig intaktem Binokularsehen und komfortabler Sehschärfe führt häufiger Vergenzwechsel sehr schnell zu asthenopischen Beschwerden, deren Ursache einzig und allein durch die Sehaufgabe bedingt ist. Dabei genügen schon geringe Entfernungsunterschiede, um Beschwerden auszulösen. Es ist daher an allen Arbeitsplätzen sorgfältig darauf zu achten, daß Vergenzbewegungen nach Möglichkeit vermieden werden (gleiche Arbeitsabstände!). Eine gar nicht so seltene Ursache für muskuläre Asthenopie ist bei Minusgläsern die Dezentrierung nach außen (siehe Abschnitt 4.3). Abb. 3.11.2 zeigt, daß beim Blick in die Ferne eine Divergenzstellung erzwungen wird, die sehr leicht zu asthenopischen Beschwerden führt.

Sensorische Asthenopie

Sensorische Asthenopie entsteht als Folge von Aniseikonie. Hier kann trotz ausreichender Akkommodation und Fusion nur schwer oder gar nicht Einfachsehen erreicht werden. Abhilfe schafft nur eine

Korrektur der Aniseikonie, soweit dies überhaupt möglich ist. Auch die Korrektur des Astigmatismus obliquus wirft Probleme auf (Frick 1987). Es kommt immer wieder vor, daß bei schiefen Zylindern erhebliche Störungen des räumlichen Sehens auftreten, die u. U. so stark sein können, daß die Brille abgelehnt wird. Vor allem Handwerker haben oft große Schwierigkeiten: Ebene Flächen scheinen anzusteigen oder abzufallen, Bordsteinkanten erscheinen höher oder niedriger als sie tatsächlich sind, die Steigung von Treppen wird falsch eingeschätzt, Handwerker können Winkel nicht mehr richtig beurteilen, Bohrungen erscheinen schief, obwohl sie in Wirklichkeit gerade sind usw. Damit solche Erscheinungen auftreten können, müssen mehrere Dinge zusammenkommen:

1. Mindestens eine Zylinderachse muß schief sein.
2. Sind beide Zylinderachsen schief, so tritt diese Störung nur auf, wenn die Achsen nicht parallel liegen.
3. Schon ein Zylinder von 0.5 dpt kann zu Sehstörungen führen, größere natürlich erst recht.
4. Jede Änderung einer schiefen Zylinderachse nach Betrag oder Richtung kann Störungen verursachen, natürlich auch die Erstkorrektur bei schiefem Zylinder.
5. Eine Grundvoraussetzung wird fast immer übersehen: vor der Korrektur muß bereits eine gute Stereopsis vorhanden sein.

Wenn schiefe Achsen und Stereopsis zusammenkommen, so besteht die Gefahr für eine Störung des räumlichen Sehens im oben genannten Sinne. Das Auftreten einer solchen Störung ist aber keineswegs zwingend. Es gibt leider keine Möglichkeit vorherzusagen, welcher Patient auf die Korrektur schiefer Zylinder mit einer Störung seines Raumempfindens reagiert und welcher nicht. Eine Hilfe haben wir allerdings: wenn bei der Erstkorrektur mit schiefen Zylindern keine Störungen beobachtet wurden, so wird bei einer Änderung der astigmatischen Korrektur im allgemeinen auch keine Störung auftreten. Auf jeden Fall muß der Patient auf die Möglichkeit von Störungen bei schiefen Zylindern hingewiesen werden. Es wäre falsch, ihm weiszumachen, daß diese Störungen wirklich in keiner Situation mehr auftreten können. Trägt die Korrektur mit schiefen Zylindern nur unwesentlich zur Verbesserung der Sehschärfe bei, so sollte man sie lieber unterlassen, vor allem bei Handwerkern.

Nützlich ist es, dem Patienten mit Astigmatismus obliquus die Korrektur in die Probierbrille zu geben und ihn im Raum umherblicken und umhergehen zu lassen (Trageversuch!). Bemerkt der Patient dabei keine Störung, auch dann nicht, wenn man ihn auf die Möglichkeit aufmerksam gemacht hat, so kann man die schiefen Zylinder mit einigermaßen gutem Gewissen verordnen. Eine Garantie hat man allerdings immer noch nicht.

Eine wenig bekannte Ursache für sensorische Asthenopie ist der Fusions- und Leuchtdichtewettstreit. An den meisten Arbeitsplätzen tritt heute auf der Arbeitsoberfläche oder auf dem Arbeitsgut mehr oder weniger starker Glanz auf, der zu einem Fusionswettstreit führen kann. Abb. 3.11.3 zeigt schematisch vereinfacht die Auswirkung: Der Beobachter blickt mit beiden Augen A auf die Arbeitsfläche F und fixiert dort den schwarzen Ring. Gleichzeitig erscheinen von der Lichtquelle L auf der glänzenden Fläche F Doppelbilder bei L' und L'', weil sich die Lichtquelle in einem anderen optischen Abstand vom Beobachter befindet wie die Sehaufgabe. Nun geht von den beiden Doppelbildern L' und L'' ein Fusionsreiz aus, der um so stärker ist, je größer die Leuchtdichte der Reflexe ist und je näher sie beieinander liegen. Dieser Fusionsreiz tritt in Konkurrenz zur Fusion des Arbeitsgutes, im vorliegenden Fall zum Kreisring auf der Fläche F und löst so einen Fusionswettstreit aus, der, wie alle Wettstreiterscheinungen, zu asthenopischen Beschwerden führt. Auf eine etwas andere Weise kommt es zum Leuchtdichtewettstreit: Auch er tritt vorwiegend im Zusammenhang mit Glanz in Erscheinung. Blickt man auf eine nicht vollkommen matte und nicht ganz ebene Fläche und schließt bei ruhig gehaltenem Kopf einmal das

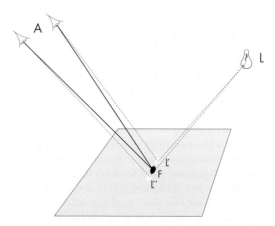

Abb. 3.11.3 Fusionswettstreit durch Glanzbilder einer Lichtquelle auf einer glänzenden Arbeitsfläche (Erläuterung siehe Text).

eine und einmal das andere Auge, so sieht man, daß sich die Leuchtdichteverteilung auf dem Arbeitsgut ändert. Das bedeutet aber, daß korrespondierende Netzhautstellen beider Augen unterschiedlichen Leuchtdichten im Außenraum entsprechen, was wiederum zu einer Wettstreiterscheinung, nämlich zum Leuchtdichtewettstreit führt. Auch dadurch werden Beschwerden ausgelöst, die dem Bereich der sensorischen Asthenopie zuzurechnen sind. Ebenso ruft eine falsche Lichtfarbe asthenopische Beschwerden hervor. Es sei daran erinnert, daß Licht, das einen mehr oder weniger hohen Blauanteil hat, eine Myopie in der Ferne erzeugt und daß Licht mit zu hohem Rotanteil speziell bei presbyopen Personen in der Nähe zu Schwierigkeiten führen kann. Ursache ist die chromatische Aberration des Auges. Wenngleich der Einfluß der Lichtfarbe auf den Sehvorgang mehr dem Bereich der optischen als der sensorischen Asthenopie zuzurechnen ist, so gehört er doch zu den Ursachen asthenopischer Beschwerden, die umweltbedingt sind.

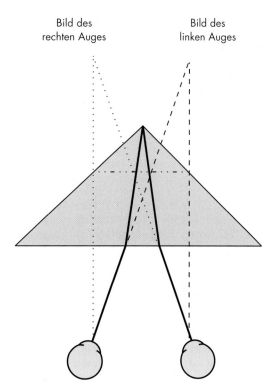

Abb. 3.11.4 Rechtwinkelprisma zur Bestimmung des Führungsauges. Der Patient gibt an, durch welches seiner Augen die Prismenkante verläuft.

Nervöse Asthenopie

Sie tritt vor allem bei vegetativ-dystonen Menschen mit leichter Erschöpfbarkeit auf, bei allgemeinem Schwächezustand und in der Rekonvaleszenz. Anomalien des Sehorgans bzw. der Refraktion liegen meist nicht vor. Hier hilft nur eine allgemeine Behandlung sowie eine vernünftige Regelung von Arbeitszeit und Lebensweise.

Allgemeines zur Asthenopie

Asthenopie tritt bei jeder Form von Überbeanspruchung auf wie z. B. bei langem Lesen, streng fixiertem Blick, bei Blendung, bei geringen Kontrasten wie sie beispielsweise bei farbiger Schrift auf farbigem Untergrund auftreten können, beim Autofahren in der Nacht, bei Nebel, Schneetreiben oder starkem Regen, d. h. also ganz allgemein bei jeder Tätigkeit an der Grenze der Leistungsfähigkeit des visuellen Systems. Dabei ist es gleichgültig, ob das Einzelauge an der Grenze seiner Leistungsfähigkeit arbeitet (bei intaktem Binokularsehen) oder ob das Binokularsehen gerade noch aufrecht erhalten werden kann, obwohl die Sehaufgabe an das Einzelauge keine besonderen Ansprüche stellt. Es ist daher sicher nicht richtig, wenn man beim Auftreten asthenopischer Beschwerden immer nur an Störungen des Binokularsehens denkt. Man sollte im Gegenteil zuerst sicherstellen, **daß alle nicht binokular bedingten Ursachen für Sehstörungen beseitigt sind**, ehe man zu binokularen Korrekturmaßnahmen greift. Erst wenn man sicher sein kann, daß gravierende asthenopische Beschwerden ausschließlich auf binokulare Störungen zurückzuführen sind, ist es gerechtfertigt, mit Prismen oder operativen Maßnahmen in das Binokularsehen einzugreifen. Auf die Indikation zur Prismenkorrektur wurde im vorigen Abschnitt 3.10 ausführlich eingegangen.

Führungsauge

In diesem Zusammenhang sind einige Bemerkungen anzufügen, die mit dem Führungsauge zusammenhängen. Wahrscheinlich hat jeder Mensch ein Führungsauge, auch wenn es im Einzelfall nicht immer ganz leicht zu entdecken ist. Das Führungsauge ist maßgebend für die Richtungslokalisation.

Sie entscheidet darüber, was subjektiv „geradeaus" ist. Es besteht kein Zusammenhang zwischen dem Führungsauge und der Händigkeit. Das Führungsauge ist nicht immer dasjenige mit der besseren Sehschärfe, sehr viel schlechter als diejenige des Begleitauges kann die Sehschärfe des Führungsauges allerdings auch nicht sein, sonst geht die Führung verloren. Zur Bestimmung des Führungsauges sind verschiedene Methoden im Gebrauch. Am besten bewährt sich ein Rechtwinkelprisma oder ein Winkelspiegel. Der Patient blickt durch die längste Seite des Rechtwinkelprismas auf die hintere Kante und gibt an, durch welches Auge diese Kante verläuft (Abb. 3.11.4). Das Führungsauge ist bei der Behandlung asthenopischer Beschwerden von Bedeutung. Wird die Phorie mit Maddox-Zylindern geprüft, so sollte der Maddoxzylinder vor das Führungsauge gesetzt werden, um die Führung auszuschalten. Auf diese Weise erhält man die maximalen Phorien. Bei geringem Prismenbedarf oder Anisometropie sollte die Korrektur vor dem Führungsauge erfolgen. Wechselt bei einer Korrekturmaßnahme das Führungsauge, so ist sie zu unterlassen, da das Binokularsehen beeinträchtigt werden kann und oft asthenopische Beschwerden auftreten. Oft ist es auch besser, durch Unterkorrektur des nicht führenden Auges das Binokularsehen zu retten, als durch eine zu hohe Sehschärfe am Begleitauge Binokularstörungen zu erkaufen. Eine Benachteiligung des Führungsauges ist in jedem Fall zu unterlassen.

Es gibt kaum feste Regeln, bei welcher Horizontalphorie asthenopische Beschwerden auftreten. Das hängt offenbar damit zusammen, daß sich im Laufe der Entwicklung des Sehorgans die Fusionsbreite den Erfordernissen anpaßt. Man kann sogar zeigen, daß Menschen mit einem schwachen Fusionsvermögen eine größere Fusionsbreite haben als solche, deren Fusionsvermögen stark ausgeprägt ist.

Besonders ärgerlich ist es, wenn asthenopische Beschwerden durch Korrekturmaßnahmen hervorgerufen werden. Hier ist insbesondere auf die Auswirkungen prismatischer Korrekturen für die Ferne auf das Sehen in der Nähe zu achten. Das gilt für prismatische Nebenwirkungen ebenso wie für den veränderten Zusammenhang zwischen Akkommodationsaufwand und Akkommodationserfolg. Prismatische Korrekturen in der Ferne dürfen natürlich nur gegeben werden, wenn sie in der Nähe keine Störungen verursachen. Hier sollte eine graphische Analyse durchgeführt werden (Grimm 1975).

Asthenopische Beschwerden sind weder für den Patienten noch für den Augenarzt oder den Augenoptiker eine erfreuliche Erscheinung. Besonders frustrierend ist es aber, wenn das Bemühen um eine korrekte Refraktion dazu geführt hat, daß der Patient mit der alten Brille zufriedener ist als mit der neuen. Beim Übergang von einem Mehrstärkenglas zu einem Gleitsichtglas ist allerdings eine gewisse Eingewöhnungszeit üblich. Die Dauer hängt dabei wesentlich von der Stärke des Nahzusatzes ab.

4 Brille

4.1 Optik und Abbildungsfehler
B. Lachenmayr

Brillengläser besitzen eine Reihe von Abbildungsfehlern, die die optische Qualität und damit auch die Verträglichkeit der Brille bestimmen. Die Hersteller bemühen sich, soweit dies im Rahmen der physikalischen und technischen Möglichkeiten realisierbar ist, die Abbildungsfehler zu minimieren, wobei naturgemäß Kompromisse eingegangen werden müssen. Im folgenden sollen die wichtigsten Abbildungsfehler kurz besprochen und auf ihre Bedeutung für den Brillenträger eingegangen werden.

Sphärische Aberration (Öffnungsfehler)

In den Abschnitten 1.1 und 1.2 wurde die sphärische Aberration des Auges besprochen. Dieser Abbildungsfehler tritt im Prinzip bei jedem optischen System auf (Abb. 4.1.1): Strahlen, die als Parallelstrahlen in unterschiedlichem Abstand von der optischen Achse auf das abbildende System auftreffen, werden auf unterschiedliche Brennpunkte abgebildet. Für jede Einfallshöhe existiert ein eigener Brennpunkt, so daß kein singulärer Brennpunkt im eigentlichen Sinne vorliegt, sondern eine Art Brennlinie. Die einhüllende Kurve wird als Kaustik bezeichnet. Wenn das einfallende Strahlenbündel abgeblendet wird, kann dieser Abbildungsfehler reduziert werden, daher auch die Bezeichnung Öffnungsfehler: Die sphärische Aberration wirkt sich nur aus, wenn große Strahlquerschnitte gleichzeitig vom optischen System abgebildet werden.

Die sphärische Aberration einer Optik ist um so größer, je unsymmetrischer ihre brechenden Flächen konfiguriert sind (Abb. 4.1.2). So ist der Öffnungsfehler bei annähernd symmetrischen Bi-Linsen sehr gering, bei meniskusartigen Gläsern, so wie sie in der Brillenglasherstellung heute fast ausschließlich Verwendung finden, ist die sphärische Aberration hoch. Allerdings ist sie für den Brillenträger nur wenig von Bedeutung, da durch die Strahlbegrenzung der Pupille hinter dem Brillenglas ohnehin nur ein kleiner Bündelquerschnitt gleichzeitig zur Abbildung am Augenhintergrund beiträgt (Abb. 4.1.3). Im übrigen kann die sphärische Aberration durch Verwendung asphärisch geschliffener Glasflächen reduziert werden, so daß praktisch die Möglichkeit der Minimierung dieses Abbildungsfehlers gegeben ist.

Chromatische Aberration (Farbfehler)

Der Brechungsindex von Glas, beispielsweise Brillenkron, ist wellenlängenabhängig (Abb. 4.1.4). Am kurzwelligen Ende des Spektrums, also im blauen Bereich, ist er etwas höher als am langwelligen Ende. Dieses Phänomen bezeichnet man als Dispersion (siehe Abschnitt 1.1). Folge ist, daß die brechende Wirkung einer Glaslinse, also auch eines Brillenglases, für unterschiedliche Wellenlängen

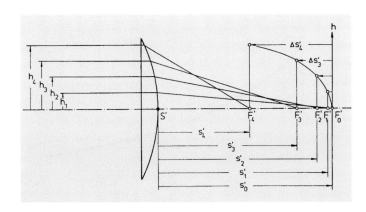

Abb. 4.1.1 Sphärische Aberration (Öffnungsfehler, aus Reiner 1982). Strahlen, die in unterschiedlicher Einfallshöhe von der optischen Achse auf das abbildende System auftreffen (h_1 bis h_4), werden auf unterschiedliche Brennpunkte fokussiert (F'_1 bis F'_4). Je höher die Einfallshöhe, desto kürzer wird die resultierende Schnittweite (s').

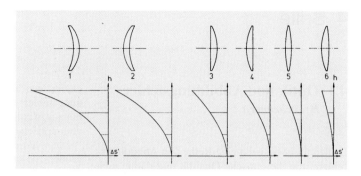

Abb. 4.1.2 Sphärische Aberration von Sammellinsen gleicher Stärke mit unterschiedlicher Form (aus Reiner 1982). Die sphärische Aberration ist am geringsten bei annähernd symmetrischen Bilinsen (Nr. 5 und 6), sie ist sehr hoch bei Meniskuslinsen, wie sie für Brillengläser Verwendung finden (Nr. 1 und 2).

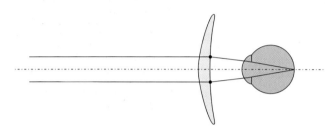

Abb. 4.1.3 Die sphärische Aberration des Brillenglases ist in der Praxis unbedeutend, da durch die Pupille des Auges gleichzeitig immer nur ein kleiner Ausschnitt aus dem gesamten Brillenglas wirksam ist, innerhalb dessen die sphärische Aberration vernachlässigt werden kann.

des weißen Lichtes unterschiedlich ist und somit für verschiedene Farben unterschiedliche Brennpunkte entstehen (zumindest strenggenommen für monochromatisches Licht). Dies führt zu chromatischen Abbildungsfehlern, zur sogenannten chromatischen Aberration, wobei Farbenlängsfehler und Farbenquerfehler zu unterscheiden sind. Beim **Farbenlängsfehler** (Abb. 4.1.5) resultieren für monochromatische Lichter unterschiedlicher Wellenlänge unterschiedliche Brennpunktslagen: Der kurzwellige Anteil wird stärker gebrochen als der langwellige Anteil. Wenn sich das Auge beispielsweise auf den grünen Bereich einstellt, also den Bereich, in dem gemäß der V_λ-Kurve die höchste spektrale Hellempfindung vorliegt, so entstehen um Objekte, die im grünen Bereich scharf gesehen werden, unscharfe Farbsäume (rötlich und bläulich). Dies kann dazu führen, daß bei ungünstiger Beleuchtung mit stärkeren Farbanteilen Akkommodationsschwankungen auftreten, da einmal auf den blauen Anteil des Bildes fokussiert wird, einmal auf den roten Anteil. Dadurch können am Arbeitsplatz asthenopische Beschwerden hervorgerufen werden (siehe Abschnitt 3.11). Das gleiche Phänomen führt dazu, daß die Bildgrößen für verschiedene Farbkomponenten unterschiedlich sind,

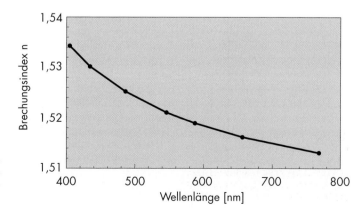

Abb. 4.1.4 Dispersion: Abhängigkeit des Brechungsindex von Glas (hier Brillenkron) von der Wellenlänge.

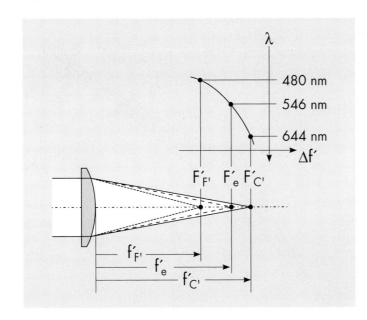

Abb. 4.1.5 Chromatische Aberration, Farbenlängsfehler. Durch die Dispersion der Optik kommt es zu einer unterschiedlichen Abbildung für verschiedene spektrale Komponenten. Für drei Wellenlängen (F' = 480 nm, e = 546 nm C' = 644 nm) sind die zugehörigen Brennpunkte eingezeichnet. Oben im Bild ist die materialabhängige Dispersion dargestellt, also die Verschiebung der Brennweite in Abhängigkeit von der Wellenlänge.

es resultiert eine farbige Vergrößerungsdifferenz, der **Farbenquerfehler** (Abb. 4.1.6). Die chromatische Aberration von Brillengläsern kann nie vollständig eliminiert werden, sie kann bestensfalls durch Verwendung von Materialien mit geringer Dispersion, also hoher Abbescher Zahl reduziert werden. Auf die Bedeutung der Abbeschen Zahl wird in Abschnitt 4.2 bei der Besprechung der Brillenglasmaterialien genauer eingegangen.

Astigmatismus schiefer Bündel

Die uns vertrauten einfachen geometrisch-optischen Konstruktionen gelten nur in einem sehr engen Bereich, dann nämlich, wenn die Gesetze der Gaußschen Optik Gültigkeit besitzen. Dies ist dann der Fall, wenn der Einfallswinkel eines Lichtstrahls auf die brechende Oberfläche des Glases nur geringfügig, nämlich **weniger als 5°** von der Flächennormalen abweicht (dann gilt: $\sin\alpha \approx \alpha$). In der Realität, so auch beim Brillenträger, treten jedoch größere Abweichungen des Einfallswinkels von der Flächennormalen auf, so daß die einfachen Gesetze der Gaußschen Optik nicht mehr Gültigkeit haben. So tritt unter anderem das Phänomen auf, daß bei stärker geneigtem Strahlbündel, also bei größeren Einfallswinkeln α keine punktförmige (stigmatische) Abbildung mehr resultiert, son-

Abb. 4.1.6 Chromatische Aberration, Farbenquerfehler. Durch die unterschiedlichen Brennweiten für verschiedene spektrale Komponenten kommt es zu unterschiedlich großen Bildern.

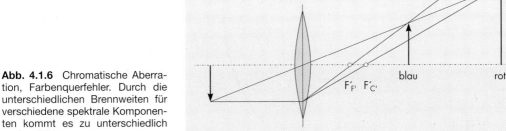

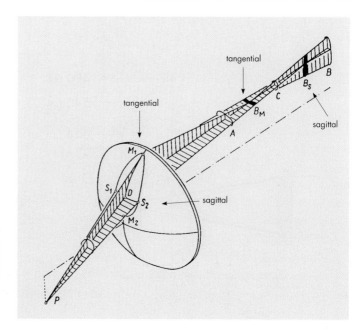

Abb. 4.1.7 Astigmatismus schiefer Bündel (aus Gobrecht 1987). Ein schräg auf die gezeichnete Linse auffallendes Strahlenbündel wird nicht mehr in einem Brennpunkt vereinigt, sondern astigmatisch abgebildet in Form von zwei zueinander senkrechten Brennlinien (B_M, B_S).

dern daß Astigmatismus auftritt, der dazu führt, daß ein Bildpunkt auf zwei zueinander senkrecht stehende Brennlinien in endlichem Abstand voneinander abgebildet wird (Astigmatismus schiefer Bündel, Abb. 4.1.7, siehe Abschnitt 3.2).

Zusätzlich zur astigmatischen Abweichung kommt es zu einer sphärischen Verschiebung (sogenannte sphärische Abweichung), wie dies in Abb. 4.1.8 schematisch dargestellt ist. Neben dem Astigmatismus, der dem Abstand der beiden Brennlinien (P'_t, P'_s) entspricht, weicht der Kreis kleinster Verwirrung (K), der in etwa in der Mitte zwischen beiden Brennlinien liegt, deutlich von der idealen sphärischen Bildwölbung ab (Fernpunktsphäre). Diese Verschiebung bezeichnet man als sphärische Abweichung.

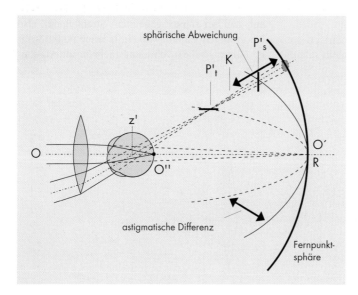

Abb. 4.1.8 Astigmatismus schiefer Bündel bei einem mit Brillenglas korrigierten hyperopen Auge (nach Reiner 1978). Die astigmatische Differenz ergibt sich durch den Abstand der beiden Brennlinien P'_t und P'_s, die sphärische Abweichung resultiert aus dem Abstand des Kreises kleinster Verwirrung K von der Fernpunktsphäre. Im Idealfall wären sowohl die astigmatische Differenz, als auch die sphärische Abweichung minimiert bzw. gleich Null. Dieser Zustand läßt sich jedoch nicht für alle Gebrauchssituationen von Brillengläsern realisieren, in der Praxis müssen Kompromisse eingegangen werden.

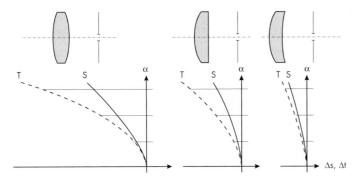

Abb. 4.1.9 Astigmatismus schiefer Bündel bei Linsen unterschiedlicher Durchbiegung (nach Reiner 1982). Für die drei oben gezeichneten optischen Systeme (Bikonvex-, Plankonvex- und Konvexkonkavlinse) ist jeweils unten der Astigmatismus schiefer Bündel für den tangentialen und sagittalen Schnitt dargestellt (T, S), α bezeichnet den Einfallswinkel. Bei durchgebogenen Systemen, also bei Menisken, wie sie für Brillengläser Verwendung finden (rechts), ist der Astigmatismus schiefer Bündel am geringsten.

Der Astigmatismus schiefer Bündel ist bei einfachen Bi-Linsen besonders hoch, beispielsweise bei der in Abb. 4.1.8 gezeichneten Bikonvexlinse. Er wird vermindert, wenn durchgebogene Gläser verwendet werden: je stärker die Durchbiegung, um so geringer wird der Astigmatismus schiefer Bündel (Abb. 4.1.9).

Der Grund dafür, daß heute praktisch ausschließlich durchgebogene Brillengläser (Menisken) verwendet werden, liegt darin, den Astigmatismus schiefer Bündel zu minimieren. Historisch hat die Brillenglasentwicklung verschiedene Wege beschritten und unterschiedliche Schwerpunkte gesetzt. Der eine Weg war der, in erster Linie die **astigmatische Differenz**, also den Betrag des Astigmatismus schiefer Bündel zu reduzieren. Diese Entwicklung führte zu „punktuell abbildenden" Gläsern. Der andere Weg bestand darin, in erster Linie die **sphärische Abweichung** auszugleichen.

Derartige Gläser wurden als „isostigmatische oder refraktionsrichtige Gläser" bezeichnet. Man muß dazu erwähnen, daß jedwede Korrektur sowohl des Astigmatismus schiefer Bündel, als auch der sphärischen Abweichung nur für ganz bestimmte und letztlich willkürlich definierte Randbedingungen möglich ist. Der Astigmatismus schiefer Bündel ist abhängig von der Objektentfernung, vom Abstand Scheitelpunkt – Augendrehpunkt und vom Blickwinkel, unter dem durch das Glas betrachtet wird. Damit können alle auch noch so aufwendigen Berechnungen nur für eine oder einige wenige willkürliche Parameterkombinationen eine Korrektur des Astigmatismus schiefer Bündel bewerkstelligen. Heute wird von den Brillenglasherstellern versucht, nach Möglichkeit sowohl den Astigmatismus schiefer Bündel als auch die sphärische Abweichung soweit als möglich zu korrigieren. Jeder Hersteller hat seine eigenen Berechnungsmodalitäten, die im einzelnen nicht bekannt sind. Heute

Abb. 4.1.10 Bildfeldwölbung (nach Reiner 1982). Die Meniskuslinse (Brillenglas) führt zu einer Abbildung von Parallelstrahlen aus dem Außenraum auf die eingezeichnete parabelförmig gekrümmte Bildschale. Diese Bildschale stimmt nicht mit der Fernpunktsphäre überein und auch nicht mit der Bildebene. Auf der Bildebene ist die Zerstreuungsfigur des abbildenden Bündels (Z) eingezeichnet. Im Idealfall des brillenglaskorrigierten Auges sollte Bildschale und Fernpunktsphäre zusammenfallen. Die Differenz zwischen Bildschale und Fernpunktsphäre ist die sphärische Abweichung.

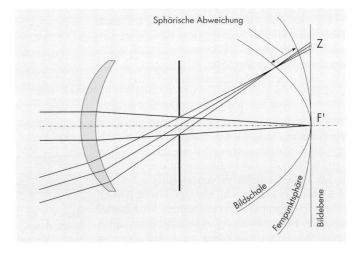

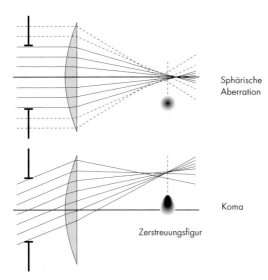

Abb. 4.1.11 Koma (modifiziert nach Michel 1964). Die sphärische Aberration führt als Öffnungsfehler zu einer unscharfen Abbildung, da Strahlen unterschiedlicher Einfallshöhe auf unterschiedliche Brennpunkte vereinigt werden. Bei schrägem Strahleintritt kommt es zu einer irregulären Verzerrung der Zerstreuungsfigur, der dabei resultierende Fehler wird als Koma bezeichnet.

wird im Prinzip jedes Glas, das den Astigmatismus schiefer Bündel korrigiert als **„punktuell abbildend"** bezeichnet.

Bildfeldwölbung

Da davon auszugehen ist, daß die Netzhaut des menschlichen Auges annähernd sphärische Gestalt besitzt, sollte ein Brillenglas so gestaltet sein, daß es bei Blick durch unterschiedliche Teile im Randbereich die Objekte nicht in einer Bildebene, sondern in einer sphärisch gekrümmten Fläche abbildet (Fernpunktsphäre). Abb. 4.1.10 zeigt schematisch eine derartige Fernpunktsphäre. Es wurde bereits beim Astigmatismus schiefer Bündel auf die sphärische Abweichung hingewiesen, die letztlich als Abweichung von der idealen Fernpunktsphäre zu betrachten ist. In der Darstellung von Abb. 4.1.10 wird angenommen, daß der Astigmatismus schiefer Bündel auskorrigiert wurde, daß es sich also um ein punktuell abbildendes Brillenglas handelt, das aber immer noch eine sphärische Abweichung zur Fernpunktsphäre besitzt. Im Idealfall sollte die Bildfeldwölbung so gestaltet sein, daß die sphärische Abweichung Null wird, daß also eine ideale Fernpunktsphäre resultiert. Derartige Gläser werden dann als „refraktionsrichtig oder isostigmatisch" bezeichnet.

Koma

Die Koma ist eng verwandt mit der sphärischen Aberration und ist ebenfalls ein Öffnungsfehler (Abb. 4.1.11). Sie entspricht letztlich der sphärischen Aberration bei schrägem Strahldurchtritt. Wie die sphärische Aberration wirkt sich die Koma nur bei großer Apertur aus. Die Koma des Brillenglases ist wie die sphärische Aberration für die Praxis unbedeutend. Sie kann durch asphärische Brillenglasflächen korrigiert werden.

Verzeichnung

Die Verzeichnung ist als Folge der sphärischen Aberration zu betrachten und von der Einfallshöhe des Strahlenbündels zur optischen Achse abhängig. Sie führt dazu, daß die Vergrößerung der Abbildung nicht in allen Abschnitten des Bildbereiches gleich ist. Es besteht keine geometrische Ähnlichkeit mehr zwischen Objekt und Bild. Abb. 4.1.12 zeigt dies exemplarisch für die Abbildung eines karierten Musters einmal durch ein Glas positiver Brechkraft, einmal durch ein Glas negativer Brechkraft. Beim Plusglas kommt es zu einer sog. **kissenförmigen Verzeichnung**, beim Minusglas zu einer sog. **tonnenförmigen Verzeichnung**. Wenn die Verzeichnung korrigiert wird und damit der Vergrößerungsmaßstab im gesamten Bildbereich gleich ist, dann bezeichnet man die Abbildung als **verzeichnungsfrei** oder **orthoskopisch**. Ähnlich

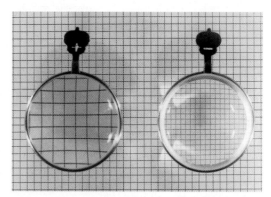

Abb. 4.1.12 Ein Plusglas führt zu einer kissenförmigen Verzeichnung (links), ein Minusglas zu einer tonnenförmigen Verzeichnung (rechts).

wie sphärische Aberration und Koma kann die Verzeichnung durch asphärische Brillenglasflächen korrigiert werden. Hier hilft auch die Natur durch Gewöhnung an die Brille mittels Umstimmung der Korrespondenz beider Augen.

Korrekturmöglichkeiten der Abbildungsfehler von Brillengläsern

Es soll noch einmal zusammengefaßt werden, welche Möglichkeiten bei der Gestaltung von Brillengläsern bestehen, die erwähnten Abbildungsfehler zu reduzieren. Sphärische Aberration, Koma und Verzeichnung können durch Verwendung asphärischer Flächen verringert werden. Probleme durch Verzeichnung von Brillengläsern werden oft durch die Gewöhnung an eine Brille mittels Umstimmung der Korrespondenz bereinigt. Die chromatische Aberration kann verringert werden, indem geeignetes Glasmaterial mit möglichst geringer Dispersion, also hoher Abbescher Zahl Verwendung findet. Astigmatismus schiefer Bündel und Bildfeldwölbung werden über die Durchbiegung korrigiert (Menisken).

4.2 Brillenglasmaterialien
B. Lachenmayr

Die heutzutage verfügbaren Brillenglasmaterialien unterscheiden sich erheblich hinsichtlich ihrer Eigenschaften, was praktische Konsequenzen für die Beratung der Patienten bei der Abgabe der Brille nach sich zieht. Der Augenarzt muß dabei über die wichtigsten Parameter der Glasmaterialien Bescheid wissen. Die hierbei für die Praxis wesentlichen Parameter und Eigenschaften sollen im folgenden kurz besprochen werden.

Brechungsindex n

Der Brechungsindex des Glases bestimmt neben dem Krümmungsradius die brechende Wirkung. Die Definition des Flächenbrechwertes einer brechenden Fläche ist in Abb. 4.2.1 dargestellt. Hierbei bezeichnet n den Brechungsindex von Luft, n' ist der Brechungsindex des Materials des Brillenglases. Typische Werte für gängige Brillenglasmaterialien sind in Tab. 4.2.1 zusammengefaßt: Brillenkron liegt bei ca. 1.5, die hochbrechenden Silikatgläser besitzen einen Brechungsindex in der Gegend von ca. 1.6 bis 1.8. Das am häufigsten verwendete Kunststoffmaterial CR 39 liegt beim gleichen Wert wie Brillenkron, bei ca. 1.5. Hochbrechende Kunststoffgläser, z. B. MR 6, liegen bei 1.6 oder darüber.

Dichte ρ

Pauschal ist davon auszugehen, daß die Dichte von Brillenkronglas etwa das Doppelte der üblichen

Tabelle 4.2.1 Brechungsindex n von Brillenglasmaterialien.

	n
Brillenkron	1.5
hochbrechende Silikatgläser	1.6 – 1.8
CR 39	1.5
MR 6	1.6

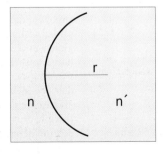

Abb. 4.2.1 Der Flächenbrechwert D wird bestimmt durch die Brechzahldifferenz an der Grenzfläche des Mediums (Brechungsindizes n' und n) und den Krümmungsradius der Fläche (r).

Flächenbrechwert

$$D = \frac{n' - n}{r} \; [dpt]$$

$$n = \frac{c_0}{c_n}$$

c_0 = Lichtgeschwindigkeit im Vakuum
c_n = Lichtgeschwindigkeit im Medium

Tabelle 4.2.2 Dichte ρ von Brillenglasmaterialien.

	ρ [g/cm³]
Brillenkron	2.6
hochbrechende Silikatgläser	2.7 – 4.5
CR 39	1.3
MR 6	1.3

$$\nu = \frac{n_e - 1}{n_{F'} - n_{C'}}$$

mit

e = 546 nm (grüne Hg-Linie).
F' = 480 nm (blaue Cd-Linie).
C' = 644 nm (rote Cd-Linie).

Kunststoffmaterialien beträgt (Tab. 4.2.2). Die hochbrechenden Silikatgläser können wesentlich höhere Dichtewerte aufweisen. Für die Praxis ist zu berücksichtigen, daß die Dichte des Glasmaterials letztlich das Gewicht bestimmt. Grob ist davon auszugehen, daß Brillenkrongläser bei gleichem Scheibendurchmesser etwa doppelt so schwer sind wie Kunststoffgläser. Es sei darauf hingewiesen, daß bei Minusgläsern vor allem die Randpartien des Glases das Gewicht bestimmen: werden bei hohen Minuskorrekturen große Scheibendurchmesser verwendet, so resultieren immense Randdicken, was zu sehr schweren Gläsern führt. Abhilfe kann durch Verringerung des Scheibendurchmessers geschaffen werden und durch Übergang auf Glasmaterialien mit höherem Brechungsindex, beispielsweise durch Verwendung von hochbrechenden Silikatgläsern. Daher rührt auch die bisweilen verwendete Bezeichnung „Leichtgläser".

Praktisch bedeutsam ist, daß die Farbdispersion umso geringer ist, die Abbildungsqualität des Brillenglases also umso besser, je höher die Abbesche Zahl ν ist. Es sollten also vorzugsweise Glasmaterialien mit hoher Abbescher Zahl benutzt werden. Typische Werte sind in Tab. 4.2.3 zusammengefaßt: Brillenkron liegt bei ca. 58 bis 59, die hochbrechenden Silikatgläser können je nach Zusammensetzung deutlich niedriger liegen. Wichtig zu wissen ist, daß CR 39 eine sehr gute Abbesche Zahl mit ca. 58 aufweist. Hochbrechende Kunststoffgläser, z. B. MR 6, liegen deutlich niedriger.

Es sei darauf hingewiesen, daß eine gewisse Gesetzmäßigkeit zwischen dem erzielbaren Brechungsindex n und der Abbeschen Zahl ν liegt, die einen inversen Zusammenhang aufweist: prinzipiell ist davon auszugehen, daß die Abbesche Zahl mit größer werdendem Brechungsindex kleiner wird, daß also die Abbildungsqualität hinsichtlich der Farbzerstreuung mit zunehmendem Brechungsindex abnimmt. Für die Praxis müssen oft Kompromisse eingegangen werden.

Abbesche Zahl ν

Die Abbesche Zahl ν ist eine Maßzahl zur Charakterisierung der Dispersion (Farbzerstreuung) des Brillenglases. Die Farbzerstreuung ist Folge der Tatsache, daß der Brechungsindex wellenlängenabhängig ist (siehe Abschnitt 4.1). Die Abbesche Zahl ν ist eine relative Maßzahl und berechnet sich aus dem Brechungsindex bei drei verschiedenen Wellenlängen:

Tabelle 4.2.3 Abbesche Zahl ν von Brillenglasmaterialien.

	ν
Brillenkron	58 – 59
hochbrechende Silikatgläser	33 – 59
CR 39	58
MR 6	36

Verschleißfestigkeit

Die Verschleißfestigkeit der Glasoberflächen bestimmt im Alltag Lebensdauer und Abbildungsqualität des Brillenglases. Es gibt für die Charakterisierung der Verschleißfestigkeit genormte Prüfverfahren, z. B. den sog. Sandrieselversuch. Die Verschleißfestigkeit eines Brillenglases ist vom Material und von der Beschichtung bzw. Oberflächenbehandlung abhängig. Grundsätzlich ist davon auszugehen, daß Kunststoffgläser eine geringere Verschleißfestigkeit aufweisen als Silikatgläser, wenngleich in den letzten Jahren deutliche Fortschritte durch neue Techniken der Oberflächenbehandlung von Kunststoffmaterialien erzielt wurden. So werden beispielsweise von manchen Herstellern sog. „Hartschichten" angeboten, bei denen es sich um flexible Beschichtungen der Glasoberfläche handelt mit dem Zweck, Oberflächenschäden, wie z. B. Kratzer, zu beseitigen. Es muß dann mit dem Brillenglas ein spezielles Reinigungstuch verwendet werden, um die flexible Beschichtung in diesem Sinne ausnützen zu können. Es muß allerdings dar-

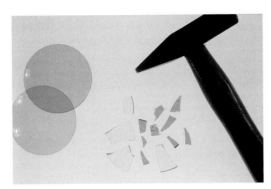

Abb. 4.2.2 Kunststoffgläser aus CR 39 sind nicht unzerbrechlich: Auch bei einer mäßigen Gewalteinwirkung, beispielsweise durch einen leichten Hammerschlag, können diese Scheiben in extrem scharfkantige Splitter zerbersten.

auf hingewiesen werden, daß diese sog. „Hartschichten" nichts mit der „Härtung", also mit Maßnahmen zur Steigerung der Bruchfestigkeit der Gläser zu tun haben, wenngleich dies dem Käufer durch die Terminologie (vielleicht nicht ganz unbewußt) suggeriert wird.

Bruchfestigkeit

Die Bruchfestigkeit des Brillenglases bestimmt den Schutz des Auges hinter dem Brillenglas bei mechanischer Gewalteinwirkung, z. B. Schlag, Stoß oder Steinwurf. Zur Messung der Bruchfestigkeit gibt es ebenfalls genormte Prüfverfahren, z. B. den sog. Kugelfallversuch. Grundsätzlich ist davon auszugehen, daß Kunststoffgläser eine deutlich höhere Bruchfestigkeit aufweisen als herkömmli-

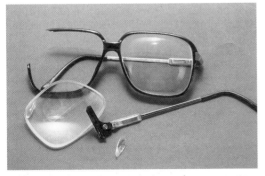

Abb. 4.2.3 Bei einem Sturz war ein Splitter aus dem Kunststoffglas gebrochen, der zu einer schweren perforierenden Verletzung des Brillenträgers geführt hat.

che Silikatgläser (z. B. Brillenkron). Allerdings besteht ein weit verbreiteter Irrtum darin, zu glauben, daß Kunststoffgläser, wie sie bei uns gebräuchlich sind, **unzerbrechlich** seien: Man muß wissen, daß Gläser aus CR 39 nicht unzerbrechlich sind, sondern bei entsprechend massiver Gewalteinwirkung in eine Vielzahl von übelsten scharfkantigen Splittern zerspringen können, die schwere perforierende Verletzungen hervorrufen können. Abb. 4.2.2 zeigt dies für eine Scheibe aus CR 39, die durch einen (mäßigen) Schlag mit einem Hammer zu Bruch ging. Abb. 4.2.3 zeigt eine zerbrochene Brille eines Patienten mit einem abgesprungenen Splitter eines Kunststoffglases im Rahmen einer Sturzverletzung; der Glassplitter hat zu einer perforierenden Augenverletzung geführt.

Es sei darauf hingewiesen, daß es sehr wohl **unzerbrechliche** Kunststoffgläser gibt, beispielsweise aus dem Material Polycarbonat (PCB). Diese Gläser sind allerdings bei uns nur für Spezialanwendungen erhältlich, beispielsweise im Bereich des Arbeitsschutzes, da sie eine extrem geringe Verschleißfestigkeit aufweisen, im alltäglichen Gebrauch daher sehr schnell verkratzen und damit die Abbildungsqualität herabsetzen.

Darüber hinaus gibt es die Möglichkeit, die Bruchfestigkeit mineralischer Gläser zu verbessern, indem eine Härtung durchgeführt wird (chemische oder thermische Härtung). Die Härtung ist allerdings ein relativ aufwendiger und teurer Prozeß, der sicherlich nur für spezielle Anwendungen in Frage kommt, meistens im Bereich des Arbeitsschutzes.

Es sei noch auf einen wichtigen Aspekt im Zusammenhang mit der Bruchfestigkeit von Brillengläsern hingewiesen: Grundsätzlich ist davon auszugehen, daß im Prinzip **jede** Oberflächenvergütung, die mit einer thermischen Behandlung des Glases einhergeht, so auch die Entspiegelung, die Bruchfestigkeit vermindert. Wenn also einem Kind beispielsweise ein Kunststoffglas rezeptiert wird und die Auswahl von Kunststoff richtigerweise aus dem Grunde erfolgt, einen erhöhten Bruchschutz zu erzielen, dann sollte ein derartiges Glas nicht entspiegelt werden, es sei denn der Hersteller belegt (über den Optiker), daß der von ihm verwendete Herstellungsvorgang keinerlei Auswirkungen auf die Bruchfestigkeit besitzt.

UV-Transmission

Ultraviolette Strahlung kann schädliche Nebenwirkungen am Auge hervorrufen. Die bekannte Einteilung der ultravioletten Strahlung in UV-A, UV-B und UV-C geht aus Abb. 4.2.4 hervor. Zusätzlich sind Schätzwerte für die Energieanteile der verschiedenen UV-Bereiche auf der Erdoberfläche angegeben (Grimm 1990). Während praktisch kein UV-C mehr am Erdboden ankommt, durchdringt noch relativ viel UV-A und UV-B die Atmosphäre. Während UV-B in den äußeren Augenabschnitten absorbiert wird, kann UV-A bis in die tieferen Augenabschnitte eindringen, vor allem dann, wenn das Auge seinen natürlichen UV-A-Schutz, nämlich seine Linse, verloren hat. Bedeutsam ist also ein UV-Schutz vor allem beim Aphaken bzw. bei einem Patienten, der mit einer Intraokularlinse versorgt wurde, die noch über keinen ausreichenden UV-Schutz verfügt. Eine besonders hohe UV-Exposition findet sich am Meer und im Hochgebirge (Gletscher). Als mögliche Schädigung des Auges sei vor allem beim Aphaken die Gefahr erwähnt, einen Blaulichtschaden mit Beeinträchtigung der Makulafunktion zu entwickeln (phototoxische Wirkung).

Brillenglasmaterialien können durch die „Kante" beschrieben werden, bei der ein steiler Abfall der Transmission zum kurzwelligen Teil des Spektrums hin erfolgt. Typische Werte dieser sogenannten UV-Kante sind in Tab. 4.2.4 wiedergegeben. Es wird klar, daß Brillenkron mit einer UV-Kante von ca. 350 nm noch einen erheblichen Anteil des UV-A durchläßt, die hochbrechenden Silikatgläser unterscheiden sich davon nur geringfügig. Kunststoff, wie etwa CR 39, liegt deutlich günstiger, bereits nicht getöntes Kunststoffmaterial läßt wesentlich weniger UV-A hindurch als Brillenkron.

Um einen UV-Schutz zu erzielen, sollten daher Kunststoffgläser verwendet werden, nach Möglichkeit mit geringer Tönung. Optimal sind die von den verschiedenen Herstellern dafür speziell entwickelten UV-Schutzgläser, wie sie auch für medizinische Anwendungen in Frage kommen, wie z.B. Essilor Orma UVX, Rodenstock Perfalit 400, Zeiss Clarlet rosé oder Zeiss Clarlet UV.

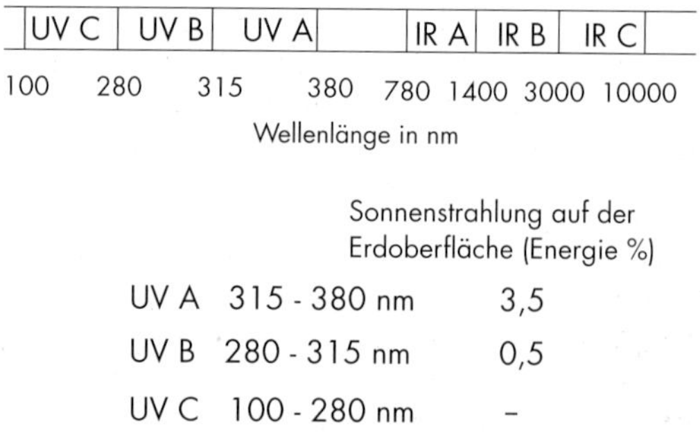

Abb. 4.2.4 Wellenlängenbereiche für UV-A, UV-B, UV-C und IR-A, IR-B, IR-C. Für die UV-Strahlung sind die prozentualen Anteile der von der Sonne eingestrahlten Energie angegeben, die auf der Erdoberfläche ankommen. UV-C kommt im Normalfall an der Erdoberfläche nicht mehr an.

	Sonnenstrahlung auf der Erdoberfläche (Energie %)
UV A 315 - 380 nm	3,5
UV B 280 - 315 nm	0,5
UV C 100 - 280 nm	-

Wann ist aus medizinischer Sicht ein verstärkter UV-Schutz erforderlich? Grundsätzlich muß ein verstärkter UV-Schutz immer dann gewährleistet sein, wenn eine erhöhte Exposition vorliegt, wie etwa im Solarium, am Meer oder im Hochgebirge. Besonders notwendig ist ein UV-Schutz beim Aphaken oder Pseudophaken ohne ausreichenden UV-Schutz in der Intraokularlinse. Natürlich ist aus medizinischer Sicht UV-Schutz bei Patienten erforderlich, die unter PUVA-Therapie stehen. Hierbei ist auf einen dicht schließenden Seitenschutz der Fassung zu achten, um seitlichen Einfall von UV-Strahlung an den Scheiben der Brille vorbei ins Auge zu verhindern.

Reflexionsgrad ρ

Der Reflexionsgrad des Brillenglasmaterials bestimmt die Reflexbildung an den Grenzflächen des Glases, damit wesentlich die „Sehqualität". Die Reflexionseigenschaften können mit den Fresnelschen Formeln berechnet werden, für senkrechten Lichteinfall lauten diese vereinfacht:

$$\rho = \left(\frac{n-1}{n+1}\right)^2$$

mit

ρ = Reflexionskoeffizient.
n = Brechungsindex.

Pauschal kann davon ausgegangen werden, daß pro Glasfläche ca. 4% Reflexverluste auftreten. Störend für den Brillenträger sind zum einen Reflexe innerhalb des Glases, die vor allem bei höheren Minuswerten im Randbereich auftreten können

Tabelle 4.2.4 UV-Kante von Brillenglasmaterialien.

	UV-Kante [nm]
Brillenkron	350
hochbrechende Silikatgläser	350 – 355
CR 39	380
MR 6	375

und zu unangenehmen Mehrfachbildern führen. Störend sind auch rückwärtige Reflexe, wenn sich seitlich hinter dem Brillenträger stärkere Lichtquellen befinden, die eine erhebliche Reflexblendung hervorrufen können (vgl. Abschnitt 4.8, Abb. 4.8.1 und 4.8.2).

Die Brillenglashersteller haben wirkungsvolle Verfahren entwickelt, die Oberflächen von Brillengläsern so zu behandeln, daß eine Reduzierung der Reflexverluste auftritt und damit die störenden Reflexbilder verschwinden. Auch die Transmission der Gläser wird dadurch erhöht, was für die Teilnahme am nächtlichen Straßenverkehr wichtig ist. Es gibt verschieden wirksame Verfahren der Entspiegelung, der Aufwand variiert von Hersteller zu Hersteller und schlägt sich letztlich im Preis der Gläser nieder. Für den Alltagsgebrauch sei angemerkt, daß in der Regel eine mittelgradige Reflexminderung ausreichend ist. Lediglich derjenige, der regelmäßig, vor allem bei der Berufsausübung, am nächtlichen Straßenverkehr teilnimmt, sollte Gläser mit hochwirksamer Reflexminderung verwenden, da sich dann der Gewinn an Transmission auch praktisch bemerkbar macht.

Welches Material soll Verwendung finden?

Die kurzen Ausführungen über die verschiedenen Eigenschaften von Brillenglasmaterialien erlauben einige einfache Schlußfolgerungen dahingehend, wann welches Material Verwendung finden soll. Immer dann, wenn es auf eine hohe Bruchfestigkeit und geringes Glasgewicht bei gleichzeitig hoher Abbildungsqualität (hohe Abbesche Zahl) ankommt, sollten Kunststoffgläser Verwendung finden. Der Nachteil von Kunststoffgläsern ist die immer noch geringere Verschleißfestigkeit im Vergleich zu Brillenkron oder anderen Silikatgläsern, wenngleich hier im Laufe der letzten Jahre deutliche Fortschritte erzielt wurden. Auch ist der Preis höher als bei Silikatgläsern. Zu beachten ist, daß durch Oberflächenvergütung von Kunststoffgläsern die Bruchfestigkeit vermindert werden kann, was im Einzelfall vom Glashersteller erfragt werden muß. Der Käufer einer Brille mit Kunststoffgläsern sollte hierauf dezidiert hingewiesen werden. Hochbrechende Silikatgläser (sogenannte „Leichtgläser") führen bei Gläsern mit hoher Minuswirkung zu einer deutlichen Gewichtsersparnis und zu besserer Kosmetik, da geringere Krümmungsradien Verwendung finden können. Allerdings ist ihre Abbesche Zahl niedriger, und aufgrund des hohen Brechungsindex treten verstärkt Reflexverluste auf, so daß hochbrechende Silikatgläser immer entspiegelt werden sollten. Sie sind auch teurer als herkömmliche Silikatgläser.

In manchen Fällen werden Kunststoffgläser als Kassenleistung anerkannt. Der Leser sei auf die Tabellen im „Grauen Ordner" des Berufsverbandes der Augenärzte Deutschlands (1995) hingewiesen. Entspiegelung wird als Kassenleistung nicht anerkannt, sondern muß vom Patienten selbst bezahlt werden. Wenn aber der Patient schon etwas mehr Geld für seine Brille ausgeben will, so soll er dies für die Entspiegelung tun, nicht für eine in den allermeisten Fällen überflüssige Tönung der Gläser.

4.3 Zentrierung und Sitz der Brille
B. Lachenmayr

Die Brille muß korrekt vor dem Augenpaar des Brillenträgers zentriert sein, um eine gute Verträglichkeit zu gewährleisten. Es gibt (theoretische) Forderungen zur Zentrierung, die aber in der Praxis nicht oder nur mit sehr großem Aufwand nachvollziehbar sind. Daher werden vereinfachte Vorgehensweisen und Faustregeln zur Überprüfung der Zentrierung dargelegt, um in der Praxis die Zentrierung der Brille einfach und schnell zu beurteilen. Es gibt bestimmte Toleranzbereiche, um welchen Betrag ein Brillenglas dezentriert sein darf. Diese muß der Augenarzt kennen, um abschätzen zu können, ob die Zentrierung einer Brille noch im Rahmen der zulässigen Toleranz liegt oder ob die Toleranz überschritten wird. Details zur Brillenglaszentrierung finden sich in der RAL-RG 915 „Gütebestimmungen im Augenoptikerhandwerk".

Optischer Augendrehpunkt Z'

Wenn es um die Beurteilung der Brillenglaszentrierung geht, so muß zunächst der Punkt bekannt sein, um den sich das Auge bei der Bewegung in der Orbita dreht. Geometrisch-optisch wird der **optische Augendrehpunkt Z'** vom **mechanischen Augendrehpunkt M** unterschieden (Abb. 4.3.1). Der optische Augendrehpunkt Z' ist der Fußpunkt des Lotes vom mechanischen Augendrehpunkt M auf die Fixierlinie bei Nullblickrichtung. Dabei ist der mechanische Augendrehpunkt M der Mittelpunkt der Kugelfläche, die durch die Fixierlinien

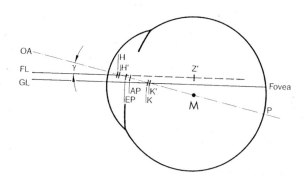

Abb. 4.3.1 Optischer Augendrehpunkt Z′ und mechanischer Augendrehpunkt M (aus Goersch 1987). H und H′ bezeichnen die Hauptpunkte, K und K′ die Knotenpunkte. EP und AP bezeichnen die Mitten der Ein- und Austrittspupille, P ist der hintere Augenpol. Der Winkel γ ist definiert durch den Winkel zwischen der optischen Achse OA und der Fixierlinie FL.

OA = optische Achse (verläuft durch H, H′, EP, AP, K und K′)
FL = Fixierlinie (Objektpunkt - Mitte EP)
GL = Gesichtslinie = Sehachse (Objektpunkt - Bildpunkt in der Fovea)
Z′ = Optischer Augendrehpunkt

bei Blickbewegungen des Auges in alle möglichen Raumrichtungen gebildet wird. Die Nullblickrichtung ist die Richtung der Fixierlinie beim Blick geradeaus in die Ferne. Die Komplexität dieser Definition macht klar, daß der optische Augendrehpunkt Z′ und auch der mechanische Augendrehpunkt M in der Praxis unmittelbarer Messung **nicht** zugänglich sind, sondern lediglich für theoretische Berechnungen herangezogen werden können. Daher kann auf diese Begriffe in der Praxis nicht zurückgegriffen werden. Für die folgenden vereinfachenden Überlegungen soll der optische Augendrehpunkt Z′ annähernd in der geometrischen Mitte des Bulbus angenommen werden.

Drehpunktforderung

Die Drehpunktforderung besagt: **Eine Brille ist nach der Drehpunktforderung zentriert, wenn die optischen Achsen der Brillengläser durch die optischen Augendrehpunkte Z′ verlaufen** (Abb. 4.3.2). Sinn dieser Forderung ist eine optimale Ausnutzung der punktuell abbildenden Eigenschaften des Brillenglases.

Bezugspunktforderung

Die Bezugspunktforderung besagt: **Eine Brille ist nach der Bezugspunktforderung zentriert, wenn die Sehachsen beider Augen durch die Bezugspunkte der Brillengläser verlaufen**. Der Bezugspunkt eines Brillenglases ist derjenige Punkt auf der objektseitigen Fläche des Glases, in dem die vorgeschriebene dioptrische Wirkung für den Gebrauchsstrahlengang herrschen soll. In Abb. 4.3.2 sind die Bezugspunkte mit B bezeichnet. Für Gläser ohne prismatische Wirkung ist der Bezugspunkt gleich dem optischen Mittelpunkt O, der als Durchtrittsstelle der optischen Achse definiert ist (Scheitelpunkt). Der Sinn der Bezugspunktforderung besteht darin, die Gläser so zu zentrieren, daß die gewünschte dioptrische Wirkung des Glases auch dort vorliegt, wo sie hingehört, nämlich auf der Sehachse.

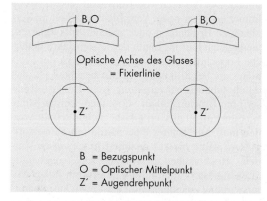

B = Bezugspunkt
O = Optischer Mittelpunkt
Z′ = Augendrehpunkt

Abb. 4.3.2 Drehpunktforderung. Die Drehpunktforderung besagt, daß die optischen Achsen der Brillengläser durch die optischen Augendrehpunkte Z′ verlaufen sollen.

Brillenglaszentrierung in der Praxis

Drehpunktforderung und Bezugspunktforderung sind die beiden wesentlichen theoretischen Zentrierungsforderungen für die Brille. Problem ist allerdings in der Praxis, daß sie unmittelbarer Kontrolle oft nicht zugänglich sind, da beispielsweise der optische Augendrehpunkt Z' realiter nicht bekannt ist. In vielen Fällen können sie auch nicht gleichzeitig erfüllt werden. Folglich benötigen wir für die praktische Tätigkeit einfachere Zentrierungsforderungen, die auch unmittelbarer Überprüfung zugänglich sind.

Einfachere praktische Anforderungen an die Brillenglaszentrierung können wie folgt formuliert werden:

a) **Die optischen Mitten der Brillengläser sollen in der Hauptblickrichtung mit den Pupillenmitten zusammenfallen.** Die optischen Mitten der Brillengläser sind am Scheitelbrechwertmesser problemlos aufzufinden. Ebenso ist es mit hinreichender Genauigkeit möglich, beim Brillenträger in Hauptblickrichtung die Pupillenmitten auf dem Brillenglas zu markieren, so daß diese Forderung praktisch einfach überprüft werden kann.

b) Eine demgegenüber vereinfachte Forderung, die nicht auf die relative Lage von Pupille und optischer Mitte abzielt ist die folgende Empfehlung:

Mittenabstand MA = Pupillendistanz PD

Man geht davon aus, daß dann, wenn die Pupillendistanz gleich groß ist wie der Mittenabstand der Gläser, keine das Tragen der Brille beeinträchtigende Dezentrierung auftreten kann. Gleichsinnige Versetzungen der Gläser sind in gewissen Grenzen physiologisch-optisch belanglos. Auch diese Forderung ist einfach zu kontrollieren.

c) Man gibt sich dann mit der Zentrierung einer Brille zufrieden, **wenn sie beschwerdefrei getragen wird**, wenn also beschwerdefreies binokulares Sehen möglich ist. Dabei wird auf jegliche Kontrolle der Zentrierung verzichtet.

Prismatische Abweichung bei Dezentrierung

Warum kann bei Dezentrierung eines Brillenglases eine Unverträglichkeit resultieren? Prinzipiell führt jede Dezentrierung eines Brillenglases zu einer prismatischen Abweichung. Geringe prismatische Wirkungen werden ja gerade durch Dezentrierung von Gläsern erzeugt (siehe Abschnitt 4.4). Es wur-

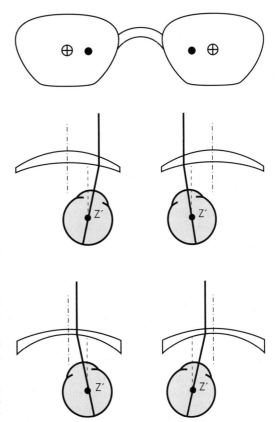

Abb. 4.3.3 Mittenabstand > Pupillendistanz (modifiziert nach Reiner 1978). Die optischen Mitten der Brillengläser sind durch die Kreuze gegeben, die schwarzen Punkte bezeichnen die Pupillen. Somit ist im vorliegenden Fall der Mittenabstand größer als die Pupillendistanz, d.h. beide Brillengläser sind nach temporal dezentriert. Dies führt im Fall einer Pluswirkung zu einer Belastung der Konvergenz (Mitte), im Falle der Minuswirkung zu einer Belastung der Divergenz (unten).

de bereits erwähnt, daß eine **seitengleiche Versetzung** beider Gläser vor den Augen physiologisch-optisch nicht wirksam ist, da es nur zu einer Parallelverschiebung der Strahlengänge kommt. Problematisch ist demgegenüber der Fall, daß eine **gegensinnige Versetzung** der Brillengläser vor rechtem und linkem Auge vorliegt, was anhand eines Beispiels verdeutlicht werden soll. Betrachten wir den Fall, daß der Mittenabstand einer Brille deutlich größer ausgefallen ist als die Pupillendistanz, also den Fall, der in der Praxis sehr viel häufiger vorkommt als die umgekehrte Konstellation (Abb. 4.3.3). Befinden sich in der Brille Gläser mit positiver Wirkung, so muß der Brillenträger, will er ein Objekt im Unendlichen binokular einfach sehen, etwas konvergieren, da er eine prismatische Ablenkung beider Augen in Richtung Divergenz erfährt. Es wird also bei Blick in die Ferne dauerhaft die Konvergenz beansprucht, was unphysiologisch ist. Befinden sich in der Brille Minusgläser, wie dies im unteren Bild gezeichnet ist, so muß der Brillenträger, will er ein Objekt im Unendlichen binokular einfach sehen, divergieren, was noch unphysiologischer ist, da bekanntlich die motorische Fusion in die Divergenz sehr viel geringer ist als die motorische Fusion in die Konvergenz. Hieraus wird klar, daß dezentrierte Brillengläser unnötigerweise zu einer Belastung der Fusion führen. Es wird auch klar, daß es stets eine **„kritische"** und eine **„unkritische" Richtung** gibt. Eine Belastung der Konvergenz ist weniger kritisch als eine Belastung der Divergenz oder der Höhe. Führt eine Dezentrierung der Brille zu einer Belastung der Divergenz oder der Höhenfusion, so führt sie sehr viel eher zu Unverträglichkeiten als bei Belastung der Konvergenz.

Zulässige prismatische Abweichung bei Dezentrierung

Die bereits erwähnte RAL-RG 915 „Gütebestimmungen im Augenoptikerhandwerk" regelt im Detail die Toleranzen für Zentrierung und Sitz der Brille. Tab. 4.3.1 gibt die Toleranzbereiche für die zulässige prismatische Abweichung [cm/m] bei Dezentrierung von Brillengläsern an. Die Toleranzen sind für unterschiedliche Brillenglasstärken abgestuft. Es zeigt sich, daß die Anforderungen für die kritische Richtung, die mit Belastung der Divergenz oder Höhenfusion einhergeht, schärfer sind als die Toleranzen für die weniger kritische Richtung.

Reiner (1978) hat vereinfachte Faustregeln angegeben, die in der Praxis schnell nachvollzogen werden können und eine Abschätzung der Zentrierung mit ausreichender Genauigkeit erlauben. Diese Formeln sollen im folgenden kurz aufgeführt werden:

Zulässige Dezentrierung der Plusbrille

$$MA = PD + \frac{10}{D}$$

$$MA = PD - \frac{5}{D}$$

mit
MA = Mittenabstand [mm].
PD = Pupillendistanz [mm].
D = Scheitelbrechwert des (bei Anisometropie stärkeren) Glases [dpt].

Zulässige Dezentrierung der Minusbrille

$$MA = PD + \frac{5}{D}$$

$$MA = PD - \frac{10}{D}$$

mit
MA = Mittenabstand [mm].
PD = Pupillendistanz [mm].
D = Scheitelbrechwert des (bei Anisometropie stärkeren) Glases [dpt].

Die Formeln sind folgendermaßen zu benutzen: Man bestimmt Mittenabstand und Pupillendistanz (wie dies geschieht wird unten erläutert) und nimmt den Scheitelbrechwert (Absolutbetrag!) des stärkeren der beiden Brillengläser (ein Astigmatismus wird in das sphärische Äquivalent umgerechnet). Daraus kann dann bei gegebener Pupillendistanz der Toleranzbereich für den Mittenabstand errechnet werden, sowohl in die kritische, als auch in die weniger kritische Richtung.

Tabelle 4.3.1 Zulässige prismatische Abweichung [cm/m] bei Dezentrierung (aus RAL-RG 915).

Scheitelbrechwert [± dpt]	horizontal „kritische" Richtung	horizontal „weniger kritische" Richtung	vertikal Differenz der beiden Zentrierpunkte O
von 0.25 bis 1.0	0.25 cm/m	0.5 cm/m	0.25 cm/m
über 1.0 bis 6.0	0.5 cm/m	1 cm/m	0.25 cm/m
über 6.0 bis 12.0	0.5 cm/m	1 cm/m	0.5 cm/m
über 12.0	1 cm/m	1.5 cm/m	0.5 cm/m

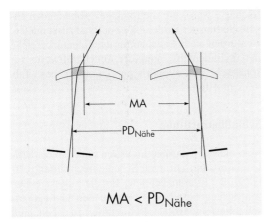

Abb. 4.3.4 Zentrierung der Einstärkennahbrille mit Pluswirkung. Um Konvergenzunterstützung zu geben, sollte der Mittenabstand kleiner sein als die $PD_{Nähe}$.

Bestimmung von Mittenabstand und Pupillendistanz

Der Mittenabstand MA der Brille kann am einfachsten mit Hilfe eines Scheitelbrechwertmessers ermittelt werden. Am Scheitelbrechwertmesser wird für jedes Glas mittels der eingebauten Markierungsstifte der optische Mittelpunkt markiert. Mit einem Lineal kann der Abstand der beiden optischen Mitten ausgemessen werden, was den Wert von MA liefert.

Die Bestimmung der Pupillendistanz PD erfolgt im Idealfall mit einem PD-Meßgerät, das allerdings nur selten in der augenärztlichen Praxis verfügbar ist. Ansonsten kann die PD sehr gut mit Hilfe des Phoropters gemessen werden, auch an der Probierbrille. Als Notbehelf kann mit einem Lineal die Pupillendistanz direkt am Patienten abgeschätzt werden.

Zur Beurteilung der Zentrierung ist es im weiteren wichtig, die Durchblickspunkte beim Brillenträger festzulegen. Dies kann entweder im Konfrontationstest geschehen, wobei mit Hilfe eines (wasserlöslichen) dünnen Filzstiftes die Pupillenmitten des Patienten beim Visieren über die eigene rechte oder linke Sehachse recht gut bestimmt werden können. Besser kann der Patient die Markierung selbst beim Blick in einen Spiegel vornehmen. Wichtig ist dabei, daß die Markierung der Durchblickspunkte **bei normaler Gebrauchshaltung** der Brille erfolgt, nicht in irgendeiner künstlichen Zwangshaltung.

Obwohl die genannten Verfahren zur Bestimmung des Mittenabstandes, der Pupillendistanz und der Durchblickspunkte z. T. grob erscheinen mögen, erlauben sie dennoch bei entsprechender Übung und sorgfältiger Durchführung eine für die Praxis ausreichende Überprüfung der Zentrierung einer Brille. Dies erspart unnötigen Ärger und unnötige Auseinandersetzungen mit dem Augenoptiker.

Zentrierung der Nahbrille

Bei einer Einstärkennahbrille kann die Augendrehpunkt- und die Bezugpunktforderung gleichzeitig nicht erfüllt werden. Hier müssen Kompromisse eingegangen werden. In der RAL-RG 915 finden sich daher eigene Vorschriften für die Zentrierung der Einstärkennahbrille mit Plus- und Minuswirkung, die etwas anders ausfallen als die Zentrierempfehlungen für die Fernbrille. Um auch hier unnötigen Ärger bei einer Beanstandung der Brille zu vermeiden, sei auf die Besonderheiten der Zentrierung der Einstärkennahbrille mit Pluswirkung und der Einstärkennahbrille mit Minuswirkung genauer eingegangen. Zweck dieser speziellen Nahbrillenzentrierung besteht darin, dem Brillenträger in jedem Fall eine Konvergenzunterstützung zu geben, die ihm die Naharbeit erleichtert. Im Prinzip soll daher eine Einstärkennahbrille mit Pluswirkung so zentriert werden, daß der Mittenabstand kleiner als die PD ist, die Einstärkennahbrille mit Minuswirkung soll so zentriert werden, daß der Mittenabstand größer ist als die PD (Abb. 4.3.4 und

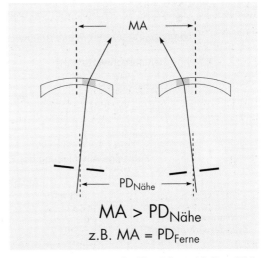

Abb. 4.3.5 Zentrierung der Einstärkennahbrille mit Minuswirkung. Um Konvergenzunterstützung zu geben, sollte der Mittenabstand größer sein als die $PD_{Nähe}$. Wird beispielsweise der Mittenabstand auf die PD_{Ferne} gesetzt, so ist diese Forderung sinnvoll erfüllt.

Tabelle 4.3.2 Toleranzbereiche der Zylinderachse (aus RAL-RG 915).

Scheitelbrechwert [dpt]	zulässige Abweichung [± Grad]
0.25	5.0
von 0.50 bis 1.0	2.5
von 1.25 bis 6.0	1.25

Abb. 4.3.5). Ist dies der Fall, so resultiert in beiden Fällen eine Konvergenzunterstützung. Zu beachten ist dabei, daß aufgrund der Konvergenzeinstellung die PD in der Nähe etwas geringer ist als die PD für die Ferne.

Nahteile von Zwei- oder Mehrstärkengläsern müssen unabhängig davon aufgrund der Konvergenzstellung nasal dezentriert werden (Nahteildezentrierung). Auch hierfür existieren in der RAL-RG 915 genaue Vorgaben.

Weitere Toleranzen für die Brillenfertigung

Die RAL-RG 915 gibt im weiteren Hinweise für die Vorneigung des Brillenglases, für den Sollwert des Hornhautscheitelabstandes e, der im günstigen Fall bei 10 bis 11 mm liegen sollte (Toleranzbereich ± 3 mm), um die punktuell abbildenden Eigenschaften der Brillengläser optimal auszunutzen. Es werden auch Angaben für die Toleranzbereiche der Zylinderachse und der Brechkraftwerte für sphärische und zylindrische Gläser gegeben (Tab. 4.3.2 und Tab. 4.3.3).

Schlußbetrachtung

Man muß sich darüber im klaren sein, daß bei Brillengläsern mit geringen Scheitelbrechwerten relativ große Toleranzbereiche für die zulässige Dezentrierung bestehen. Ehe man den Optiker anschuldigt, eine Brille falsch zentriert zu haben, muß sorgfältig geprüft werden, ob die erwähnten Toleranzbereiche eingehalten wurden oder nicht. Wenn die Toleranzbereiche eingehalten werden, so kann dem Optiker kein Fehler angelastet werden. Der Leidtragende bei derartigen Auseinandersetzungen ist meistens dann doch der Patient, der mit der Brille nicht zurecht kommt. Ernüchternd in diesem Zusammenhang soll ein Zitat von Reiner (1978) angeführt werden, das dokumentiert, daß das Binokularsehen über potente Ausgleichsmechanismen verfügt: „Nicht selten werden falsch zentrierte Brillen über viele Jahre beschwerdefrei getragen. Wird dann bei einer neuen Brille eine richtige Zentrierung vorgenommen, so verursacht diese Beschwerden."

Tabelle 4.3.3 Toleranzen für den Brechwert von Brillengläsern (aus RAL-RG 915).

Zulässige Abweichung des Brechwertes von sphärischen Einstärkengläsern	
Nennscheitelbrechwerte [dpt]	Abweichung [dpt]
von 0 bis ± 5	0.08
über ± 5 bis ± 12	0.12
über ± 12	0.25

Zulässige Abweichung der Zylinderwirkung torischer Gläser			
	Absolut größte Scheitelbrechwerte [dpt]		
	bis ± 5	über ± 5 bis ± 12	± 12
Nennwerte der Zylinderwirkung [dpt]	Abweichung [dpt]		
± 0.25 bis ± 0.75	± 0.08	± 0.12	± 0.12
± 1.0 bis ± 6.0	± 0.12	± 0.12	± 0.25
über ± 6.0	± 0.12	± 0.25	± 0.25

4.4 Ein- und Mehrstärkengläser, Gleitsicht- und Prismengläser

B. Lachenmayr

Im vorliegenden Kapitel soll ein kurzer Überblick über die wichtigsten Typen von Brillengläsern gegeben werden. Es ist im vorliegenden Rahmen nicht möglich, die vielen komplexen Fragen im Detail zu erörtern, was auch nicht Sinn dieses Büchleins ist. Der interessierte Leser sei hinsichtlich spezieller Fragen der Brillenglasoptik auf die weiterführende Literatur verwiesen, an erster Stelle sei das sehr informative Buch von Goersch (1987) genannt, das über die Fa. Carl Zeiss vertrieben wird und einen umfassenden Überblick über die Brillenglasoptik liefert. Aus diesem Buch sind auch einige der nachfolgend gezeigten Abbildungen entnommen.

Einstärkengläser mit sphärischer Wirkung

Bei einem Brillenglas ist der Brechwert D vom Scheitelbrechwert S′ zu unterscheiden. Zur Definition dieser Größen sind einige Formeln erforderlich (Abb. 4.4.1):

Die beiden Flächenbrechwerte D_1 und D_2 von Vorder- und Rückfläche des Brillenglases berechnen sich wie folgt:

$$D_1 = \frac{n_G - n}{r_1}$$

$$D_2 = \frac{n - n_G}{r_2}$$

mit
n = Brechungsindex von Luft.
n_G = Brechungsindex des Brillenglases.
r_1 = Krümmungsradius der objektseitigen Glasfläche [m].
r_2 = Krümmungsradius der bildseitigen Glasfläche [m].

Aus den Flächenbrechwerten D_1 und D_2 berechnet sich der Brechwert D des Brillenglases wie folgt:

$$D = D_1 + D_2 - \delta \cdot D_1 \cdot D_2$$

mit
D = Gesamtbrechwert des Brillenglases [dpt].
$D_{1,2}$ = Flächenbrechwerte von Vorder- und Rückfläche des Brillenglases [dpt].
δ = Reduzierte Dicke des Brillenglases:
$\delta = d/n'$
d = Mittendicke des Glases [m]
n′ = Brechungsindex des Glasmaterials.

Definitionsgemäß berechnet sich der Brechwert D aus dem Kehrwert der bildseitigen Brennweite f′. Die bildseitige Brennweite f′ ergibt sich gemäß Abb. 4.4.1 aus dem Abstand der bildseitigen Hauptebene H′ vom bildseitigen Brennpunkt F′.

$$D = \frac{1}{f'}$$

mit
D = Gesamtbrechwert des Brillenglases [dpt].
f′ = Bildseitige Brennweite des Brillenglases [m].

Was wir nun mit dem Scheitelbrechwertmesser tagtäglich messen, ist nicht der Brechwert D des Brillenglases, sondern – wie der Name sagt – der sogenannte Scheitelbrechwert S′, gemessen am augenseitigen oder hinteren Scheitelpunkt S_2 des Brillenglases. Der Scheitelbrechwert S′ eines Brillenglases berechnet sich wie folgt:

$$S' = \frac{D}{1 - \delta \cdot D_1}$$

mit
S′ = Bildseitiger Scheitelbrechwert des Brillenglases [dpt].

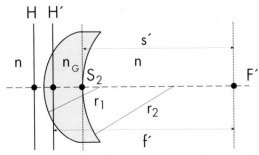

Abb. 4.4.1 Schnittweite und Brennweite eines Brillenglases. Die bildseitige Schnittweite s′ ergibt sich als Entfernung des hinteren Brillenglasscheitels S_2 vom bildseitigen Brennpunkt F′. Die Brennweite f′ des Brillenglases ist demgegenüber definiert als der Abstand von der bildseitigen Hauptebene H′ zum bildseitigen Brennpunkt F′. H ist die objektseitige Hauptebene des Brillenglases, n ist der Brechungsindex von Luft, n_G ist der Brechungsindex des Brillenglasmaterials. r_1 und r_2 sind die Krümmungsradien von Vorder- und Rückfläche des Brillenglases.

D = Gesamtbrechwert des Brillenglases [dpt].
D_1 = Objektseitiger Flächenbrechwert des Brillenglases [dpt].
δ = Reduzierte Dicke des Brillenglases (s. o.) [m].

In den Scheitelbrechwert S′ geht somit neben den beiden Flächenbrechwerten D_1 und D_2 die reduzierte Mittendicke δ (Definition siehe oben) ein. Konventionsgemäß ergibt sich der Scheitelbrechwert S′ aus dem Kehrwert der bildseitigen Schnittweite s′ wie folgt:

$$S' = \frac{1}{s'}$$

mit
S′ = Scheitelbrechwert [dpt].
s′ = Bildseitige Schnittweite [m].

In Abb. 4.4.1 ergibt sich die bildseitige Schnittweite s′ aus dem Abstand des hinteren Scheitelpunktes S_2 zum Brennpunkt F′.

Die Formeln und die schematische Darstellung von Abb. 4.4.1 zeigen, daß der Unterschied zwischen Brechwert und Scheitelbrechwert aus dem Unterschied der bildseitigen Brennweite und der bildseitigen Schnittweite resultiert. Dieser Unterschied wiederum entsteht dadurch, daß sich die Brennweite auf die Hauptebene, die Schnittweite auf den Scheitelpunkt des Glases bezieht.

Welche Relevanz ergibt sich hieraus für die Praxis? Zunächst sei angemerkt, daß für eine unendlich dünne Linse Scheitelbrechwert und Brechwert identisch sind (S′ = D). Realiter ist ein Brillenglas nie unendlich dünn, theoretisch ist somit der Unterschied zwischen Scheitelbrechwert und Brechwert nie vernachlässigbar. Praktisch ist er jedoch für geringere Brechwerte bzw. Scheitelbrechwerte bis zu etwa 5 Dioptrien vernachlässigbar. Wichtig für die Praxis ist im weiteren, daß der Scheitelbrechwert S′ unabhängig von der Durchbiegung des Brillenglases ist, d. h. Gläser mit verschiedener Durchbiegung und gleichem Scheitelbrechwert können gegeneinander ausgetauscht werden. Wichtig für die Praxis ist im weiteren, daß objektseitige Schnittweite s und bildseitige Schnittweite s′ umso mehr differieren, je mehr das Glas von einer symmetrischen Biform abweicht: Nachdem die üblicherweise verwendeten Brillengläser alles andere als eine symmetrische Biform aufweisen, sondern mehr oder weniger stark durchgebogene Meniskusform besitzen, ist dieser Unterschied sehr wichtig. Für die Praxis bedeutet dies, daß ein Brillenglas **immer** mit der **augenseitigen**

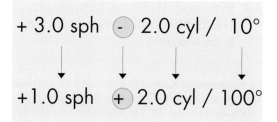

Abb. 4.4.2 Umrechnung von Minus- in Pluszylinder (und umgekehrt).

Fläche auf den Scheitelbrechwertmesser aufgelegt werden muß, um den korrekten Scheitelbrechwert S′ zu messen. Wird die objektseitige, also die vordere Fläche des Brillenglases aufgelegt, so resultiert ein falscher Wert.

Einstärkengläser mit sphärischer Wirkung werden sowohl als einfache sphärische Flächen, aber auch als asphärische Flächen geschliffen. Asphärische Flächen sind bei höheren Werten des Scheitelbrechwertes S′ erforderlich, im weiteren zur Reduktion von Abbildungsfehlern wie sphärische Aberration, Koma und Verzeichnung.

Einstärkengläser mit astigmatischer Wirkung

Gläser mit astigmatischer Wirkung haben im Unterschied zu sphärischen Gläsern unterschiedliche Scheitelbrechwerte in zwei aufeinander senkrecht stehenden Meridianen (den sogenannten Hauptschnitten). Astigmatische Gläser sind somit in der Lage, einen regulären Astigmatismus zu korrigieren, der definitionsgemäß in einer Fehlsichtigkeit besteht, die unterschiedliche brechende Wirkungen in zwei zueinander senkrecht stehenden Hauptschnitten aufweist. Astigmatismen mit nicht zueinander senkrecht stehenden Hauptschnitten oder andersartige irreguläre Astigmatismen können durch herkömmliche Brillengläser nicht korrigiert werden.

Was in der Praxis oft Schwierigkeiten bereitet, ist die Umrechnung von Plus- und Minusschreibweise bei der Zylinderstärke. In der Bundesrepublik Deutschland werden bei der Rezeptur von Brillengläsern astigmatische Werte in Minuszylinderschreibweise angegeben, die optische Industrie hingegen verwendet die Pluszylinderschreibweise.

Die Umrechnung von Plus- in Minuszylinder und umgekehrt ist einfach:

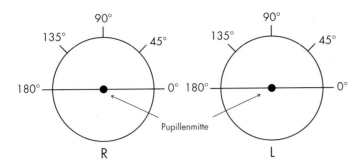

Abb. 4.4.3 TABO-Schema zur Kennzeichnung der Achse zylindrischer Gläser. Das Schema ist folgendermaßen zu interpretieren: Der Untersucher sitzt dem Patienten gegenüber, von der Pupillenmitte des rechten und linken Auges liegt jeweils rechts horizontal die 0°-Richtung. Die Gradwerte steigen beidseits im Gegenuhrzeigersinn über 90°, 180° und 270° bis 360° bzw. 0°.

1. Die Achse ändert sich um 90°.
2. Die astigmatische Differenz bleibt gleich.
3. Die Sphäre „ändert sich gegensinnig zur Änderung des Zylinders" um den Betrag der astigmatischen Differenz.

Ein Beispiel soll diese schematischen Regeln verdeutlichen (Abb. 4.4.2): Es sei ein Glas mit + 3.0 dpt sph − 2.0 dpt cyl/10° gegeben. Dieses Glas soll in Pluszylinderschreibweise umgerechnet werden. Dies geschieht wie folgt: Nach der ersten Regel ändert sich die Achse um 90°, d. h. aus 10° werden 100°. Die astigmatische Differenz bleibt gleich (Regel 2). Nachdem sich der Zylinder von „Minus" nach „Plus" ändert, ändert sich der sphärische Wert von „Plus" in Richtung „Minus" und zwar um den Betrag der astigmatischen Differenz: Dies bedeutet, daß von + 3.0 dpt sph 2.0 dpt abzuziehen sind. Somit resultiert ein Glas von + 1.0 sph + 2.0 cyl/100°. Bei der Umrechnung von Plus- in Minuszylinder wird umgekehrt vorgegangen.

Achse und Wirkung eines Zylinderglases stehen immer senkrecht zueinander: Liegt beispielsweise die Achse eines Minuszylinders bei 0°, dann liegt die Wirkung bei 90° und umgekehrt. Lage von Achse und Hauptschnitten werden nach dem sog. TABO-Schema angegeben (Abb. 4.4.3). Der Name „TABO" geht auf die einfache Abkürzung „**T**echnischer **A**usschuß für **B**rillen**o**ptik zurück", der seinerzeit dieses Schema als Konvention festgelegt hat. Das Schema ist so zu interpretieren, daß der Betrachter, der dem Patienten gegenübersitzt, an beiden Augen die Nullrichtung des TABO-Schemas nach rechts horizontal ausrichtet. Die Numerierung der Achsen geschieht dann an beiden Augen von 0 bis 360° entgegen dem Uhrzeigersinn. Die Nullrichtung des TABO-Schemas durch den Bezugspunkt des Brillenglases heißt Glashorizontale oder Einschleifachse.

Bei der Fertigung von Brillengläsern werden innentorische von außentorischen Gläsern unterschieden: bei innentorischen Gläsern ist die astigmatische Wirkung augenseitig eingeschliffen, bei außentorischen Gläsern objektseitig, also an der Vorderfläche des Brillenglases.

Einstärkengläser mit prismatischer Wirkung

Es liegt in der Natur der optischen Abbildung durch Linsen, so auch durch Brillengläser, daß Strahlen, die außerhalb der optischen Achse auf das Glas treffen, eine Richtungsänderung erfahren. Diese Richtungsänderung wird (mißverständlicherweise) als prismatische **Neben**wirkung bezeichnet. Es handelt sich dabei, dies sei betont, um keinen „Nebeneffekt", sondern schlichtweg um die Natur der optischen Abbildung: ohne diese Richtungsänderung könnte eine optische Abbildung nicht zustandekommen und eine Korrektur von Abbildungsfehlern des Auges wäre nicht möglich. Strahlen, die durch den optischen Mittelpunkt des Glases verlaufen, erfahren keine Richtungsänderung.

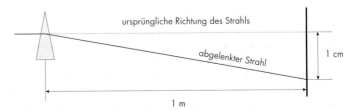

Abb. 4.4.4 Definition der prismatischen Wirkung. Die prismatische Wirkung wird quantifiziert durch die Ablenkung des Lichtstrahls in cm gegenüber der ursprünglichen Richtung in einem Meter Abstand. Die Einheit ist 1 cm/m.

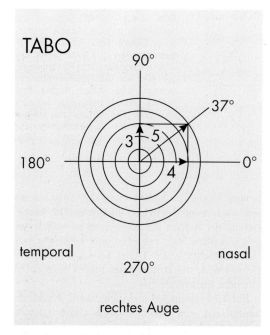

Abb. 4.4.5 Angabe der Basislage einer prismatischen Wirkung. Die Basislage prismatischer Wirkungen kann entweder zerlegt in Horizontal- und Vertikalkomponenten angegeben werden, im vorliegenden Fall als Prisma Basis innen und Basis oben. Es kann auch unmittelbar eine Gradangabe im TABO-Schema erfolgen, im vorliegenden Fall 37°.

Die prismatische Wirkung P [$^{cm}/_m$] ist wie folgt definiert (Abb. 4.4.4): Erfährt ein Lichtstrahl eine Ablenkung, die in 1 m Abstand von dem ablenkenden optischen System 1 cm beträgt, so beträgt die prismatische Wirkung P 1 $^{cm}/_m$. Früher wurde als Einheit der prismatischen Wirkung die Prismendioptrie [pdpt] verwendet, sie entspricht jedoch heute nicht mehr der Norm. Die Richtung der prismatischen Ablenkung wird über die Basislage B entweder gemäß dem TABO-Schema in Grad oder über die vereinfachte Angabe der vier Hauptrichtungen horizontal und vertikal (Basis innen, Basis außen, Basis oben oder Basis unten) angegeben. Ein Beispiel soll dies verdeutlichen (Abb. 4.4.5, siehe auch Abb. 3.10.5): Nehmen wir an, daß vor dem rechten Auge eine prismatische Wirkung von 4 $^{cm}/_m$ Basis innen und 3 $^{cm}/_m$ Basis oben liegt, so resultiert durch Konstruktion mit einem Parallelogramm eine prismatische Wirkung von insgesamt 5 $^{cm}/_m$ Basislage 37°. 1 $^{cm}/_m$ entspricht ungefähr 0.57°. Folgende Umrechnungsformeln können als Näherung für die Praxis verwendet werden:

$$x \ [^{cm}/_m] \approx \frac{1}{2} \cdot x \ [°]$$

$$x \ [°] \approx 2 \cdot x \ [^{cm}/_m]$$

Wie können prismatische Wirkungen in Brillengläsern erzeugt werden? Es gibt prinzipiell zwei Möglichkeiten: **Dezentrierung des Brillenglases** oder **Verkippung der Rückfläche gegenüber der Vorderfläche (Einschleifen)** (Abb. 4.4.6). Bei Prismen niedriger Wirkung wird in der Regel lediglich eine Dezentrierung des Glases vorgenommen, bei Prismen höherer Wirkung muß ein Einschleifen erfolgen. Die durch Dezentrierung eines Brillenglases hervorgerufene prismatische Wirkung kann näherungsweise mittels der Prenticeschen Formel berechnet werden:

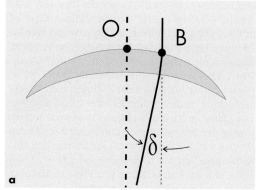

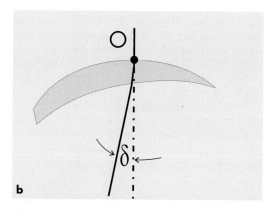

Abb. 4.4.6 Eine prismatische Wirkung kann entweder durch Dezentrierung eines Brillenglases erzeugt werden (**a**) oder durch Einschleifen (Verkippen der Glasvorderfläche gegenüber der Glasrückfläche; **b**). Der Winkel δ ist die prismatische Wirkung, O ist der optische Mittelpunkt des Glases, B ist der Bezugspunkt.

$$P = d \cdot S'$$

mit

P = Prismatische Ablenkung in einem beliebigen Punkt des Brillenglases [cm/m].
d = Entfernung des Punktes vom optischen Mittelpunkt des Glases [cm].
S' = Scheitelbrechwert [dpt].

Wird beispielsweise ein Glas mit einem Scheitelbrechwert von 5 dpt um 1 cm dezentriert, so resultiert eine prismatische Wirkung von 5 cm/m.

Praktisch bedeutsam ist, daß Prismen gleichen Betrages und gleicher Basislage vor beiden Augen physiologisch-optisch wirkungslos sind. Dies kommt z. B. bei Gleitsichtgläsern vor, bei denen mitunter Dickenreduktionsprismen mit vertikaler Basislage eingeschliffen werden. Wichtig zu wissen ist auch, daß prismatische Gläser stärkere Abbildungsfehler haben als nicht-prismatische Gläser. Der optische Mittelpunkt von prismatischen Gläsern fällt nicht mit dem Bezugspunkt zusammen. Zentrierung von prismatischen Gläsern nach der Drehpunktforderung ist daher prinzipiell nicht möglich. Bei prismatischen Gläsern haben wir grundsätzlich keine punktuell abbildenden Eigenschaften mehr bzw. sie können nicht mehr ausgenutzt werden. Bereits im Bezugspunkt eines prismatischen Brillenglases liegt ein Astigmatismus schiefer Bündel vor. Es treten vermehrt Farbsäume und Verzeichnung auf. Dies ist praktisch vor allem bei Prismen höherer Wirkung bedeutsam, die zu einer erheblichen Sehschärfeeinbuße führen können. Die Verordnung von Prismen höherer Wirkung muß daher unter strenger Indikationsstellung erfolgen.

Bifokalgläser

Der Presbyope benötigt für Sehaufgaben im Unendlichen und im Nahbereich unterschiedliche Glasstärken. Dies kann dadurch realisiert werden, daß eine getrennte Brille für Ferne und Nähe getragen wird. Der ständige Wechsel zwischen zwei Brillen ist jedoch im Alltag oft mühsam, weshalb für den Presbyopen Gläser mit unterschiedlichen brechenden Wirkungen für den Blick in die Ferne und in die Nähe hergestellt werden. Der klassische und einfachste Typ von Gläsern dieser Bauart ist das Bifokalglas, das zwei unterschiedliche brechende Wirkungen aufweist, eine Wirkung für die Ferne im oberen Teil des Glases und eine andere brechende Wirkung für die Nähe im unteren Teil des Brillenglases. Die Wirkung für die Nähe wird deshalb im unteren Teil des Brillenglases eingebracht, da bei jeder Nahtätigkeit eine Konvergenz und Blicksenkung erfolgt, so daß sinnvollerweise im nasal unteren Bereich des Brillenglases die stärkere Wirkung für die Nähe erzeugt wird. Nahteile werden in unterschiedlichen Formen und Größen hergestellt, abhängig von den Anforderungen der Naharbeit und vom Glasmaterial: es gibt innenverschmolzene und außenverschmolzene Nahteile, es gibt bei Kunststoffgläsern außen abgeformte Nahteile, die eine Kante aufweisen. Es gibt Nahteile die sehr hoch angesetzt werden, es gibt Nahteile mit sehr großem horizontalem Durchmesser etc. Die Anforderungen an Gestalt und Plazierung des Nahteils sind von der Tätigkeit abhängig, wofür die Brille verwendet wird und müssen auf den Einzelfall abgestimmt werden.

Die heute üblicherweise verwendeten Nahteile besitzen eine horizontale (oder annähernd horizon-

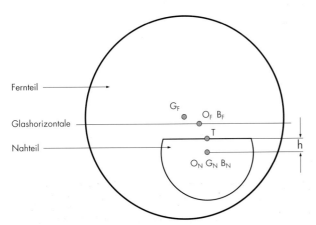

$$J\ [cm/m] = h\ [cm] \cdot Z\ [dpt]$$

J = Bildsprung in T
h = Abstand TO$_N$
Z = Nahzusatz

O$_{F,N}$ = optischer Mittelpunkt
B$_{F,N}$ = Bezugspunkt
G$_{F,N}$ = geometrischer Mittelpunkt
T = Extrempunkt der Trennlinie

Abb. 4.4.7 Definition des Bildsprungs J (nach Goersch 1987). Der Bildsprung berechnet sich aus dem vertikalen Abstand der Trennkante vom optischen Mittelpunkt des Nahteils und der Stärke des Nahzusatzes.

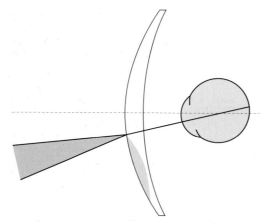

Abb. 4.4.8 Auswirkung des Bildsprungs auf Blick- und Gesichtsfeld. Beim Übergang vom Fern- in den Nahteil kann ein Bildsprung entstehen, der zu einem toten Winkel im Blickfeld und im Gesichtsfeld führt.

tale), vielleicht etwas gekrümmte Trennkante oben und sind nach nasal unten dezentriert in das Trägerglas für die Ferne eingebaut. Heute nur noch wenig gebräuchlich sind schwenkbare Nahteile, bei denen der Nahteil sphärisch in den Randbereich des Trägerglases eingeschliffen wird und somit – wie der Name sagt – schwenkbar ist. Schwenkbare Nahteile können in idealer Weise auf die individuelle Pupillendistanz für die Nähe eingestellt werden. Die heute üblicherweise verwendeten Bifokalgläser sind nicht schwenkbar und können somit auch nicht auf die individuelle Nah-PD justiert werden.

Bei Bifokalgläsern tritt üblicherweise ein sogenannter Bildsprung auf, der wie folgt zu erklären ist (Abb. 4.4.7): Fernteil und Nahteil besitzen jeweils einen optischen Mittelpunkt (O_F, O_N). Beim Übergang vom Fernteil in den Nahteil liegt an der Trennkante eine bestimmte prismatische Ablenkung durch den Fernteil vor, die dann sprunghaft in die prismatische Ablenkung im Nahteil übergeht. Dieser sogenannte Bildsprung J [$^{cm}/_m$] kann wie folgt berechnet werden:

$$J = h \cdot Z$$

mit
J = Bildsprung im Punkt T [$^{cm}/_m$].
h = Abstand der Trennkante T vom optischen Mittelpunkt des Nahteils O_A [cm].
Z = Nahzusatz [dpt].

Der Bildsprung beim Übergang vom Fern- in den Nahteil hängt somit von der Stärke der Addition ab, also vom Nahzusatz, und vom Abstand der optischen Mitte des Nahteils vom Punkt T, also von der Trennkante.

Was bedeutet der Bildsprung für die Praxis? Ein Bildsprung erzeugt im Prinzip einen toten Winkel, sowohl im Blickfeld, als auch im Gesichtsfeld (Abb. 4.4.8). Beim Übergang vom Fern- in den Nahteil resultiert eine tote Zone, die vom Brillenträger nicht eingesehen werden kann. Dies kann mitunter starke Störungen hervorrufen, meistens verursacht der Bildsprung jedoch keine nennenswerten Probleme. Der Brillenträger gewöhnt sich an diese Situation relativ schnell. Wenn der Bildsprung wirklich zu Problemen führt, so gibt es sogenannte bildsprungfreie Gläser, die sich eines einfachen Tricks bedienen: Der optische Mittelpunkt des Nahteils wird auf die Trennlinie verschoben, so daß der Bildsprung 0 wird. Derartige Gläser werden als „bildsprungfrei" bezeichnet und sind in verschiedenen Ausführungen von der optischen Industrie erhältlich.

Liegt eine **Anisometropie** vor, so resultiert an linkem und rechtem Auge an der Trennkante im Fernteil jeweils eine unterschiedliche prismatische Ablenkung. Dies führt zu einer Belastung der vertikalen Fusion und kann zu erheblichen Störungen des beidäugigen Sehens führen. Daher muß bei einer Anisometropie von mehr als 2 dpt ein **prismatischer Höhenausgleich** erfolgen. Auf dem Brillenrezept muß der Vermerk angebracht werden: „Bitte prismatischen Höhenausgleich!". Dann wird dies vom Optiker bei der Bestellung der Gläser berücksichtigt.

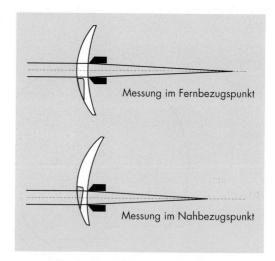

Abb. 4.4.9 Konkav-Meßverfahren zur Bestimmung des Nahzusatzes (Erläuterung siehe Text; siehe hierzu auch Abschnitt 4.7).

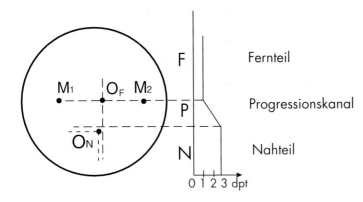

Abb. 4.4.10 Prinzip eines Gleitsichtglases (schematische Darstellung). Vom Fernteil F nimmt über den Progressionskanal P die brechende Wirkung zu, bis der maximale Wert der Addition im Nahteil N erreicht ist (im vorliegenden Fall + 3 dpt). O_F = optischer Mittelpunkt des Fernteils, O_N = optischer Mittelpunkt des Nahteils. M_1 und M_2 bezeichnen (herstellerabhängige) Markierungen, die bei Verwendung entsprechender Schablonen helfen, die genauen Meßpunkte des Brillenglases zu ermitteln.

Wie soll der Nahzusatz eines Bifokalglases gemessen werden? Es gibt hierfür bekanntlich unterschiedliche methodische Ansätze, der Leser sei auf die weiterführende Literatur verwiesen (Goersch 1987). Für die Praxis soll das sogenannte **Konkavmeßverfahren** empfohlen werden (Abb. 4.4.9): Bei dieser Meßmethode wird so vorgegangen, daß zunächst der Scheitelbrechwert im Fernbezugspunkt ermittelt wird. Dazu wird das Brillenglas mit dem augenseitigen Scheitel, also mit der Rückfläche auf den Scheitelbrechwertmesser gelegt. Dann erfolgt eine Verschiebung der Meßmarke in den Nahteil hinein und es wird der Scheitelbrechwert am Nahbezugspunkt B_N gemessen. Die Differenz zwischen den Scheitelbrechwerten für Ferne und Nähe ergibt die Addition. Bei astigmatischen Gläsern muß dabei im mathematisch schwächeren Hauptschnitt gemessen werden. Allerdings muß man sich im klaren darüber sein, daß bei diesem Meßverfahren Meßwert und Gebrauchswert unterschiedlich sein können, d. h. konkret, daß bei höherem positivem Scheitelbrechwert S' und bei höheren Nahzusätzen **zu hohe** Meßwerte für die Addition resultieren können. In der Praxis muß also eine Korrektur der Meßwerte zu den tatsächlichen Gebrauchswerten bei Bifokalgläsern für stärkere Hyperopien erfolgen, natürlich bei Aphaken und bei höheren Additionen. Mitunter übersteigen die Meßwerte die Gebrauchswerte, was nicht voreilige Schlüsse bei einer möglichen Auseinandersetzung mit dem Augenoptiker nach sich ziehen darf. Ausführliche Tabellenwerke hierzu finden sich in dem bereits erwähnten Handbuch für Augenoptik von Goersch (1987).

Trifokalgläser

Bei Trifokalgläsern gibt es neben dem Fern- und Nahteil einen Zwischenteil, der die Hälfte der Addition des Nahteils aufweist. Trifokalgläser sind in der Herstellung sehr aufwendig und teuer und werden heute im Zeitalter der weiterentwickelten Gleitsichtgläser kaum mehr verwendet. Sie finden noch für spezielle optische Korrekturen bei beruflichen Tätigkeiten Anwendung, die einen größeren Zwischenbereich benötigen, als er mit Gleitsichtgläsern erzielbar ist. Sie sind aber heute sicherlich zu Ausnahmefällen geworden.

Gleitsichtgläser

Gleitsichtgläser oder Gläser mit progressiver optischer Wirkung besitzen eine kontinuierliche (u. U. nicht lineare) Zunahme der Brechkraft vom Fernteil über den sogenannten Progressionskanal zum Nahteil (Abb. 4.4.10): Im gezeichneten Fall nimmt die brechende Wirkung vom Fernteil zum Nahteil linear zu. Die Übergangszone bezeichnet man als Progressionskanal. Sie muß aus optischen Gründen relativ schmal gehalten werden, so daß die Zentrierung von Gleitsichtgläsern höchst kritisch ist und vom Optiker sehr genau vorgenommen werden muß. Die Lage der optischen Mitte des Nahteils (O_N) ist vorgegeben und kann nicht individuell abgestimmt werden, wie dies bei den schwenkbaren Bifokalgläsern möglich war.

Man muß wissen, daß jedes Gleitsichtglas beidseits der schmalen Progressionszone starke optische Fehler aufweist (Verzeichnung, Astigmatismus unterschiedlicher Stärke und Achsrichtung). Während die Gleitsichtgläser der ersten Generation, die vor vielen Jahren auf den Markt kamen, noch erhebliche Abbildungsfehler aufwiesen, haben die Hersteller mittlerweile Gleitsichtgläser entwickelt, bei denen diese Abbildungsfehler stark minimiert, allerdings natürlich nicht vollständig beseitigt sind. Prinzipielles Ziel bei der Konzeption von Gleitsichtgläsern ist die Minimierung der Verzeichnung bei starken horizontalen Blickwendungen, was beispielsweise durch Angleichung der sphärischen Fern- und Nahwirkung in den seitlichen unteren Randpartien geschehen kann. Darüber hinaus besteht das Ziel der Entwicklung von Gleitsichtgläser darin, einen möglichst störungsfreien Fernteil für den Brillenträger zu realisieren. Die erheblichen astigmatischen Fehler, die in den seitlichen Randpartien eines Gleitsichtglases auftreten, sind nicht selten der Grund für die subjektive Unverträglichkeit derartiger Brillengläser. Der Brillenträger braucht bisweilen Wochen bis Monate, um sich an die Scheinbewegungen in der Peripherie der zu gewöhnen. In manchen Fällen gelingt die Anpassung nie, vor allem dann, wenn die Gleitsichtgläser nicht permanent getragen werden und bei höheren Additionen von einer gut vertragenen Bifokalbrille auf Gleitsichtgläser umgestiegen wird.

Problematisch ist bei Gleitsichtgläsern, daß der Abstand zwischen Fern- und Nahbezugspunkt fest vorgegeben ist und wegen der Länge der Progressionszone in der Regel größer ist als bei einem Bifokalglas. Dies bedeutet, daß der Träger einer Gleitsichtbrille den Kopf stärker heben muß, um ein scharfes Bild im Nahbezugspunkt zu erhalten als bei einem Bifokalglas. Dieser Vorgang ist gewöhnungsbedürftig, vor allem dann, wenn die Additionen höher werden bzw. zu hoch sind, als eigentlich erforderlich. Wichtig zu wissen ist auch, daß ein prismatischer Höhenausgleich von Gleitsichtgläsern nicht möglich ist, so wie er bei Vorliegen einer Anisometropie bei Bifokalgläsern durchgeführt werden muß.

Die Messung von Gleitsichtgläsern am Scheitelbrechwertmesser ist schwierig und oft nicht mit letzter Genauigkeit möglich. Um ein Gleitsichtglas exakt am Scheitelbrechwertmesser vermessen zu können, ist es notwendig zu wissen, um welchen Glashersteller es sich handelt. Im weiteren sind für den jeweiligen Glastyp die zugehörigen Meßschablonen erforderlich, die die genaue Lage der Meßpunkte angeben. In der Praxis ist dies oft nicht realisierbar, da der Patient in der Regel nicht weiß, von welchem Hersteller seine Brillengläser bezogen wurden. Er weiß dies nur dann, wenn er seinen Brillenpaß dabei hat: Dann ist aber die Ausmessung der Gleitsichtbrille überflüssig, da die Werte aus dem Paß entnommen werden können. Wenn nicht bekannt ist, um welchen Glashersteller es sich handelt und auch anhand der Gravuren auf dem Glas eine eindeutige Zuordnung nicht möglich ist, so ist die exakte Ausmessung eines Gleitsichtglases nicht möglich. Theoretisch, bisweilen auch praktisch, ist es möglich, auf der Vorderfläche von Gleitsichtgläsern (soweit sie nicht schon sehr alt sind und damit durch den Abrieb ihre Gravuren verloren haben) die herstellertypischen Mikrogravuren aufzufinden, bisweilen auch ein Kürzel für die Stärke der Addition. Wenn Hersteller und auch Glastyp bekannt sind und die zugehörige Meßschablone verfügbar ist, dann ist eine genaue Ausmessung möglich, dies soll anhand eines Beispiels demonstriert werden (Abb. 4.4.11): Für dieses Glas der Fa. Zeiss befindet sich oberhalb der geometrischen Mitte des Glases der Meßpunkt für die Ferne, der Meßpunkt für die prismatische Wirkung befindet sich in der Mitte der Scheibe, der Meßpunkt für die Nähe ist unten eingezeichnet. Die Kreisgravuren markieren die Horizontale des Glases und den Meßpunkt für das Prisma und geben über Kürzel die Stärke der Addition an. In der Praxis wird man sich leider oft in Ermangelung von detaillierten Angaben mit geschätzten Meßwerten für Gleitsichtgläser zufrieden geben müssen.

4.5 Gläser für hohe Hyperopie und Myopie
B. Lachenmayr

Bei Gläsern mit hohem positivem bzw. negativem Scheitelbrechwert ab ca. ± 5 dpt sind einige Besonderheiten zu beachten, die im folgenden kurz

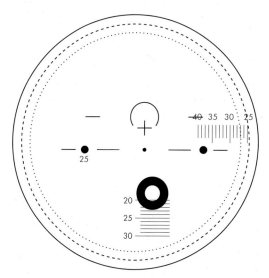

Abb. 4.4.11 Meßschablone eines Gleitsichtglases der Fa. C. Zeiss.

besprochen werden sollen. Zum einen muß versucht werden, das Gewicht der Brillengläser zu reduzieren, um das Tragen der Brille komfortabel zu gestalten. Bei hohen Plusgläsern sind spezielle optische Aspekte der Randgestaltung zu beachten. Wichtig ist vor allem für die Fahreignungsbegutachtung die Berücksichtigung der Tatsache, daß bei Gläsern mit hohem positivem Scheitelbrechwert eine Einschränkung des peripheren Gesichtsfeldes bis hin zu einem kompletten Ringskotom entstehen kann. Bei hohem Scheitelbrechwert können Unterschiede zwischen dem Meßwert, der am Scheitelbrechwertmesser bestimmt wird, und dem Gebrauchswert, der für den Brillenträger relevant ist, auftreten. Derartige Unterschiede zwischen Meß- und Gebrauchswert finden sich auch bei prismatischen Gläsern und bei Bifokalgläsern. Eine Änderung des Hornhautscheitelabstandes, beispielsweise bei Übergang von Brille auf Kontaktlinse oder umgekehrt, kann Korrekturen am Scheitelbrechwert erforderlich machen, die mittels geeigneter Formeln oder Tabellen abgeschätzt werden können.

Gewichtsreduktion

Bei Gläsern mit hohem positivem bzw. negativem Scheitelbrechwert können erhebliche Mitten- bzw. Randdicken resultieren, so daß es erforderlich ist, Maßnahmen zur Gewichtsreduktion zu ergreifen. Die effektivste Maßnahme ist in jedem Fall die Verkleinerung des Scheibendurchmessers, d. h. die Empfehlung, möglichst Brillenfassungen zu verwenden, die das Einschleifen von kleinen Scheiben erlauben. Weitere Maßnahmen sind die Wahl geeigneter Glasmaterialien, beispielsweise hochbrechende Silikatgläser oder Kunststoffgläser, ggf. hochbrechende Kunststoffgläser (siehe Abschnitt 4.2). Eine weitere Maßnahme zur Gewichtsverringerung ist die Verwendung von sogenannten Lentikulargläsern, also Gläsern, die neben einer zentralen optischen Zone eine periphere Randzone besitzen, eine sogenannte Haptik, ähnlich wie dies bei Kontaktlinsen der Fall ist. Die Randzone kann entweder einen definierten Knick zum zentralen optischen Teil aufweisen (abgesetzter Tragrand) oder der Übergang zwischen Optik und Haptik kann kontinuierlich erfolgen (kontinuierliche Übergangszone). In Abb. 4.5.1 sind beide Formen der Randgestaltung dargestellt. Bei Gläsern mit positivem Scheitelbrechwert, typischerweise bei hoher Hyperopie oder bei Starbrillen, kann bei abgesetztem Tragrand ein absolutes Ringskotom entstehen, genauso wie bei einer Vollscheibe am Rand des Glases. Derartige Brillen sind daher für den Straßenverkehr nicht zugelassen, die Deutsche Ophthalmologische Gesellschaft hat diesbezüglich eine Empfehlung ausgesprochen (1994). Bei Gläsern mit kontinuierlicher Übergangszone ist zwar die Abbildungsqualität im Übergangsbereich schlecht, es kommt jedoch nicht zum Auftreten eines absoluten Ringskotoms, so daß derartige Gläser für den Straßenverkehr als geeignet zu betrachten sind (Lachenmayr und Buser 1994). Es sei an dieser Stelle darauf hingewiesen, daß in der Regel bei höherem Scheitelbrechwert Einstärkengläser nicht mit einfachen sphärischen Flächen gefertigt, sondern asphärisch geschliffen werden, einerseits aus kosmetischen Gründen, andererseits um die Abbildungsfehler zu verringern.

Gesichtsfeld und Blickfeld

Bereits in Abschnitt 3.6 bei Besprechung von Anisometropie und Aniseikonie wurde auf die Netzhautbildgröße eines mit Brillenglas korrigierten myopen und hyperopen Auges hingewiesen (Abb. 3.6.3). Damit unmittelbar in Zusammenhang steht das Gesichtsfeld des mit Brillenglas korrigierten Ametropen. Dies ist in der gleichen Abbildung schematisch dargestellt. Geben wir auf der Netzhaut eine bestimmte Objektgröße vor, beispiels-

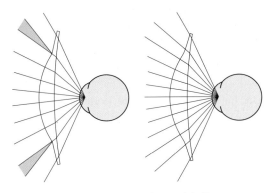

Abb. 4.5.1 Bei einem Lentikularglas mit abgesetztem Tragrand (links) entsteht am Übergang von der Optik zur Haptik bei Pluswirkung ein absolutes Ringskotom. Bei einem Lentikularglas mit kontinuierlicher Übergangszone (rechts) treten in dem Übergangsbereich zwischen Optik und Haptik zwar starke Bildfehler auf, insbesondere ein starker Astigmatismus, ein absolutes Ringskotom entsteht jedoch nicht.

weise den Durchmesser des Blinden Flecks oder die Größe eines Skotoms, und übertragen wir die Begrenzungen durch die Optik von Auge und Brillenglas in den Außenraum, so zeigt sich, daß ein mit Brillenglas korrigiertes myopes Auge ein größeres Gesichtsfeld bzw. eine größere Projektion der Isopterenrandpunkte im Außenraum aufweist als ein mit Brillenglas korrigiertes hyperopes Auge. Der mit Brillenglas korrigierte Myope hat also ein nach außen aufgeweitetes Gesichtsfeld, der mit Brillenglas korrigierte Hyperope weist die bekannte konzentrische Einschränkung auf, die bei entsprechender Höhe des Scheitelbrechwertes des korrigierenden Glases praktisch hinderlich werden kann. Der mit Brillenglas korrigierte Myope ist aufgrund seiner Gesichtsfeldausweitung hinsichtlich der Fahreignung nicht eingeschränkt. Demgegenüber muß bei positivem Scheitelbrechwert, also beim Hyperopen und Aphaken, der mit Brillenglas korrigiert wird, eine Glasform gewählt werden, die das Auftreten eines absoluten Ringskotoms vermeidet: Dies ist in der Regel gewährleistet bei Lentikulargläsern mit kontinuierlicher Übergangszone; bei Vollsichtscheiben oder bei Lentikulargläsern mit abgesetztem Tragrand ist in der Regel von dem Auftreten eines absoluten Ringskotoms auszugehen. Die gleichen Überlegungen wie für das Gesichtsfeld gelten analog für das Blickfeld: Das mit Brillenglas korrigierte myope Auge hat ein größeres Blickfeld als das emmetrope Auge, das mit Brillenglas korrigierte hyperope Auge hat ein kleineres Blickfeld als das emmetrope Auge (Goersch 1987).

Meß- und Gebrauchswert

Unter dem **Meßwert** eines Brillenglases verstehen wir die dioptrische Wirkung im Bezugspunkt des Brillenglases, wie sie am **Scheitelbrechwertmesser** ermittelt wird. Unter dem **Gebrauchswert** eines Brillenglases verstehen wir die dioptrische Wirkung im Bezugspunkt des Glases für den Strahlengang in der **Gebrauchssituation** beim Brillenträger. Meßwert und Gebrauchswert sind **nur** bei Gläsern für Fernkorrektur identisch, bei denen der optische Mittelpunkt zugleich der Bezugspunkt ist. Dies sind z. B. Brillengläser ohne prismatische Wirkung, die korrekt zentriert sind. In **allen anderen Fällen** treten Unterschiede zwischen Meßwert und Gebrauchswert auf, die bei höherem Scheitelbrechwert auch praktisch bedeutsam werden und zu Verwirrung Anlaß geben können. Derartige Unterschiede gelten insbesondere für Nahteile von Bi- oder Trifokalgläsern, für falsch zentrierte Gläser und prismatische Gläser.

Um die Konfusion vollständig zu machen, werden von unterschiedlichen Glasherstellern entweder Meßwerte oder Gebrauchswerte auf dem Protokoll des Brillenglases angegeben. Für Details sei der Leser auf die Literatur verwiesen (Goersch 1987, Gottlob 1989). Für die Praxis sollte folgende Regel beachtet werden:

Meßwert und Gebrauchswert eines Brillenglases können in folgenden Fällen **verschieden** sein:

1. bei Einstärken-Nahbrillen im höheren Plusbereich,
2. bei Nahteilen von Bifokalgläsern mit höherer Pluswirkung im Fernteil und/oder generell bei stärkeren Additionen,
3. bei prismatischen Gläsern.

Folge ist, daß typischerweise bei der Nachkontrolle einer vom Optiker angefertigten Brille für den Nahbereich oder mit prismatischer Wirkung Unterschiede zwischen dem Rezept des Augenarztes und dem Meßwert am Scheitelbrechwertmesser auftreten. So werden mitunter im Nahteil von Bifokalgläsern höhere Additionen gemessen, als sie rezeptiert wurden. Ehe eine derartige Brille als „falsch" reklamiert wird, sollte dies in einem klärenden Gespräch eruiert werden. Es empfiehlt sich, bei derartigen Brillen, speziell bei Nahbrillen im hohen Plusbereich oder bei Bifokalbrillen im hohen Plusbereich (z. B. Aphakiekorrektur), auf dem Brillenrezept den Vermerk anzubringen: „Korrekturwert berücksichtigen!".

Scheitelbrechwert und Hornhautscheitelabstand

Der für die Praxis relevante Hornhautscheitelabstand e ergibt sich durch den Abstand des vorderen Hornhautscheitels vom rückwärtigen Brillenglasscheitel. Typische Werte des Hornhautscheitelabstandes in der Probierbrille liegen bei 13 bis 16 mm, im Phoropter mitunter bei niedrigeren Werten (z. B. 12 bis 14 mm), bei der Kontaktlinse beträgt er 0 mm. Die Hornhautscheitelabstände (HSA) können jedoch im Einzelfall erheblich variieren und sollten im Zweifelsfall vom Hersteller des Phoropters erfragt werden. In Tab. 4.5.1 sind exemplarisch die Werte einiger marktgängiger Phoroptoren aufgelistet. Bei höheren Scheitelbrechwerten, insbesondere bei Aphakiekorrektur, sollte immer der Hornhautscheitelabstand auf dem Brillen-

Tabelle 4.5.1 Werte für den Hornhautscheitelabstand (HSA) von einigen marktgängigen Phoroptern.

Hersteller Vertreiber	Phoropter	HSA (Standardwert)	kontrolliert einstellbarer HSA
Möller	Visutest C	12 mm	
Möller	Visutest D (Ser. Nr. < 800)	12 mm	
Möller	Visutest D (Ser. Nr. ≥ 800)	16 mm	
Möller	Visutron (autom.)	16 mm	
Möller	alle anderen Phoroptoren	16 mm	
Oculus	RT 1200 (autom. Ph.)	13.75 mm	
Oculus	RT 600 (man. Ph.)	13.75 mm	
Rodenstock	Phorovist 200	13.75 mm	14 – 20 mm/1 mm Skala
Rodenstock	Phoromat 200	18 mm	14 – 22 mm/2 mm Skala
Rodenstock	Phoromat 500	18 mm	14 – 22 mm/2 mm Skala
Topcon	CV 2000 (autom. Ph.)	12 mm	10 – 20 mm/2 mm Skala
Topcon	VT – SE	13.75 mm	10 – 20 mm/2 mm Skala
Topcon	VT – 10	13.75 mm	10 – 20 mm/2 mm Skala

rezept vermerkt werden, bei dem die Korrektur ermittelt wurde. Wird der Hornhautscheitelabstand verändert, beispielsweise bei Übergang von Brille auf Kontaktlinse oder umgekehrt, so muß eine Korrektur des Scheitelbrechwertes erfolgen nach folgender Formel:

$$S'_{BR2} = \frac{S'_{BR1}}{1 + \Delta e \cdot S'_{BR1}}$$

mit
S'_{BR2} = Neuer Scheitelbrechwert [dpt].
S'_{BR1} = Alter Scheitelbrechwert [dpt].
Δe = Differenz der Hornhautscheitelabstände [m].

Der Unterschied im Hornhautscheitelabstand zwischen beiden Korrekturformen ist durch Δe gegeben. Δe ist so definiert, daß es bei Verlängerung des Hornhautscheitelabstandes positiv ausfällt, bei Verkürzung negativ. Bei dem Übergang von Kontaktlinse auf Brille resultiert also ein positives Δe, bei Übergang von Brille auf Kontaktlinse ein negatives Δe:

$\Delta e = e_2 - e_1$

mit
e_2 = Neuer Hornhautscheitelabstand [m].
e_1 = Alter Hornhautscheitelabstand [m].
Δe = Differenz der Hornhautscheitelabstände
  bei Verlängerung: $\Delta e > 0$
  bei Verkürzung: $\Delta e < 0$.

Hieraus ergeben sich folgende Faustregeln:

Verkürzung des HSA (z. B. Übergang von Brille auf Kontaktlinse)

$S' > 0 : \Delta S' > 0$, d. h. $S' \uparrow$
$S' < 0 : \Delta S' < 0$, d. h. $S' \downarrow$

Verlängerung des HSA (z. B. Übergang von Kontaktlinse auf Brille)

$S' > 0 : \Delta S' < 0$, d. h. $S' \downarrow$
$S' < 0 : \Delta S' > 0$, d. h. $S' \uparrow$

Ausführliche Tabellen hierzu finden sich im bereits erwähnten Handbuch für Augenoptik der Fa. Zeiss (Goersch 1987).

4.6 Kinderbrille
B. Lachenmayr

Bei der Versorgung von Kindern, speziell von Kleinkindern und Babys mit Brillen sind besondere Hinweise zu beachten, die im folgenden kurz zusammengefaßt werden sollen. Die Anpassung von Brillen bei Kindern stellt eine Herausforderung dar, sowohl für den Augenarzt, als auch für den Optiker. Entsprechend ernst sollten wir uns dieser Problematik annehmen und versuchen, unsere kleinen Patienten in jeder Hinsicht mit einer optimalen Brillenkorrektur zu versorgen.

Wann ist eine Korrektion erforderlich?

Nicht jede sphärische oder astigmatische Fehlsichtigkeit eines Kindes ist korrekturbedürftig. Gerade im Kleinstkindalter ist eine gewisse Refraktionsabweichung sogar physiologisch und bedarf keines Ausgleichs. Wann ist eine Brillenkorrektion erforderlich? Hier lassen sich nur Erfahrungswerte angeben, die jeder Behandler selbst überprüfen muß, jeder wird im Umgang mit Kindern eigene Erfahrungswerte sammeln und u. U. von der hier gegebenen Empfehlung abweichen.

Liegt ein **Stellungsfehler** vor und/oder eine **Amblyopie**, so sollte stets eine **Vollkorrektur** eines möglichen Refraktionsfehlers angestrebt werden. Soweit aufgrund des Alters noch kein subjektiver Abgleich möglich ist, muß eine sehr sorgfältige und exakte objektive Refraktionsbestimmung in Zykloplegie durchgeführt werden. Bei einer Myopie wird der voll ermittelte Wert rezeptiert, ebenso bei einem Astigmatismus. Bei einer Hyperopie ist es empfehlenswert, ca. 0.5 dpt unter dem Wert der Zyklorefraktion zu bleiben.

Liegt **kein Stellungsfehler** vor und liegt **keine Amblyopie** vor, so können geringere Refraktionsfehler unkorrigiert bleiben. In der Regel ist eine optische Korrektur erst erforderlich bei einer Hyperopie von mehr als + 2.5 dpt, bei einem Zylinder > 1 dpt oder bei einer höheren Myopie von mehr als ca. 2 – 3 dpt. Fällt der Entschluß für eine Brillenkorrektion, so wird der volle Zylinder und die volle Myopiekorrektur rezeptiert, bei der Hyperopie bleibt man wieder ca. 0.5 dpt unter dem Wert der im Zykloplegie ermittelten Refraktion. Eine Anisometropie sollte dann korrigiert werden, wenn sie mehr als 1.5 dpt in der Sphäre bzw. im sphärischen Äquivalent beträgt, auch dann, wenn keine Stellungsabweichung oder Amblyopie vorliegt.

Wie sollte die objektive Refraktion ermittelt werden? In allen Fällen ist eine objektive Refraktionsbestimmung unter Ausschaltung der Akkommodationsfähigkeit erforderlich. Cyclopentolat sollte bei Säuglingen und Kleinstkindern im ersten Lebensjahr nicht verwendet werden, da die Gefahr besteht, daß Krämpfe ausgelöst werden. Alternativ kann bei Säuglingen eine brauchbare Ausschaltung der Akkommodation durch dreifache Gabe von Tropicamid-Augentropfen erzielt werden. Manche Behandler bevorzugen an Stelle von Cyclopentolat die Verabreichung von Atropin, die Meinungen gehen hierzu auseinander. Der Nachteil von Atropin besteht darin, daß eine bis zu 14 Tage andauernde Mydriasis entstehen kann, was für die Kinder unangenehm ist. Auch hier muß jeder Behandler sein eigenes Verfahrensschema entwickeln, wir empfehlen folgendes Tropfschema:

1. Säuglinge bis zum Abschluß des ersten Lebensjahres: Tropicamid-Augentropfen 3 x im Abstand von jeweils 10 min, objektive Refraktion 10 min nach der Applikation des dritten Tropfens. Alternativ können Atropin 0.5%-Augentropfen 2 x tgl. über 3 Tage gegeben werden.
2. Kinder ab dem ersten Lebensjahr und darüber:
    a) Cyclopentolat 1%-Augentropfen 2 x; der zweite Tropfen wird 10 min nach dem ersten Tropfen verabreicht, die Messung der objektiven Refraktion erfolgt 25 min nach dem zweiten Tropfen.
    b) Atropin 0.5% -Augentropfen 2 x tgl. über 3 Tage für Kinder vor der Einschulung.

Zentrierung: MA = PD

Grundsätzlich muß bei der Kinderbrille die Zentrierung nach der (strengen) Regel erfolgen: MA = PD. Im Idealfall befinden sich die Pupillenmitten exakt hinter den optischen Mitten der Gläser, Parallelversetzungen sind zwar zulässig und möglich, sie sind jedoch praktisch nicht relevant. Der Augenarzt sollte auf jedem Kinderbrillenrezept den Vermerk anbringen: „MA = PD". Damit weiß der Optiker, daß er eine entsprechend strenge Zentrierung befolgen muß. Durch diese Zentrierungsforderung ergeben sich automatisch starke Limitierungen bei der Auswahl von (möglicherweise zu großen und damit nicht kindgerechten) Brillenfassungen, so daß der Weg für kindgerechte Fassungen, wie sie unten kurz beschrieben werden, geebnet ist. Auch entfällt die Auswahl von Brillen mit zu großen Scheiben, die aufgrund des dann zu hohen Gewichtes zu Schwierigkeiten beim Tragen führen. Dieser Vermerk ist also in jeder Hinsicht essentiell wichtig und ein Faustpfand dafür, daß eine im Prinzip richtige Versorgung mit einer kindgerechten Brille erfolgt.

Gewichtsreduktion: Kunststoff und kleiner Scheibendurchmesser

Die Brille ist für jedes Kind von Natur aus ein lästiger und unerwünschter Gegenstand. Sie behindert bei vielen Aktivitäten, beim Sport, beim Toben und beim Spielen, die Gläser verschmutzen leicht, beschlagen bei körperlicher Anstrengung etc. Daher muß mit allen Mitteln versucht werden, Unannehmlichkeiten, die aus dem Tragen der Brille resultieren, zu vermeiden oder jedenfalls zu minimieren. Neben einer kindgerechten Gestaltung der Brille und neben einer kindgerechten Fassung (siehe unten) ist es vor allem ein möglichst niedriges Gewicht von Fassung und Gläsern, das den Tragekomfort bestimmt. Der wesentliche Teil des Ge-

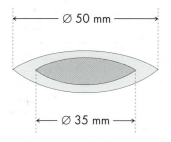 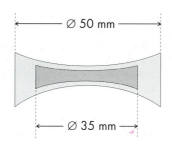

Abb. 4.6.1 Verringerung des Scheibendurchmessers bringt eine erhebliche Gewichtsreduktion (Für die Überlassung dieser Abbildung sei Herrn Prof. Boergen, Leiter der Sehschule an der Augenklinik der Universität München, ganz herzlich gedankt).

wichtes einer Kinderbrille gerade bei höheren Pluswerten resultiert durch die Gläser, das Gewicht der Fassung ist demgegenüber zweitrangig. Gerade bei Gläsern mit höherer Korrekturwirkung vor allem im Plusbereich muß versucht werden, das Gewicht so niedrig als möglich zu halten, was bei Kindern am besten dadurch gelingt, daß Kunststoffmaterialien verwendet werden. Üblicherweise wird man bei Kindern auf das bei uns verbreitete CR 39 zurückgreifen (siehe Abschnitt 4.2). Damit ist automatisch ein erhöhter Bruchschutz gewährleistet, da grundsätzlich bei Kindern mit einer erhöhten Verletzungsgefahr zu rechnen ist. Also gehört als nächstes der Vermerk „Kunststoffgläser" auf das Brillenrezept.

Nicht alleine das Brillenglasmaterial ist entscheidend für die Gewichtsreduzierung, noch entscheidender ist die Verwendung von Fassungen, die einen möglichst kleinen Scheibendurchmesser gestatten. Abb. 4.6.1 demonstriert, daß sowohl bei Gläsern mit Plus-, als auch mit Minuswirkung die Gewichtsersparnis durch kleine Scheibendurchmesser stärker zu Buche schlägt, als die Gewichtsersparnis durch den Übergang von Brillenkron auf Kunststoff. Also sollte sich als weiterer Vermerk auf dem Brillenrezept finden: „möglichst kleiner Scheibendurchmesser". Nur wenn die Brille durch möglichst geringes Gewicht nicht zu unangenehmen Druckstellen auf dem Nasenrücken und hinter den Ohren führt, kann überhaupt gewährleistet sein, daß das Kind im Alltag die Brille tatsächlich trägt.

Entspiegelung, Tönung: in der Regel nein!

Grundsätzlich sollten Kinderbrillen keine veredelten Brillengläser enthalten. So sehr eine Entspiegelung bei der Brille des Erwachsenen sinnvoll und notwendig ist, so überflüssig und z. T. schädlich ist sie bei der Kinderbrille. Überflüssig ist sie deshalb, weil die Erfahrung zeigt, daß Kinderbrillen in sehr viel stärkerem Umfang verschmutzt sind als Erwachsenenbrillen und damit eine Entspiegelung durch das sehr viel häufigere Reinigen der Brille noch schneller zerstört wird, als dies bei einer Erwachsenenbrille der Fall ist. Schädlich kann sie deshalb sein, weil die Möglichkeit besteht – und dies ist auch bei Optikern wenig bekannt –, **daß bei der Entspiegelung von Kunststoffgläsern eine Verminderung der Bruchfestigkeit resultieren kann.** Wir verordnen ja bei Kindern Kunststoffgläser, um einen erhöhten Bruchschutz zu erzielen. Wird ein Kunststoffglas einer Oberflächenbehandlung unterzogen – die Entspiegelung ist eine derartige Oberflächenbehandlung – so kann eine Minderung der Bruchfestigkeit resultieren. Die mögliche Minderung hängt vom Herstellungsprozess und vom verwendeten Verfahren ab, ist also im Einzelfall in der Regel nicht bekannt. Trotz intensiven und insistierenden Nachfragens bei einem Optiker kann der Autor aus eigener Erfahrung sagen, daß hier keine kompetenten Auskünfte beigebracht werden, nicht zuletzt deshalb, weil sich die Brillenglasindustrie über diese Problematik ausschweigt. Daher sollte der Augenarzt den Eltern seiner kleinen Patienten die Empfehlung geben: „Lassen Sie in die Brille Kunststoffgläser montieren, um einen erhöhten Bruchschutz zu erzielen, aber lassen Sie die Brille keinesfalls entspiegeln!" Das gleiche gilt für die Tönung von Brillengläsern: die Tönung von Brillengläsern ist schon bei Erwachsenen vollständig überflüssig, umso mehr bei Kindern. Auch hier sollten die Augenärzte den Eltern den Rat geben, keine Tönung in die Brille einbauen zu lassen.

Kindgerechte Fassungen

Es gibt nur sehr wenige kindgerechte Brillenfassungen auf dem Markt, besonders dürftig ist die Auswahl der Brillen für Babys und Kinder im ersten Lebensjahr. Vielfach verfügen Optiker nicht über die nötige Auswahl, da die Zahl der Kinderbrillen gering ist und auch die Fassungshersteller dünn gesät sind. Der Augenarzt trägt mit die Verantwortung dafür, daß bei der Kontrolle der vom Optiker angefertigten Kinderbrille auch eine kindgerechte Fassung verwendet wurde. Der häufigste Fehler, der begangen wird, ist der, daß dem Kind eine letztlich nur kleine oder verkleinerte Erwachsenenbrille aufgesetzt wird. Dies hat zur Folge, daß Fassungen benutzt werden, die für das Kind viel zu große Scheiben tragen und a priori eine Zentrierung nach der Forderung MA = PD nicht möglich machen. Abb. 4.6.2 zeigt ein derartiges Beispiel. Dem Kind wurde lediglich eine miniaturisierte Erwachsenenbrille aufgesetzt, sie ist in keiner Hinsicht kindgerecht.

Eine kindgerechte Brillenfassung ist in Abb. 4.6.3 wiedergegeben. Was sind kindgerechte Attribute? Aufgrund des bei Kleinkindern breiten Nasenrückens sollte ein Sattelsteg oder Schlaufensteg Verwendung finden, der üblicherweise verwendete Nasensteg ist für die Erwachsenenbrille recht, für die Kinderbrille ungeeignet. Jedes überflüssige Scharnier sollte vermieden werden. Die Brillenfassungen sollten aus Materialien gefertigt werden, die eine Mißhandlung durch massives Verbiegen ohne weiteres überstehen, Kinder tendieren dazu, die Brille auch als Spielzeug zu benutzen und beliebig zu deformieren. Die Größe der Brille muß dem Kopf des Kindes angepaßt werden. Der Scheibendurchmesser sollte möglichst klein gehalten werden. Die Bügel sollten flexibel sein und komplett um das Ohr greifen, um den Druck gleichmäßig zu verteilen. Optimal sind Gespinstbügel. Die Olive am Ende des Bügels sollte gerade am Rand des Ohrläppchens sichtbar sein. Bei Kleinstkindern kann es notwendig werden, die Brille mittels eines Kopfbandes oder einer Bandhaltevorrichtung zu befestigen. Ein Gummiband, das an den Bügeln befestigt und am Hinterkopf unter den Haaren versteckt wird, kann bisweilen auch bei älteren „wilden" Kindern zur Anwendung kommen. Der Augenarzt sollte sich die Mühe machen, die korrekte Auswahl und Anpassung der Fassung zu überprüfen und bei Mängeln unbedingt reklamieren. Gerade Kleinstkinder müssen optimal mit einer notwendigen Brille versorgt werden, und hier ist, wie eingangs bereits erwähnt, nicht nur der Augenarzt, sondern gerade auch der Optiker gefordert. Bisweilen muß improvisiert werden (von beiden Seiten).

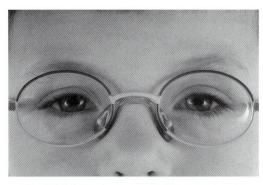

Abb. 4.6.3 Gutes Beispiel einer kindgerechten Brillenfassung: kleine Gläser, MA = PD, Schlaufensteg (Für die Überlassung dieser Abbildung sei Herrn Prof. Boergen, Leiter der Sehschule an der Augenklinik der Universität München, ganz herzlich gedankt).

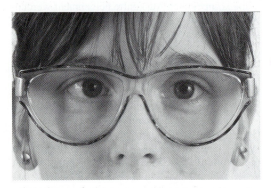

Abb. 4.6.2 Abschreckendes Beispiel einer nicht kindgerechten Brillenfassung: Die Zentrierungsforderung MA = PD ist mit Sicherheit nicht erfüllt, die Scheiben sind viel zu groß, sie laden zu weit nach unten und zu den Wangen hin aus, so daß eine unnötige Gewichtsbelastung entsteht. Dem Kind wurde letztlich nur eine verkleinerte Erwachsenenbrille aufgesetzt. (Für die Überlassung dieser Abbildung sei Herrn Prof. Boergen, Leiter der Sehschule an der Augenklinik der Universität München, ganz herzlich gedankt).

4.7 Scheitelbrechwertmesser
B. Lachenmayr

Meßprinzip

Ein Scheitelbrechwertmesser dient dazu, den Scheitelbrechwert eines Brillenglases zu ermitteln. Er besteht im Prinzip aus zwei Komponenten: dem

Hilfssystem zur Abbildung der Testmarke durch das Brillenglas und dem Beobachtungsfernrohr oder Projektionssystem, um die Prüfmarke in das Auge des Untersuchers bzw. auf den Projektionsschirm abzubilden. Der prinzipielle Strahlengang ist in Abb. 4.7.1 dargestellt: das Hilfssystem bildet die Testmarke, die axial verschieblich und mit einer Dioptrienskala gekoppelt ist, durch das Brillenglas hindurch ab. Ein auszumessendes Brillenglas wird auf den Auflagetisch gelegt (Mitte). Oben befindet sich ein Beobachtungsfernrohr. Bei Nullstellung des Gerätes liegt die Testmarke im objektseitigen Brennpunkt des Hilfssystems und wird durch das optische Hilfssystem nach ∞ abgebildet. Wird ein Brillenglas in den Strahlengang gelegt, so muß die Testmarke so weit verschoben werden, daß das vom Hilfssystem entworfene Bild in der objektseitigen Brennebene des Brillenglases liegt. Das Brillenglas muß dabei mit der augenseitigen Fläche auf den Tisch aufgelegt werden. Ist die Einstellung korrekt, dann wird die Testmarke durch das Beobachtungsfernrohr bzw. auf dem Projektionsschirm scharf gesehen. An der Skala des Gerätes kann der Scheitelbrechwert abgelesen werden, ebenso Achse und Stärke des Zylinders, ggf. die prismatische Korrektur. Bezüglich technischer Details zum Strahlengang und Meßprinzip von Scheitelbrechwertmessern manueller und automatischer Art sei auf Wilms (1991) und die weiterführende Literatur (Rassow 1987) verwiesen.

Bei Okularscheitelbrechwertmessern blickt der Untersucher direkt in das Beobachtungsfernrohr und beurteilt die Schärfe der Testfigur, bei Projektionsscheitelbrechwertmessern wird die Testfigur auf einen am Gerät montierten Projektionsschirm übertragen, so daß eine bequeme Meßhaltung möglich ist. Bei manuellen Scheitelbrechwertmessern muß der Untersucher die Einstellungen von Hand vornehmen, bei automatischen Geräten geschieht dies ohne weiteres Zutun mittels Knopfdruck. Die Ausmessung von prismatischen Wirkungen erfolgt bei den Automaten ebenfalls entweder ohne weiteres Zutun durch den Untersucher, bei einfacheren Geräten unter Zuhilfenahme von Prismenkompensatoren. Details hierzu sollen nicht besprochen werden, weil sie geräteabhängig sind und je nach Bauart und Meßprinzip des Systems unterschiedlich sind. Bei Benutzung eines Okularscheitelbrechwertmessers ist darauf zu achten, daß der Untersucher eine mögliche Fehlsichtigkeit auskorrigiert, hierfür gibt es am Okular eine Stellschraube. Auch ist darauf zu achten, daß die Akkommodation des Untersuchenden nicht in die Messung mit eingeht und evtl. Fehler hervorruft. Um die optische Mitte und die Glashorizontale (Einschleifachse) eines Brillenglases zu kennzeichnen, verfügen die Scheitelbrechwertmesser über Markierungsvorrichtungen, mit denen es möglich ist, Markierungen auf dem Glas zu setzen. In der Regel sind dies drei nebeneinanderliegende Tuschestifte, die die

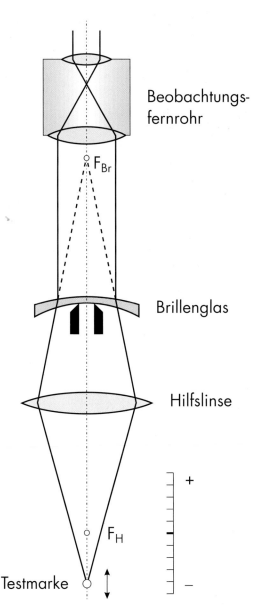

Abb. 4.7.1 Prinzipieller Strahlengang eines Scheitelbrechwertmessers (nach Goersch 1987). F_H ist der Brennpunkt der Hilfslinse, F_{Br} ist der Brennpunkt des Brillenglases. Erläuterung siehe Text.

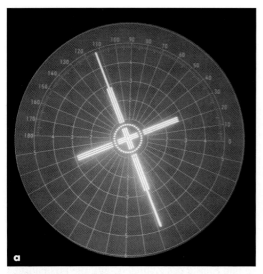 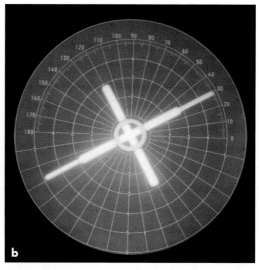

Abb. 4.7.2 a, b Testfigur eines manuellen Scheitelbrechwertmessers
a Scharfe Einstellung.
b Unscharfe Einstellung bei sphärischer Abweichung.

optische Mitte und durch die Lage der seitlichen Punkte die Glashorizontale bestimmen.

Manuelle Scheitelbrechwertmesser

Es gibt manuelle Scheitelbrechwertmesser sowohl vom Typ des Okularscheitelbrechwertmessers, als auch des Projektionsscheitelbrechwertmessers. Für den einfachsten Bautyp eines manuellen Okularscheitelbrechwertmessers soll der Meßvorgang für ein Einstärkenglas mit sphärischer und astigmatischer Wirkung kurz erläutert werden. Die Testfiguren der Scheitelbrechwertmesser bestehen in der Regel aus Objekten, die eine **bevorzugte** und eine **weniger bevorzugte** Richtung aufweisen, beispielsweise eine Dreierstrichgruppe mit einem langen Mittelbalken und eine kürzere Dreierstrichgruppe u.U. in Kombination mit einer Verteilung von kleinen Punkten ringförmig um die Mitte des Balkenkreuzes (Abb. 4.7.2 a). Liegt eine rein sphärische Wirkung vor, so ist der Meßgang einfach: das Glas wird mit der Augenseite auf den Scheitelbrechwertmesser mit horizontaler Ausrichtung aufgelegt, die Prüffigur erscheint in der Regel unscharf (Abb. 4.7.2 b). Der Untersucher verdreht die Meßschraube des Scheitelbrechwertmessers zu hohen Pluswerten, um sich vom Zustand relativer Vernebelung dem Meßwert anzunähern und somit mögliche Fehler durch die Akkommodation zu vermeiden. Er verdreht dann die Stellschraube in Richtung Minus bis alle Punkte und Komponenten der Testfigur gleichmäßig scharf erscheinen. Dann kann außen am Gerät der sphärische Wert des Glases abgelesen werden. Liegt ein Astigmatismus vor, so erscheint die Testfigur in unterschiedlichen Raumrichtungen unterschiedlich verzerrt, ähnlich wie wir dies bei der Besprechung der manuellen Refraktometer (Abschnitt 2.1) bei den Fokussierrefraktometern anhand der Raubitschek-Figur gesehen haben (Abb. 4.7.3 a).

Der Untersucher dreht zunächst die Testfigur an der Rändelschraube des Gerätes dergestalt, daß die Verzerrung der Streifen parallel bzw. senkrecht zu den Balken der Figur steht (Abb 4.7.3 b). Nun verdreht der Untersucher die Meßschraube wieder in Richtung Plus in den Zustand relativer Vernebelung hinein und nähert sich langsam von hohen Pluswerten kommend der Scharfstellung der Prüfmarke, bis der weniger dominante Balken, im vorliegenden Beispiel der kürzere Dreierbalken scharf erscheint (Abb. 4.7.3 c). Dabei wird gleichzeitig die genaue Ausrichtung der Achslage kontrolliert, um exakte Parallelität herzustellen. Zeigt sich, daß der zuerst eingestellte, mathematisch positivere Hauptschnitt nicht bei Scharfstellung der Dreiermarke, sondern bei Scharfstellung des dominanten längeren Balkens auftritt, so muß die Prüfmarke um 90° gedreht werden. Damit ist gewährleistet, daß der Zylinder mit der richtigen Minusachse am

Gerät abgelesen werden kann. Es kann auch die Einstellung beibehalten werden, die Ablesung des Zylinders erfolgt dann aber in Form eines Pluszylinderwertes, der dann in Minuszylinder umgerech- net werden muß. Es ist aber für den Alltag einfacher, sich das erstgenannte Verfahren anzueignen und im Zweifelsfall die Prüfmarke um 90° zu drehen, um bei der ersten Einstellung die weniger do-

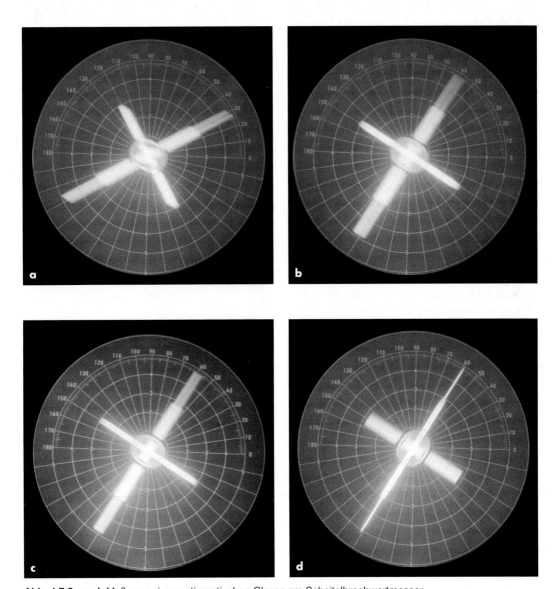

Abb. 4.7.3 a – d Meßgang eines astigmatischen Glases am Scheitelbrechwertmesser.

a Bei Vorliegen eines Astigmatismus erscheint die Testfigur in unterschiedlichen Richtungen unterschiedlich verzerrt, ähnlich der Raubitscheckfigur beim Fokussierrefraktometer.

b Die Prüfmarke wird nun solange gedreht, bis die Richtung der Verzerrung der Punkte bzw. Balken parallel bzw. senkrecht zu den Balken der Figur steht.

c Nach Verdrehen der Meßschraube in Richtung Plus nähert sich der Untersucher langsam von hohen Pluswerten kommend der Scharfstellung bis die weniger dominante Strichgruppe scharf eingestellt ist. Gleichzeitig erfolgt die Kontrolle der Achslage.

d Durchdrehen der Meßschraube in den zweiten Hauptschnitt zur Ablesung der Stärke des Zylinders.

minante Strichgruppe scharf zu stellen. Ist dies erreicht, so wie in Abb. 4.7.3 c dargestellt, so kann an der Stärkenskala des Gerätes der sphärische Wert abgelesen werden. Anschließend erfolgt ein weiteres Verdrehen in Richtung Minus, bis der zweite Balken, im vorliegenden Fall der längere, scharf gestellt ist (Abb. 4.7.3 d). Die Differenz der beiden Brechungswerte liefert die Stärke des Zylinders. In der zuletzt erreichten Stellung kann am Gerät außen an der Skala des drehbaren Auflagekopfes die Achse des Minuszylinders abgelesen werden.

Automatische Scheitelbrechwertmesser

Automatische Scheitelbrechwertmesser sind heute weit verbreitet und liefern dem Untersucher vielfältige Hilfestellungen, speziell bei der Ausmessung prismatischer Gläser oder von Gleitsichtgläsern. Im Einzelfall muß der Untersucher die Bedienungsvorschriften des Herstellers beachten, um keine Meßfehler zu erzeugen, die gerade bei der Messung von Bifokal- und Gleitsichtgläsern sehr leicht auftreten können. Die automatischen Scheitelbrechwertmesser sollen nicht im weiteren besprochen werden, hier muß sich der Benutzer mit den Eigenheiten seines Gerätes vertraut machen.

Messung von Einstärkengläsern ohne prismatische Wirkung

Einstärkengläser ohne prismatische Wirkung sind problemlos anhand des oben gegebenen Schemas auszumessen. Es ist auf eine korrekte Ausrichtung des Glases auf dem Tisch des Scheitelbrechwertmessers zu achten, insbesondere muß die Brille immer mit der augenseitigen Glasfläche auf den Scheitelbrechwertmesser gelegt werden. Bei manuellen Geräten muß der Untersucher Fehler durch seine eigene Akkommodation vermeiden. Auf die Problematik von Meß- und Gebrauchswert wurde in Abschnitt 4.5 bereits hingewiesen: Es sei nochmals erwähnt, daß Meß- und Gebrauchswert bei allen Brillengläsern für die Ferne mit sphärischer und/oder astigmatischer Wirkung identisch sind. Bei allen anderen Einstärkengläsern (z. B. Einstärkenbrillen für die Nähe, prismatische Wirkungen) kann eine Diskrepanz zwischen Meß- und Gebrauchswert auftreten, was zu Verwirrung und Fehlbeurteilungen Anlaß geben kann.

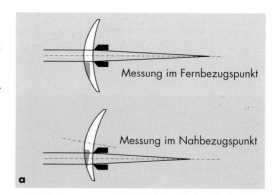

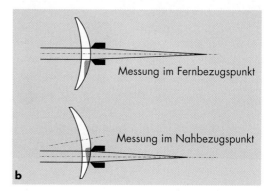

Abb. 4.7.4 a, b Messung von Zwei- und Mehrstärkengläsern mit dem Konkav-Meßverfahren (**a**) und dem Konvex-Meßverfahren (**b**). Erläuterung siehe Text.

Messung von Zwei- und Mehrstärkengläsern

Bi- und Trifokalgläser können auf prinzipiell zwei verschiedene Arten vermessen werden:

a) Konkav-Meßverfahren,
b) Konvex-Meßverfahren.

Der Untersucher sollte in der Regel nur eines der beiden Verfahren benutzen, um keine systematischen Fehler zu machen.

Konkav-Meßverfahren

Beim Konkav-Meßverfahren wird das Brillenglas mit der augenseitigen Fläche auf den Auflagekopf des Scheitelbrechwertmessers gelegt (also mit der konkaven Fläche, daher der Name, Abb. 4.7.4 a). Die Addition des Nahteils ergibt sich durch die Differenz der Scheitelbrechwerte im Fernbezugspunkt und im Nahbezugspunkt. Bei einer sphärischen

Wirkung im Fernteil ist die Ablesung unproblematisch. Bei einer astigmatischen Wirkung im Fernteil muß beim Konkav-Meßverfahren die Ablesung der Addition im mathematisch kleineren, d. h. schwächer positiven oder stärker negativen Hauptschnitt erfolgen, also konkret in dem Hauptschnitt, bei dem im Fernteil gemäß Konvention die Ablesung der Minusachse erfolgt. Praktisches Vorgehen ist also wie folgt: Man stellt den Fernbezugspunkt ein, durchläuft den kompletten Meßgang für die Ferne, verbleibt in der letzten Einstellung des Meßganges, bei der die Achsablesung erfolgt ist (Abb. 4.7.3 d). Bei dieser Einstellung des Scheitelbrechwertmessers wird nun das Glas in den Nahbezugspunkt verschoben, die Differenz die sich dann beim erneuten Scharfstellen des gleichen Hauptschnittes ergibt, liefert die Stärke der Addition.

Konvex-Meßverfahren

Beim Konvex-Meßverfahren wird das Brillenglas mit der objektseitigen Fläche auf den Auflagekopf des Scheitelbrechwertmessers gelegt (also mit der konvexen Fläche, daher der Name, Abb. 4.7.4 b). Es wird der Scheitelbrechwert im Nahbezugspunkt mit dem Scheitelbrechwert im Fernteil in einem Meßpunkt, der diametral zum Nahbezugspunkt liegt (Spiegelung des Nahbezugspunktes am Fernbezugspunkt) verglichen. Bei einer sphärischen Wirkung im Fernteil ist die Ablesung unproblematisch. Bei einer astigmatischen Wirkung muß nun im Gegensatz zum Konkav-Meßverfahren die Ablesung im mathematisch größeren, d. h. stärker positiven oder schwächer negativen Hauptschnitt erfolgen. Dies ist konkret der Hauptschnitt, bei der gemäß des eingangs geschilderten Meßschemas die Ablesung der Sphäre erfolgt, also bei Scharfstellung auf die weniger dominante Strichgruppe (Abb. 4.7.3 c). Nachdem dieser Hauptschnitt im Fernbezugspunkt scharf gestellt ist, wird das Glas in den Nahbezugspunkt verschoben, die Differenz der Scheitelbrechwerte des gleichen Hauptschnittes liefert dann die Stärke der Addition.

Prinzipiell weicht der Meßstrahlengang bei der Ausmessung von Nahteilen vom Gebrauchsstrahlengang ab, so daß, wie in Abschnitt 4.5 bereits erwähnt, Differenzen zwischen Meß- und Gebrauchswert auftreten können.

Messung von prismatischen Gläsern

Zur korrekten Bestimmung einer prismatischen Wirkung ist es notwendig, den Durchblickspunkt durch das Brillenglas beim Brillenträger zu ermitteln. Wie dies geschieht, wurde in Abschnitt 4.3 erläutert. Das Brillenglas wird dann so auf den Scheitelbrechwertmesser gelegt, daß der markierte Durchblickspunkt auf der Mitte des Meßtisches plaziert ist. Dann kann anhand der Verlagerung der Meßfigur aus der Mitte des Blickfeldes bzw. des Projektionsschirms auf Stärke und Achslage einer prismatischen Wirkung geschlossen werden. Automatische Geräte geben direkt die prismatische Wirkung zerlegt in Horizontal- und Vertikalprismen oder mit Gradangabe an. Bekanntlich können prismatische Wirkungen durch Dezentrierung erzeugt werden, so daß dann Bezugspunkt und optische Mitte des Glases an unterschiedlichen Stellen liegen. Einem Brillenglas bzw. einer Brille kann a priori nicht angesehen werden, ob es sich um ein bewußt dezentriertes Glas handelt, um eine prismatische Wirkung zu erzeugen, oder ob eine falsche Zentrierung vorliegt. Hier muß letztlich die Verordnung bekannt sein, die der Anfertigung der Brille zu Grunde liegt. Abb. 4.7.5 zeigt schematisch die Ablesung von prismatischer Wirkung und Achslage an einem Scheitelbrechwertmesser.

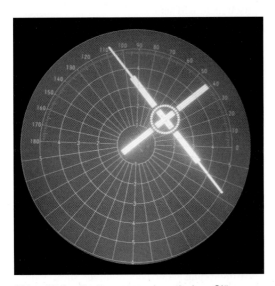

Abb. 4.7.5 Bestimmung prismatischer Gläser am Scheitelbrechwertmesser. Der Durchblickspunkt des Glases muß auf die Mitte des Meßtisches plaziert werden. Im vorliegenden Fall zeigt sich eine Dezentrierung der Meßfigur nach rechts oben, was bei diesem Scheitelbrechwertmesser einer prismatischen Wirkung von 2 cm/m bei Basislage 40° entspricht.

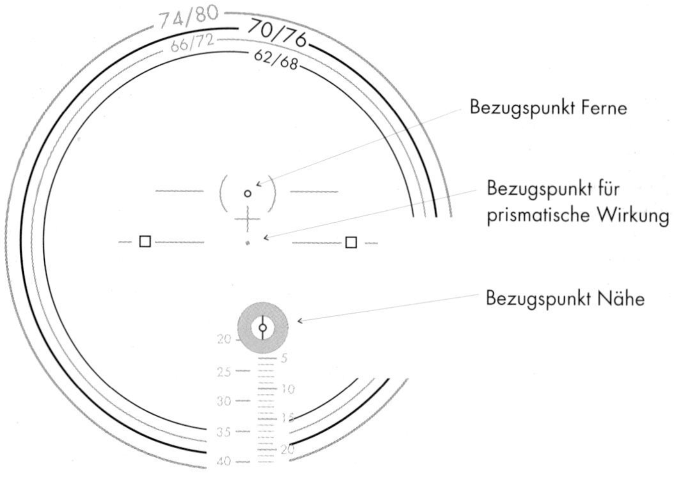

Abb. 4.7.6 Meßpunkte eines Gleitsichtglases der Fa. Rodenstock. Oberhalb der Glasmitte befindet sich der Bezugspunkt für die Ferne, unten der Bezugspunkt für die Nähe, der Bezugspunkt für die Messung der prismatischen Wirkung liegt dazwischen.

Messung von Gleitsichtgläsern

Die exakte Vermessung von Gleitsichtgläsern setzt im Prinzip voraus, daß der Hersteller des Glases bekannt ist, daß die auf dem Glas aufgebrachten Markierungspunkte gefunden werden und daß die für den Glastyp erforderliche Meßschablone vorliegt. Nur so ist eine exakte Auffindung des Bezugspunkts für die Ferne B_F, des Bezugspunkts für die Nähe B_N und des Bezugspunkts für die prismatische Wirkung B_P möglich. Abb. 4.7.6 zeigt diese Meßpunkte für ein Gleitsichtglas der Fa. Rodenstock. Es sei nochmals darauf hingewiesen, daß die Lage der Meßpunkte von Hersteller zu Hersteller verschieden ist und nicht ohne weiteres von einem Glas auf das andere Glas übertragbar ist. Prinzipiell hat die Messung so zu erfolgen, daß die Wirkung für die Ferne im Fernbezugspunkt gemessen wird, die prismatische Wirkung im Prismenbezugspunkt und die Addition im Nahbezugspunkt. Die Mikrogravuren, die von jedem Hersteller aufgebracht werden, markieren die Glashorizontale, die Mitte zwischen diesen beiden Gravuren liefert den Prismenbezugspunkt. Eingravierte Zahlen beziehen sich auf die Stärke der Addition. Moderne automatische Scheitelbrechwertmesser leisten bei der Ausmessung von Gleitsichtgläsern Hilfestellung, indem sie den Untersucher bei der Verschiebung des Glases vom Fern- in den Nahteil mit Hinweispfeilen auf eine mögliche Dezentrierung bzw. Abweichung vom Bezugspunkt für die Nähe hinweisen. Damit ist eine relativ genaue Vermessung von Gleitsichtgläsern auch ohne Kenntnis der genauen Bezugspunktslagen des Herstellers möglich. Prinzipiell ist aber eine exakte Ausmessung nur möglich, wenn die Bezugspunkte genau bekannt sind. Es sei darauf hingewiesen, daß manche Gleitsichtgläser ein Dickenreduktionsprisma enthalten, das zur Gewichtsreduktion aufgebracht wird (z. B. $2\,^{cm}/_m$ Basis unten). Da die Reduktionsprismen seitengleich gefertigt werden, sind sie physiologisch-optisch nicht wirksam.

4.8 Getönte Gläser, Lichtschutzgläser, Entspiegelung
E. Hartmann

Brillengläser kann man bezüglich ihrer Lichtdurchlässigkeit folgendermaßen einteilen: **Farblose Gläser** mit einer Transmission von mehr als 90 %, **Filtergläser** mit einer Transmission von mehr als 80 %, **schwache Sonnenschutzgläser** mit einer Transmission von mehr als 50 %, normale Sonnenschutzgläser mit einer Transmission von 20 – 50 % und Arbeitsschutzgläser mit einer Transmission unter 20 %. In dieser Aufstellung fehlen die **phototropen Gläser**, die je nach UV-Einwirkung mehr oder weniger stark abdunkeln, sie weisen Transmissionswerte auf, die mit zunehmender UV-Einwirkung auf 40 – 50 % herabgehen. Die phototropen Sonnenschutzgläser haben im hellen Zustand eine Transmission um 70 %, gehen dann im abgedunkelten Zustand auf etwa 30 % herab.

Filtergläser

Auch farblose Gläser weisen schon einen Lichtverlust von rund 10 % auf. Das hängt damit zusammen, daß ohne Entspiegelung pro Glasfläche ein Lichtverlust von rund 4 %, also bei zwei Flächen rund 8 %, auftritt. Die Filtergläser werden im allgemeinen Sprachgebrauch oft auch als getönte Gläser bezeichnet werden, also Gläser mit einer leichten Farbtönung. Die Tönungen reichen dabei von violett-bläulich über zartgrün und gelblich-orange bis ins rosa. Weit verbreitet sind bräunliche und neutralgraue Farbtöne. Solche Gläser werden vor allem von sensiblen und blendempfindlichen Menschen bevorzugt, oft aber auch aus ästhetischen und psychologischen Gründen getragen. Obwohl sie keinen ernstzunehmenden Blendschutz darstellen sind sie weit verbreitet, vielleicht weil den Trägern getönter Brillengläser das Image des Erfolgsmenschen anhaftet, der im Rampenlicht steht. Aber auch Mode und damit zusammenhängend eine gezielte Bedarfsweckung durch die einschlägige Industrie spielen eine nicht zu unterschätzende Rolle bei ihrer Verbreitung. Es gibt allerdings einige (seltene) medizinische Indikationen, bei denen Filtergläser ihre Berechtigung besitzen, nämlich dann, wenn aus medizinischen Gründen ein verstärkter **UV-Schutz** erforderlich ist. Dies wäre z. B. der Fall bei Aphakie oder im Rahmen der PUVA-Therapie. Filtergläser aus CR 39 mit einer schwachen Tönung im Sichtbaren liefern einen optimalen UV-Schutz, eine stärkere Lichtreduktion im sichtbaren Bereich ist hierzu nicht erforderlich (Sonnenschutzgläser; Tab 4.8.1).

Vom Standpunkt der Physiologie her gesehen gibt es im Normalfall, wenn also keine medizinische Notwendigkeit für einen UV-Schutz gegeben ist, keinen vernünftigen Grund für die Tönung von Gläsern, wenn man einmal von Spezialanwendungen absieht, z. B. Gelbfilterbrillen für Piloten bei Tag, weil diese das blaue Himmelslicht dämpfen und damit die Sicht etwas verbessern. Blendschutz durch Tönung ist prinzipiell sinnlos, weil man leicht zeigen kann, daß der mit der Tönung verbundene Sichtverlust immer höher ist als der Sichtgewinn, der dadurch erzielt wird, daß die Blendung etwas reduziert ist. Das gilt nicht, wenn aus therapeutischen Gründen ein Blendschutz erforderlich ist. Dann muß aber die Transmission immer unter 75 % liegen, sonst kann man keinen therapeutischen Effekt erwarten. Derartige Brillen sind aber für den nächtlichen Straßenverkehr ungeeignet. Eine Tönung, die im Mittel mit einem Transmissionsverlust von rund 10 % verbunden ist, schadet zwar im helladaptierten Zustand nicht, sie nützt aber auch nicht. Der Träger kann üblicherweise nicht einmal entscheiden, ob er eine getönte Brille trägt oder nicht, wenn er es nicht vorher weiß. Im nächtlichen Straßenverkehr ist aber jede Art von Tönung schädlich, weil der Transmissionsverlust, und sei er auch noch so gering, in kritischen Situationen darüber entscheiden kann, ob ein Objekt noch sichtbar ist oder nicht. Solche Grenzsituationen kommen im helladaptierten Zustand nicht vor, wohl aber im nächtlichen Straßenverkehr: Die Tönung bewirkt einen Transmissionsverlust von rund 10 %, das Brillenglas selbst, wenn es nicht entspiegelt ist, nochmals einen Transmissionsverlust von 10 %. Dann kommt die Windschutzscheibe dazu mit nochmal 10 % und wenn diese noch wärmedämmend ist, gehen noch einmal 10 % verloren. Es resultiert also grob gerechnet ein Transmissionsverlust von 40 %, d. h. der PKW-Fahrer befindet sich in derselben Situation wie ein Motorradfahrer, der bei Nacht eine leichte Sonnenbrille trägt. Es gehört nicht viel Phantasie dazu, sich vorzustellen, daß unter diesen Umständen der nächtliche Verkehrsunfall vorprogrammiert ist. Benutzt man ein entspiegeltes Brillenglas ohne Tönung und verzichtet auf die Wärmedämmung der Windschutzscheibe (entspiegelte Windschutzscheiben gibt es nicht), so kann man den Transmissionsverlust immerhin auf 10 % begrenzen. Wer unbedingt glaubt, auf eine wärmedämmende Windschutzscheibe nicht verzichten zu können, sollte, sofern er Brillenträger ist, wenigstens eine entspiegelte und nicht getönte Brille tragen. Das Tragen von Gelbfilterbrillen zur Vermeidung der Linsenfluoreszenz ist sinnlos: Man kann nachweisen, das die Linsenfluoreszenz, die durch den UV-Anteil des Tageslichtes auftritt und die sich als Lichtschleier dem Netzhautbild überlagert, in der Praxis nur eine akademische Rolle spielt. Auch bei Nebel am Tag sieht man mit solchen Brillen nicht besser, sondern schlechter, wenn auch der Unterschied unbedeutend ist.

Sonnenschutzgläser

Anders liegen die Dinge bei den Sonnenschutzbrillen, bei denen der Blendschutz im Vordergrund steht (DIN 58 217). Wenn auf größeren Flächen im Gesichtsfeld sehr hohe Leuchtdichten herrschen, so tritt eine Erscheinung ein, die man gelegentlich als Absolutblendung bezeichnet und die dazu führt, daß das Sehvermögen abfällt. In diesen Fällen, also wenn die Leuchtdichten im Außenraum bei 1000 cd/m^2 und mehr liegen, was z. B. an einem sonnigen Tag bei hellen Straßen, Schnee- oder

Wasserflächen der Fall ist, ist ein Blendschutz sinnvoll, weil dieser nicht nur die sehr unangenehme Blendung reduziert, sondern tatsächlich zu einer Verbesserung des Sehvermögens führt. Bei diesen hohen Leuchtdichten am hellen Tag ist durch die Absorption der Brillengläser auch kein Informationsverlust verbunden, so lange man sich im Maximum der Kurve der spektralen Hellempfindlichkeit befindet, d. h. also, so lange die Durchschnittsleuchtdichten mit Brille noch bei einigen hundert bis einigen tausend cd/m² liegen. Mit abnehmender Tageshelligkeit tritt allerdings dann ein zunehmender Informationsverlust auf, der nur dadurch kompensiert werden kann, daß die Sonnenbrille rechtzeitig wieder abgenommen wird und zwar um so früher, je dunkler sie ist. Das gilt in erster Linie natürlich für den Kraftfahrer. Tab. 4.8.1 gibt die aktuelle Indikationsliste für Lichtschutzgläser wieder.

Phototrope Gläser

Phototrope Gläser haben die Eigenschaft, daß sie mit abnehmender Tageshelligkeit und damit abnehmender UV-Einstrahlung immer heller werden, so daß theoretisch eine Brille mit phototropen Gläsern abends nicht abgenommen werden muß. Das stimmt allerdings nur bedingt, denn leider haben die phototropen Brillen alle mehr oder weniger die Eigenschaft, daß sie, auch wenn man sich mit ihnen längere Zeit im dunklen aufhält, nur gerade eben die 80 %-Transmissionsgrenze erreichen und damit für Nachtfahrten zwar zulässig, aber letztlich nicht

Tabelle 4.8.1 Indikationsliste für Lichtschutzgläser.

Lichtschutzgläser mit einem Transmissionsgrad von 75% oder weniger können zu Lasten der gesetzlichen Krankenkassen verordnet werden bei:	
a)	umschriebenen Transparenzverlusten (Trübungen) im Bereich der brechenden Medien, die zu Lichtstreuungen führen (z. B. Hornhautnarben, Linsentrübungen, Glaskörpertrübungen)
b)	krankhaften, andauernden Pupillenerweiterungen sowie den Blendschutz herabsetzenden Substanzverlusten der Iris (z. B. Iriskolobom, Aniridie, traumatische Mydriasis, Iridodialyse)
c)	Fortfall der Pupillenverengung (z. B. absolute oder reflektorische Pupillenstarre, Adie-Kehrer-Syndrom)
d)	chronisch-rezidivierenden Reizzuständen der vorderen und mittleren Augenabschnitte, die medikamentös nicht behebbar sind (z. B. Keratokonjunktivitis, Iritis, Zyklitis)
e)	entstellenden Veränderungen im Bereich der Lider und ihrer Umgebung (z. B. Lidkolobom, Lagophthalmus, Narbenzug) und Behinderung des Tränenflusses
f)	Ziliarneuralgie
g)	Blendung bedingenden entzündlichen oder degenerativen Erkrankungen der Netzhaut/Aderhaut oder des Sehnerven
h)	totaler Farbenblindheit
i)	Albinismus
j)	unerträglichen Blendungserscheinungen bei praktischer Blindheit
k)	intrakraniellen Erkrankungen, bei denen nach ärztlicher Erfahrung eine pathologische Lichtempfindlichkeit besteht (z. B. Hirnverletzungen, Hirntumoren)
l)	Gläsern ab + 10.0 dpt wegen Vergrößerung der Eintrittspupille
m)	als Sonderform Kantenfiltergläser (400 nm) im Rahmen einer Photochemotherapie, als UV-Schutz nach Staroperationen, wenn keine Intraokularlinse mit UV-Schutz implantiert wurde, oder bei Iriskolobomen
n)	als Sonderform Kantenfiltergläser (540, 560, 580, 660 nm) bei dystrophischen Netzhauterkrankungen

geeignet sind! Bei den phototropen Sonnenbrillen werden diese 80% aber auch in der Dunkelheit nicht erreicht und sie sind daher genauso wenig nachtfahrtauglich wie normale Sonnenbrillen. Das Hauptmanko aller phototropen Brillengläser liegt aber darin, daß das Abdunkeln mehr als 10 Minuten dauert und das Wiederaufhellen mehr als doppelt so lang, so daß ihr Nutzen immer fragwürdig ist, wenn man an einem sonnigen Tag plötzlich in einen Tunnel oder in eine Waldschneise einfährt. Sofern das phototrope Brillenglas nicht gleichzeitig eine Korrekturbrille ist, kann man sie natürlich abnehmen. Handelt es sich aber um eine Korrekturbrille, so steht man vor der Wahl, sie entweder aufzulassen und schlecht zu sehen, weil es zu dunkel ist, oder sie abzunehmen und schlecht zu sehen, weil nun die Korrektur fehlt! Für den Kraftfahrer sind also phototrope Brillen nur bedingt geeignet. Da der Abdunkelungseffekt von der Intensität der UV-Einstrahlung abhängt, werden sie hinter der Windschutzscheibe ohnehin nicht so dunkel wie im Freien, so daß die phototrope Brille eigentlich mehr für Urlaub und Freizeit zweckmäßig ist als fürs Autofahren.

Arbeitsschutzgläser

Normale Sonnenbrillen werden meist zu dunkel gewählt, weil derjenige, der sich eine Sonnenbrille kauft und dafür Geld ausgibt, natürlich auch eine eindrucksvolle Abdunkelung erleben will. Er tut sich damit aber im Grunde genommen keinen Gefallen, Sonnenbrillen sollten daher für den Normalgebrauch immer eine Transmission von 40% haben. Eine Ausnahme kann man höchstens bei einer Gletscherwanderung im Hochgebirge gelten lassen, wo noch niedrigere Transmissionsgrade um 20% sinnvoll sein können. Alles was darunter liegt, und das sind in erster Linie Schweißerschutzgläser, aber auch Schutzgläser, die im Zusammenhang mit künstlichen Strahlungsquellen benutzt werden, müssen dann meist neben der Lichtabsorption auch noch besondere Bedingungen bezüglich des UV- und IR-Schutzes erfüllen. Die einschlägigen Vorschriften hierzu sind in DIN 4646 und DIN 4647 festgelegt.

Laserschutzbrillen sind prinzipiell nur für einen ganz bestimmten Lasertyp geeignet, weil sie in der Regel nur denjenigen Strahlungsbereich stark absorbieren, der vom zugehörigen Laser ausgesandt wird. Da die übrigen Spektralbereiche meist gut durchgelassen werden, sind sie meistens recht hell. Als Blendschutzbrillen bei Gasentladungslampen, Sonnenstrahlung usw. sind sie nicht geeignet (siehe DIN 58217 und DIN 58219).

In der Literatur wird gelegentlich auf die Blaulichtgefahr (Blue Light Hazard) hingewiesen. Während die wesentlichen Teile der UV-Strahlung in den vorderen Augenmedien (Hornhaut und Linse) absorbiert werden und normalerweise gar nicht zur Netzhaut gelangen, kann das violette und blaue Licht die Netzhaut erreichen und dort aufgrund seiner physikalischen Strahlungsenergie ($E = h \cdot \nu$) eher einen Schaden hervorrufen als die mittleren und langwelligen Anteile des sichtbaren Lichtes. Dabei handelt es sich nicht wie bei intensiver langwelliger Strahlung um einen thermischen Effekt, sondern um eine photochemische Schädigung der Netzhaut, die aber, und das ist ganz wesentlich, nur bei sehr hohen Strahlungsintensitäten auftreten kann, möglicherweise auch schon bei längerer Exposition unter einem Op-Mikroskop. Das Maximum der Wirkungskurve liegt bei 440 nm, also etwa am Übergang von Violett nach Blau. Es ist daher sicher zweckmäßig wenn bei Strahlungsfiltern im Arbeitsschutzbereich, also z. B. bei Schweißerschutzfiltern, dieser Wellenlängenbereich abgeschnitten oder zumindest stark reduziert wird.

Mit dieser Blaulichtgefahr hängt auch die Entwicklung von Brillen zusammen, die gelegentlich bei Patienten mit dystrophischen Netzhauterkrankungen (z. B. Retinopathia pigmentosa) zum Einsatz kommen. Man sagt diesen Brillen nach, daß sie das Fortschreiten der Pigmentosa hemmen oder zumindest verlangsamen. Eindeutig bewiesen ist das allerdings bis jetzt noch nicht. Die Brillengläser sind bezüglich ihrer Transmission so konzipiert, daß sie den energetisch besonders wirksamen Blaulichtanteil abschneiden, trotzdem aber noch eine brauchbare Helligkeit ergeben, so daß man sich bei Tag damit sicher bewegen kann, bei Nacht werden sie ja ohnehin nicht getragen. Viele Pigmentosapatienten erleben subjektiv mit solchen Brillen eine Verbesserung des Sehvermögens, vor allem bei der Unterscheidung schwächerer Kontraste. Alle wichtigen Brillenglashersteller bieten solche Gläser an (Lachenmayr 1994).

Neben dem Strahlenschutz, der bis jetzt ausschließlich behandelt wurde, spielt in der Praxis auch der Schutz gegen mechanische Einwirkungen eine Rolle. Die Annahme, daß Kunststoff grundsätzlich einen besseren Schutz darstellt als mineralisches Glas, ist nicht richtig. Der bei Brillengläsern üblicherweise verwendete Kunststoff CR 39 ist zwar widerstandsfähiger als ein mineralisches Glas gleicher Stärke und er hat auch nur das halbe Gewicht, gehärtete mineralische Gläser sind aber noch stabiler und überdies erheblich kratzfester als Kunststoffe, auch wenn diese eine Härtungsschicht tragen. Natürlich kann man durch Lamellierung extrem bruchsichere Kunststoffe herstellen, und solche werden auch für Spezialzwecke z. B. Bolzensetzer, Schleifer usw. verwendet, für normale Korrekturbrillen kommen sie aber kaum in Frage. Bei sehr hohen Dioptrienwerten empfiehlt sich, allein wegen des Gewichtes, allemal das Kunststoffglas.

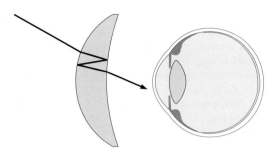

Abb. 4.8.2 Innere Reflexe von Brillengläsern. Durch Zwei- oder Mehrfachreflexion an Brillenglasvorder- und -rückfläche kann es zum Auftreten von Doppel- und Mehrfachbildern heller Lichtquellen kommen.

Entspiegelung

So wenig sinnvoll im Alltag die Tönung von Brillengläsern ist, so nützlich und wichtig ist die Entspiegelung. Man unterscheidet nicht entspiegelte, einfach entspiegelte und mehrfach entspiegelte Brillengläser. Während die nicht entspiegelten Gläser 8 – 9 % des auffallenden Lichtes reflektieren, also nur 91 – 92 % durchlassen, reflektieren die einfach entspiegelten Gläser nur noch 2 %, d. h. sie lassen 98 % des Lichtes durch; die mehrfach entspiegelten Gläser reflektieren nur noch 0.5 %, d. h. sie lassen 99.5 % des Lichtes durch. Bezüglich der Transmissionserhöhung ist zwischen einfach und mehrfach entspiegelten Gläsern kein bedeutender Unterschied, denn eine Steigerung der Transmission von 98 % auf 99.5 % kann man subjektiv nicht mehr wahrnehmen. Der Vorteil liegt hier in der Reflexion. Die Transmissionserhöhung durch Entspiegelung ist in jedem Falle bei Nacht ein Vorteil. Für Nachtfahrten ist die ideale Brille des Autofahrers glasklar und superentspiegelt. Wenn ein Patient schon getönte Gläser trägt, warum auch immer, dann sollten sie wenigstens entspiegelt sein, weil durch die Entspiegelung der Transmissionsverlust, den die Tönung bewirkt, wieder kompensiert wird. Ein Transmissionsverlust von rund 10 % gegenüber der klaren entspiegelten Brille bleibt aber immer noch bestehen. Während die Transmissionserhöhung durch Entspiegelung nur für das nächtliche Autofahren von Bedeutung ist, ist die Reflexminderung, die mit der Entspiegelung verbunden ist, Tag und Nacht wichtig. Abb. 4.8.1 zeigt, daß bei jeder Brille Licht von seitlich rückwärts einfällt und dort Spiegelbilder erzeugt, die bei nicht entspiegelten Gläsern außerordentlich störend sein können. Spiegelt sich beispielsweise das Himmelslicht mit einer Leuchtdichte von 50 000 cd/m² seitlich in einem Brillenglas, so entstehen dort Leuchtdichten von 4000 cd/m², wenn das Glas nicht entspiegelt ist, bei Einfachentspiegelung noch 1000 cd/m², bei Superentspiegelung aber nur noch 250 cd/m², ein Wert, der bei den üblichen Tageslichtbeleuchtungsstärken z. B. am Schreibtisch kaum noch stört. Diese Reflexe treten natürlich auch bei Nacht auf, z. B. durch Straßenleuchten, Schaufensterbeleuchtung, aber auch durch überholende Fahrzeuge. Sie sind dann besonders störend, weil man ja relativ dunkeladaptiert ist. Aus dieser Überlegung ergibt sich ebenfalls, daß die Entspiegelung nicht nur bei der normalen Korrekturbrille, sondern ganz besonders bei der Sonnenbrille von Bedeutung ist.

Es gibt zusätzlich die sog. inneren Reflexe bei Brillengläsern (Abb. 4.8.2). Diese inneren Reflexe, die man bei Tag kaum wahrnimmt, bewirken bei Nacht, daß starke Lichtquellen doppelt gesehen werden. Dabei sind die durch Doppelreflexion ent-

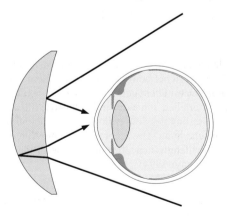

Abb. 4.8.1 Rückwärtige Reflexe an einem Brillenglas. Seitlich hinter dem Brillenträger liegende Lichtquellen können zu stark störenden rückwärtigen Reflexionen ins Auge des Betrachters führen, entweder durch Reflexion an der augenseitigen Brillenglasfläche (oberer Strahl) oder durch Reflexion an der vorderen Brillenglasfläche (unterer Strahl).

standenen „Geisterbilder" natürlich sehr viel lichtschwächer als die Primärlichtquellen, können aber doch im nächtlichen Straßenverkehr recht störend sein, vor allem wenn sie, und das hängt von der Art der Brillengläser ab, auf der eigenen Fahrbahn ein entgegenkommendes Fahrzeug vortäuschen. Durch Einfachentspiegelung kann man solche Geisterbilder deutlich reduzieren, bei Superentspiegelung verschwinden sie praktisch vollständig. Während also Superentspiegelung gegenüber der Einfachentspiegelung bezüglich der **Transmission** kaum einen Vorteil bringt, ist sie bezüglich der **Reflexion** und der Geisterbilder von entscheidender Bedeutung, so daß derjenige, der regelmäßig nachts am Steuer sitzt, eher zu superentspiegelten Gläsern greifen sollte.

Bei einfachen und erst recht bei superentspiegelten Gläsern klagen Patienten oft darüber, daß sie schnell verschmutzen. Diese Feststellung ist objektiv nicht richtig. Nicht entspiegelte Gläser verschmutzen, wie Untersuchungen gezeigt haben, genauso schnell und stark wie einfach oder superentspiegelte, nur sieht man die Verschmutzung bei den nicht entspiegelten Gläsern sehr viel weniger, weil die Verschmutzung um so mehr auffällt, je besser die Gläser entspiegelt sind. Die Tatsache, daß man die Verschmutzung sehr viel besser sieht, hat zur Folge, daß entspiegelte Gläser viel öfter gereinigt werden, und das ist wieder im Interesse der besseren Sicht! Insbesondere im nächtlichen Straßenverkehr ist dies wichtig, denn Schmutz erzeugt Streulicht und Streulicht verstärkt die Blendung.

4.9 Vergrößernde Sehhilfen
B. Lachenmayr

Vergrößernde Sehhilfen optischer und elektronischer Art können Patienten mit irreparabler Sehminderung eine Hilfe für das tägliche Leben zur Orientierung im Raum und beim Lesen erbringen. Vielen Patienten ermöglichen sie weiterbildende Maßnahmen (Schulen etc.) und die Fortführung einer eigenen beruflichen Tätigkeit an Arbeitsplätzen mit geeigneter Ausstattung. Nicht jeder Augenarzt (und auch Optiker) kann in der täglichen Praxis Anpassung vergrößernder Sehhilfen vornehmen. Allerdings sollte **jeder** Augenarzt in der Lage sein, die **Indikation** für die Anpassung einer vergrößernden Sehhilfe zu stellen und die prinzipielle Auswahl eines geeigneten Hilfsmittels zu treffen.

Die Auswahl einer geeigneten vergrößernden Sehhilfe wird zum einen vom Lese- bzw. Tätigkeitswunsch des Patienten bestimmt, zum anderen von der Bereitschaft, den mühevollen Umgang mit einer derartigen Lesehilfe zu erlernen, schließlich von wirtschaftlichen Aspekten, da die vergrößernden Sehhilfen, seien sie optischer oder elektronischer Art, meistens (nicht immer) teuer sind. Stets sollte versucht werden, mit möglichst einfachen und billigen Hilfsmitteln eine dem Einzelfall angemessene und ausreichende Rehabilitation zu erzielen. In vielen Fällen – und dies ist leider nur wenig bekannt – kann ein einfacher verstärkter Nahzusatz weiterhelfen, ebenso wie die Verwendung von einfachen Lupen mit oder ohne Beleuchtung. Im folgenden sollen einige grundsätzliche Überlegungen über Indikation und Auswahl von Sehhilfen dargelegt werden, um einen für die Praxis einfachen Weg aufzuzeigen, wie Art und Indikation für ein vergrößerndes System ohne großen Aufwand und schnell geprüft werden können.

Definition von Sehbehinderung

Gemäß der Festlegung der Deutschen Ophthalmologischen Gesellschaft aus dem Jahr 1967 wird unterschieden:

Leichtere Sehbehinderung
Fernvisus 0.05 – 0.3,
Nahvisus < 0.3 (NiedenV in 30 cm Abstand)
bzw. erhebliche Gesichtsfeldeinschränkungen.

Hochgradige Sehbehinderung
Fernvisus/Nahvisus 0.02 – 0.05,
Fernvisus/Nahvisus < 0.1 bei zusätzlicher Gesichtsfeldeinschränkung.

Sehbehinderung beginnt also dann, wenn die Sehschärfe unter 0.4 abgesunken ist, den Wert, den wir für das Lesen üblicher Drucktexte (Zeitung, Bücher etc.) im Alltag benötigen. Als Faustregel gilt folglich, daß jeder sehbehindert ist, der mit normaler optischer Korrektur (Fern- bzw. Nahbrille) keine Lesefähigkeit für Texte üblicher Druckgröße mehr erzielt.

Was ist für ein „normales Sehen" erforderlich?

Für ein „normales Sehen" im alltäglichen Sinne sind folgende vier Voraussetzungen zu erfüllen:

a) ausreichende zentrale Sehschärfe,
b) ausreichendes peripheres und zentrales Gesichtsfeld,

> Als ich eine Strecke so fortgewandert war, sah ich rechts von der Straße einen sehr schönen Baumgarten, wo die Morgensonne so lustig zwischen den Stämmen und Wipfeln hindurchschimmerte, daß es aussah, als wäre der Rasen mit goldenen Teppichen belegt. Da ich keinen Menschen erblickte, stieg ich über den niedrigen Gartenzaun und legte mich recht behaglich unter einem Apfelbaum ins Gras, denn von dem gestrigen Nachtlager auf dem Baume taten mir noch alle Glieder weh. Da konnte man weit ins Land hin-

Abb. 4.9.1 Lesetext mit Markierung der Fixationspunkte bei flüssigem Lesen (aus Gottlob 1986).

c) stabile Fixation,
d) funktionsfähiges sakkadisches System.

Der Sehvorgang besteht aus einer ständigen Folge von Fixationen, die nacheinander relevante Objekte durch Sakkaden (Blicksprünge) an diejenige Stelle des Gesichtsfeldes transportieren, die zur Fixation benutzt wird. In der Regel ist dies die Mitte der Fovea centralis. Bei Defekten der Fovea oder bei zentralen Gesichtsfeldausfällen kann sich die Fixation allerdings auf andere Netzhautareale bzw. andere Stellen des Gesichtsfeldes verlagern (exzentrische Fixation). Neben ausreichender Sehschärfe muß das zentrale Gesichtsfeld intakt sein, da Defekte im zentralen binokularen Gesichtsfeld, insbesondere wenn sie den horizontalen Gesichtsfeldmeridian erfassen, zu erheblichen Wahrnehmungsstörungen führen, da der Patient dann keinen normalen Lesevorgang mehr zustande bringt. Hierauf wird später noch näher eingegangen. Nur wenn das Zusammenspiel der vier genannten Komponenten ordnungsgemäß funktioniert, kann eine visuelle Wahrnehmung in der Form stattfinden, wie wir sie aus dem Alltag gewohnt sind. Dies gilt nicht nur für das Sehen im Raum, bei der Orientierung im Rahmen der Fortbewegung, sondern auch ganz besonders für das Sehen in der Nähe beim Lesen oder bei der Verrichtung von Naharbeit.

Lesen: eine Folge von Sakkaden

Beim Lesen eines Textes wandert der Blick des Betrachters vom Beginn der ersten Zeile links oben sprungweise über den Text bis ans Ende der Zeile.

In Abb. 4.9.1 sind die von einem Betrachter durchgeführten Fixationen als helle weiße Punkte eingezeichnet. Wenn der Betrachter das Ende einer Zeile erreicht hat, springt der Blick an den Anfang der

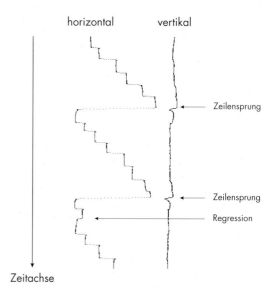

Abb. 4.9.2 Sakkadensequenz beim Lesen. Während des Lesens bewegt sich das Auge von Fixationspunkt zu Fixationspunkt (treppenförmige Sprünge). Am Ende der Zeile erfolgt ein Zeilensprung zum Anfang der nächsten Zeile (in der vorliegenden Registrierung sind zwei Zeilensprünge enthalten). Nach dem zweiten Zeilensprung wurde eine sogenannte Regression durchgeführt, also ein Sprung nach links entgegen der Leserichtung, um einen bestimmten Teil des Lesetextes genauer zu erfassen.

nächsten Zeile, wobei nicht unbedingt immer der erste Buchstabe zur Fixation Verwendung finden muß. Je nach Lesegeschwindigkeit, Übung des Lesenden und Komplexität des Textes werden kürzere oder längere Blicksprünge (sog. Leserucke) durchgeführt. Das Lesen besteht aus einer ständigen Folge von Blicksprüngen innerhalb einer Zeile und größeren Sakkaden, die vom Ende bis zum Anfang der nächsten Zeile führen. In Abb. 4.9.2 ist eine solche Lesesequenz als fortlaufende Aufzeichnung wiedergegeben: die kleinen Stufen, die treppenförmig aneinandergereiht sind, geben die einzelnen Leserucke in einer Zeile wieder, die großen Sprünge von oben nach unten den Rückkehr der Augen an den Zeilenanfang. Bisweilen kommen inverse Sakkaden vor, dann etwa, wenn ein Wort oder ein Buchstabe nochmals fixiert werden muß (sog. Regressionen).

Führt man umfangreichere Blickbewegungsregistrierungen während des Lesens durch, so können Häufigkeitsverteilungen für Fixationsdauer und Sakkadenamplitude für verschiedene Betrachter ermittelt werden. Es sei in diesem Zusammenhang auf die Arbeit von Pfaffenzeller (1983) verwiesen. Typische Werte beim Lesen eines deutschen Textes mit mittlerem Schwierigkeitsgrad liegen bei ca. 180 bis 200 msec für die Fixationsdauer, wobei sehr viel kürzere und auch sehr viel längere Werte vorkommen können. Der durchschnittliche Wert der Sakkadenamplitude liegt in der Größenordnung von $2.5 - 3°$, wobei auch hier sehr viel kürzere und sehr viel längere Sakkaden auftreten können.

Für einen normalen Lesevorgang ist es notwendig, eine Sequenz von Leserucken und Zeilensprüngen zustande zu bringen. Neben einer ausreichenden Sehschärfe ist dafür ein intaktes zentrales und parazentrales binokulares Gesichtsfeld erforderlich, da sonst keine vollständige Erfassung der Bereiche rechts und links des jeweiligen Fixationspunktes möglich ist. Flüssiges Lesen ist dann nicht möglich, ebensowenig kann bei Gesichtsfelddefekten ein sicheres Springen an den Anfang der nächsten Zeile erfolgen.

Unter photopischer Adaptation fällt die Sehschärfe von der Mitte der Fovea centralis im Normalfall steil zur Peripherie hin ab (Abb. 1.2.4, Abschnitt 1.2). Geht man davon aus, daß für das Lesen normaler Texte eine Mindestsehschärfe von etwa 0.4 notwendig ist, so benötigen wir ein intaktes Gesichtsfeld von wenigstens $2°$ links und rechts vom Fixationspunkt in horizontaler Richtung. Finden sich Defekte im binokularen Gesichtsfeld, die näher als $2°$ an den Fixationspunkt heranreichen, so kommt es zu erheblichen Lesestörungen, die ein flüssiges Lesen unmöglich machen. Derartige Patienten können auch durch noch so starke Vergrößerung der Lesetexte nur bedingt oder gar nicht rehabilitiert werden.

Sehbehinderung durch Störungen der optischen Medien

Refraktionsfehler, die mit herkömmlichen optischen Mitteln nicht korrigierbar sind, beispielsweise ein stärkerer irregulärer Hornhautastigmatismus bei Kontaktlinsenunverträglichkeit oder Trübungen der brechenden Medien (Hornhaut, Linse, Glaskörper), führen zu einer Herabsetzung des Bildkontrastes auf der Netzhaut und damit zu einer Verminderung von Sehschärfe und Lichtunterschiedsempfindlichkeit. Wenn operative Maßnahmen zur Rehabilitation nicht oder nicht mehr in Frage kommen oder abgelehnt werden, so muß versucht werden, wenigstens die Beleuchtungsverhältnisse für den Patienten zu optimieren. Patienten mit Trübungen der brechenden Medien sind durchwegs stark blendempfindlich, nicht nur im Freien, sondern auch beim Lesen in Innenräumen. Hier ist besonders auf eine blendfreie Beleuchtung zu achten, um die noch vorhandene Sehfähigkeit optimal zu nutzen. Patienten mit Medientrübungen bevorzugen wegen der bestehenden Blendproblematik eher moderate bis geringe Beleuchtungsstärken am Arbeitsplatz. Optische Sehhilfen sind prinzipiell ungünstig: Es ist leicht nachvollziehbar, daß bei Blick durch eine getrübte Optik, beispielsweise eine stark verschmutzte oder verkratzte Glasscheibe, auch eine noch so starke Vergrößerung keine wesentliche Verbesserung der Wahrnehmungsfähigkeit erbringt. Somit ist leider davon auszugehen, daß bei Vorliegen von Medientrübungen oder nicht korrigierbaren Refraktionsfehlern vergrößernde optische Sehhilfen in vielen Fällen keinen wesentlichen Gewinn erbringen.

Sehbehinderung durch neuronale Defekte

Durch neuronale Defekte in der Netzhaut oder in der nachgeschalteten Sehbahn (Sehnerv, Chiasma, Traktus, Radiatio, Cortex) kann es zu einer gravierenden Beeinträchtigung des Sehvermögens kommen, zumindest dann, wenn die Defekte beidseitig sind oder suprachiasmal im Bereich der Sehbahn angesiedelt sind. Liegt beispielsweise eine beidseitige ausgeprägte degenerative Makulaveränderung vor, so besteht in der Regel eine deutliche Herabsetzung der zentralen Sehschärfe und ein relatives oder absolutes Zentralskotom. Liegen die Defekte symmetrisch an beiden Augen, so kann es zur exzentrischen Fixation kommen, was dem Patienten insofern weiterhilft, als er rechts und links vom Fixationspunkt noch intakte Netzhautareale besitzt. Dies ist eine gute Ausgangssituation für die Anpassung vergrößernder Sehhilfen. Die entscheidende Voraussetzung für die Erzielung von Lesefähigkeit

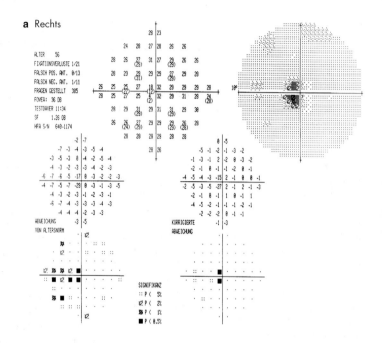

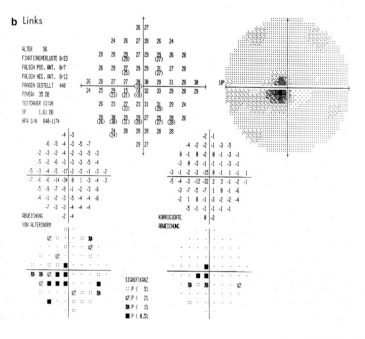

Abb. 4.9.3 a, b Homonymes hemianopisches Skotom unmittelbar parazentral bei einem Patienten mit zerebraler Toxoplasmose im Rahmen einer HIV-Infektion (**a** linkes Auge, **b** rechtes Auge). Durch die homonyme Lage des parazentralen Defektes fehlt dem Patienten beim Lesen stets die linke Hälfte des Lesetextes unmittelbar neben dem Fixationspunkt. Damit ist ein flüssiges Lesen unmöglich.

ist das Vorhandensein eines Gesichtsfeldes von wenigstens 2° links und rechts vom Fixationspunkt, was bei Patienten mit Makuladegeneration meistens gewährleistet ist. Es ist davon auszugehen, daß Patienten mit degenerativen Makulaveränderungen bei klaren optischen Medien und intakter Sehbahn die idealen (und auch häufigsten) Kandidaten für die Anpassung vergrößernder Sehhilfen darstellen.

Ausgesprochen ungünstig – hierauf wurde bereits mehrfach hingewiesen – ist das Vorhandensein von relativen oder absoluten Defekten im unmittelbar parazentralen Gesichtsfeld innerhalb 2° Abstand vom Fixationspunkt. Abb. 4.9.3 zeigt die Gesichtsfelder des zentralen 10°-Bereiches von linkem und rechtem Auge eines Patienten mit zerebraler Toxoplasmose, die zu einem umschriebenen homonymen hemianopischen Skotom nach links geführt hat. Dieser Patient hatte noch volle Sehschärfe für die Ferne, geprüft mit Einzeloptotypen. Er konnte jedoch keinen verwertbaren Lesevisus erzielen. Grund ist dafür, daß ihm beim Lesen jeweils die linke Hälfte des Textes vom Fixationspunkt fehlt. Damit ist ein Lesen im herkömmlichen Sinne nicht möglich, der Patient muß sich mühsam Buchstabe für Buchstabe tastend den Text entlang quälen und kann nur sehr langsam und mit viel Mühe die einzelnen Buchstaben bzw. Wortstücke zu sinnvollen Worten zusammensetzen. Derartige Patienten sind somit ausgesprochen ungünstige Kandidaten für die Anpassung von vergrößernden Sehhilfen, was bei der Indikationsstellung zu berücksichtigen ist.

Möglichkeiten der Rehabilitation

Welche Möglichkeiten der Rehabilitation bestehen bei Patienten mit neuronalen Defekten bei reduzierter zentraler Sehschärfe, aber ausreichendem parazentralem Gesichtsfeld links und rechts vom Fixationspunkt? Wesentliches Prinzip der Rehabilitation ist die **Objektvergrößerung,** daher auch der Name „vergrößernde Sehhilfen". Entsprechend der reduzierten Sehschärfe muß versucht werden, die Objekte, die der Patient auflösen soll, unter größerem Winkel darzubieten, dergestalt, daß sie bei der herabgesetzten Sehschärfe, die an der Stelle des Fixationspunktes vorliegt, noch aufgelöst werden können. Neben der Objektvergrößerung ist das zweite Prinzip der Rehabilitation die **Optimierung der Beleuchtungsverhältnisse.** Beide Punkte sollen im folgenden ausführlicher besprochen werden.

Objektvergrößerung

Welche Möglichkeiten der Objektvergrößerung sind verfügbar?

a) Großdrucktexte,
b) optische Hilfsmittel:
   verstärkter Nahzusatz,
   Lupen,
   vergrößernde Sehhilfen,
c) elektronische Hilfsmittel.

Ein sehr einfaches, für viele Patienten aber sehr wirkungsvolles Mittel ist der **verstärkte Nahzusatz:** Wie der Name sagt, besteht ein verstärkter Nahzusatz in der Verordnung einer Addition, die über dem Wert liegt, den wir üblicherweise bei hochgradig Presbyopen verwenden (max. + 3 dpt). Ein verstärkter Nahzusatz kann binokular bis ca. + 8 dpt Addition verordnet werden. Dies erfordert dann allerdings Prismenunterstützung. Bei monokularer Rezeptur kann ein Nahzusatz bis ca. + 16 dpt verordnet werden, eine Prismenunterstützung ist dann nicht erforderlich. Einschränkend muß darauf hingwiesen werden, daß bei Verstärkung des Nahzusatzes der Arbeitsabstand immer kürzer wird, worauf der Patient hingewiesen und eingeübt werden muß. Der Arbeitsabstand berechnet sich im übrigen einfach als Reziprokwert der Dioptrienzahl. Die mit verstärktem Nahzusatz erzielbaren Vergrößerungen sind gering, sie liegen bei max. ca. 4fach (letzteres entspricht einem sehr hohen verstärkten Nahzusatz von + 16 dpt). Der verstärkte Nahzusatz kommt also in erster Linie für Patienten in Frage, die nur eine **geringe** Vergrößerung benötigen, die also bei einem Nahvisus mit normaler optischer Korrektur in der Größenordnung von 0.2 bis 0.3 liegen. Umgekehrt können aber gerade diese Patienten mit diesem einfachen und billigen optischen Hilfsmittel oftmals exzellent rehabilitiert werden. Zur Prismenunterstützung bei verstärktem Nahzusatz empfiehlt sich die Rezeptur auf **jeder** Seite wie folgt:

Prisma Basis innen [$^{cm}/_m$] = Stärke der Addition [dpt] + 2.

Die Prismenunterstützung bei binokularem verstärktem Nahzusatz muß auf **jeder** Seite gegeben werden, um eine symmetrische Unterstützung der Konvergenz zu erzielen. In der Praxis kann der verstärkte Nahzusatz dem Patienten gut mit Hilfe von Kleberingen (aus der Sehschule) demonstriert werden, mit dem die entsprechenden Plusgläser auf eine vorhandene Fern- oder Nahbrille geklebt werden.

Leseproben für Sehbehinderte Leseproben für Sehbehinderte Leseproben für Sehbehinderte Leseproben für Sehbehindert
Leseproben für Sehbehinderte Leseproben für Sehbehinderte Leseproben für Sehbehinderte L
Leseproben für Sehbehinderte Leseproben für Sehbehinderte Les
Leseproben für Sehbehinderte Leseproben für Sehbehi
Leseproben für Sehbehinderte Leseproben f
Leseproben für Sehbehinderte
Leseproben für Sehbehind
Leseproben für Sehbeh
Leseproben für Seh

a

Daheim kann man sich auch erholen, doch sollte der Urlaub nicht aus Nichtstun bestehen.

b   5×

Abb. 4.9.4 a, b Zeiss-Leseproben für Sehbehinderte (**a**). Die Lesetafeln enthalten Texte unterschiedlicher Vergrößerung. Ist bei einem Sehbehinderten die kleinste Schriftgröße gefunden worden, bei der er gerade noch flüssig lesen kann, so ist kleingedruckt die dafür erforderliche Vergrößerung angegeben, im vorliegenden Fall 5fach (**b**). Die vorliegende Abbildung entspricht nicht der Originalgröße.

Es gibt mittlerweile auf dem Markt eine Vielzahl von Lupen unterschiedlicher Vergrößerung mit oder ohne Beleuchtung, mit oder ohne feste Abstandshalterung etc. Auch mit derartigen Hilfsmitteln kann einfach und preiswert vielen Patienten geholfen werden. Der Augenarzt sollte von den einschlägigen Lieferanten Muster anfordern und eine minimale Ausstattung vorrätig halten, um den Umgang mit dem Patienten erproben zu können. Über die optischen Details der Abbildung durch Lupen sei der Leser auf die weiterführende Literatur verwiesen (Gottlob 1986).

Unter vergrößernden Sehhilfen im eigentlichen Sinne verstehen wir Fernrohrsysteme vom Galileischen oder Keplerschen Typ. Es gibt Systeme mit Vergrößerungen zwischen ca. 2- bis 10fach, nutzbar monokular oder binokular für Ferne und/oder Nähe. Die Anpassung komplizierterer vergrößernder Sehhilfen erfordert viel Übung und Geduld im Umgang mit den sehbehinderten Patienten. Sie erfordert auch die Anschaffung teurer Anpaßsätze, die sich sicherlich nicht jedermann für die Tätigkeit in der Praxis beschaffen kann. Es gibt aber ein sehr einfaches und preiswertes Hilfsmittel, wenigstens die erforderliche **Vergrößerung** zu ermitteln, die dem Patienten weiterhelfen würde, hierauf wird später noch ausführlicher eingegangen. Prinzipiell sei darauf hingewiesen, **daß**

grundsätzlich die geringste Vergrößerung angestrebt werden soll, mit der der Patient gerade noch zurechtkommt: Je stärker die Vergrößerung, um so geringer wird das Gesichtsfeld, das der Patient noch erfassen kann. Bei sehr hohen Vergrößerungen muß er sich u. U. ein Wort aus Einzelbuchstaben zusammensetzen, was ein sehr mühsames Lesen mit sich bringt. Die verschiedenen Systeme unterscheiden sich im wesentlichen durch den erzielbaren Arbeitsabstand. Für den Patienten sind dabei Systeme bequemer, die einen der üblichen und gewohnten Lesehaltung entsprechenden größeren Arbeitsabstand von ca. 30 bis 40 cm erlauben.

Zur Erzielung sehr hoher Vergrößerungen von mehr als 10fach sind optische Sehhilfen nicht mehr geeignet. Dann muß auf elektronische Lesehilfen zurückgegriffen werden (elektronische Lesegeräte). Es gibt mittlerweile für berufliche Tätigkeiten exzellent ausgestattete Arbeitsplätze für Sehbehinderte, die eine optimale Gestaltung von Computersystemen gemäß den Bedürfnissen des Sehbehinderten ermöglichen und in manchen Fällen eine berufliche Rehabilitation erlauben. Auch hier sei der Leser auf die weiterführende Literatur verwiesen (Blankenagel 1992, Hammerstein 1983).

Anpassung vergrößernder Sehhilfen

Im folgenden sollen die wesentlichen Schritte für den Anpassungsgang von vergrößernden Sehhilfen wiedergegeben werden. Er ist auch dann anwendbar, wenn keine Anpassung oder Verordnung im eigentlichen Sinne erfolgt, wenn lediglich ermittelt werden soll, **ob mit einer vergrößernden Sehhilfe überhaupt Lesefähigkeit erzielbar ist**, und wenn ja, **welche Vergrößerung** benötigt wird.

Folgende Schritte sind erforderlich:

a) objektive Refraktionsbestimmung,
b) subjektive Refraktionsbestimmung,
c) Ermittlung der notwendigen Vergrößerung mit Hilfe der Zeiss-Leseprobe in 25 cm Abstand (bei Presbyopie ist ein entsprechender Nahzusatz erforderlich),
d) Überprüfung der Lesefähigkeit,
e) Auswahl des Systems (Ferne, Nähe, monokular, binokular), Erprobung des Systems.

Das wesentliche Hilfsmittel für die Anpassung einer vergrößernden Sehhilfe sind die von Gottlob (1984) konzipierten **Zeiss-Leseproben für Sehbehinderte** (Abb. 4.9.4). Sie liefern Texte in unterschiedlicher Vergrößerung und vermerken am Rand der Seite den Vergrößerungsfaktor, dem der Text entspricht, z. B. 6fach, 8fach oder 10fach. Man setzt dem Patienten die optimale subjektive Refraktion für die Ferne mit zusätzlicher Korrektur bei Vorliegen einer Presbyopie für die Nähe vor und versucht, einen Text zu finden, bei dem noch einigermaßen ein Erkennen der Buchstaben bzw. Wörter möglich ist. Damit ist bereits die Vergrößerung bekannt, die der Patient benötigt. Dann muß geprüft werden, ob ein flüssiges Lesen möglich ist. Liegen binokulare Gesichtsfelddefekte vor, so ist dies oft nicht erzielbar. Damit kann eine Aussage über Indikationsstellung und Art der Verordnung einer vergrößernden Sehhilfe getroffen werden. Steht die Vergrößerung fest, so kann bei entsprechender Erfahrung die Anpassung einer vergrößernden Sehhilfe vorgenommen werden. Zumindest kann eine Rezeptur erfolgen, die den Patienten in die Hände eines in diesem Spezialgebiet tätigen Optikers gibt, der die weitere Anpassung der Sehhilfe durchführt.

Stets ist darauf zu achten, daß mit den **einfachsten** optischen Hilfsmitteln versucht wird, eine Rehabilitation zu erzielen. Je komplizierter die Systeme, umso teurer sind sie, oftmals auch um so schwieriger in der Handhabung, so daß weder dem Patienten, noch der Krankenkasse geholfen ist, wenn teure Systeme rezeptiert werden, die letztlich keine Verwendung finden. **Je einfacher also das Hilfsmittel, desto besser!**

Optimierung der Beleuchtungsverhältnisse

Bei der Anpassung vergrößernder Sehhilfen muß darauf geachtet werden, daß das gesamte Arbeitsumfeld optimal ausgestattet wird. Dies gilt zum einen für die mechanische Fixierung des Lese- bzw. Arbeitsgutes mit Hilfe von Pulten, Leseständern etc. Zum anderen benötigt der Patient eine angemessene und für ihn ausreichende Beleuchtung, die nicht blendet: gerade Patienten mit Makuladegeneration benötigen sehr hohe Beleuchtungsstärken, so daß punktförmige Halogenleuchten oder dgl. zur Beleuchtung des Lesetextes sinnvoll sind. Hier muß konsequent auf Blendbegrenzung geachtet werden. Bezüglich Details zur lichttechnischen Arbeitsplatzgestaltung sei der interessierte Leser auf die weiterführende Literatur verwiesen (Hartmann et al. 1980, Hartmann 1986).

Ausblick

Zusammenfassend sei nochmals darauf hingewiesen, daß die idealen Kandidaten mit guten Erfolgsaussichten für vergrößernde Sehhilfen Patienten mit einer Sehschärfeminderung durch neuronale Defekte bei intaktem Gesichtsfeld in der Umgebung des Fixationspunktes sind, typischerweise Patienten mit Makuladegeneration an beiden Augen und klaren optischen Medien. Geringe Erfolgsaussichten für vergrößernde optische Sehhilfen bestehen bei Vorliegen von Medientrübungen, nicht korrigierbaren Refraktionsfehlern und bei Defekten im zentralen binokularen Gesichtsfeld.

5 Sonstiges

5.1 Fahreignungsbegutachtung
B. Lachenmayr

Im folgenden Kapitel soll ein kurzer Abriß der augenärztlichen Fahreignungsbegutachtung gegeben werden, die zum einen hinsichtlich der Sicherheit im Straßenverkehr, zum anderen hinsichtlich der beruflichen Möglichkeiten des einzelnen von großer praktischer Bedeutung ist. Die Fahreignungsbegutachtung obliegt seit vielen Jahren dem Augenarzt. Es existieren Erfahrungswerte über die Anforderungen an die verschiedenen Sehfunktionen, die für den Straßenverkehr als wichtig erachtet werden. Die Deutsche Ophthalmologische Gesellschaft hat detaillierte Empfehlungen zur Durchführung der Fahreignungsbegutachtung erarbeitet, aus denen weitere Informationen zu entnehmen sind. Diese Empfehlungen wurden mittlerweile in einer 2. Auflage aus dem Jahre 1999 aktualisiert. Im folgenden sollen die gesetzlichen Bestimmungen nicht im einzelnen wiedergegeben werden, da sie der Literatur zu entnehmen sind und ständiger Änderung unterliegen. So ist zum 1. 1. 1999 eine neue Fahrerlaubnis-Verordnung (FeV) in Kraft getreten, die völlig neue Fahrerlaubnisklassen im Rahmen der europäischen Harmonisierung gebracht hat und eine Reihe von Änderungen hinsichtlich der gesetzlich vorgeschriebenen Eignungskriterien (§ 12 und Anlage 6). Der Originalwortlaut der FeV findet sich im Bundesgesetzblatt Jahrgang 1998 Teil I Nr. 55, ausgegeben zu Bonn am 26. 8. 1998, auf den Seiten 2214 – 2306. Der interessierte Leser sei zum Thema des Sehens im Straßenverkehr auf Lachenmayr (1995) verwiesen.

Die Wahrnehmung des Kraftfahrers

Der Kraftfahrer führt während des Verkehrsablaufs ständig Blickbewegungen (Sakkaden) aus, die bestimmte, für ihn als relevant erachtete Objekte einer unmittelbaren visuellen Analyse zuführen. Der überwiegende Teil der Sakkaden erfolgt ohne bewußte Steuerung, d. h. der Kraftfahrer entscheidet nicht willkürlich über die Durchführung der Sakkaden, sondern das Gehirn vollzieht die Auswahl des jeweils nächsten Fixationspunktes mehr oder weniger automatisch allein aufgrund der visuellen Wahrnehmung. In der Regel ist davon auszugehen, daß gefahrenträchtige, allgemein relevante Objekte an einer nicht bekannten Stelle des parazentralen oder peripheren Gesichtsfeldes auftauchen. Nach peripherer Wahrnehmung wird die Blickzuwendungssakkade getriggert, die das Objekt in die Fovea transportiert. Dann erfolgt die foveale Wahrnehmung, anschließend die Erkennung und im Bedarfsfall eine Reaktion des Kraftfahrers (Lachenmayr 1989). Nur in seltenen Fällen, beispielsweise in Schreckreaktionen, wird unmittelbar auf die periphere Wahrnehmung reagiert. Der Kraftfahrer erlebt diese Dynamik der visuellen Informationsaufnahme selbst nicht, er erlebt den Sehvorgang als kontinuierlichen Einstrom von visueller Information. Es ist leider nicht möglich, im Rahmen der Fahreignungsbegutachtung, wie sie vom Augenarzt durchgeführt wird, die Dynamik des Sehvorgangs im Straßenverkehr realitätsnah zu prüfen. Von augenärztlicher Seite beschränken wir uns auf die Prüfung von einzelnen, als verkehrsrelevant erachteten Sehfunktionen unter standardisierten Prüfbedingungen.

Grundsätzliches zum Führerscheingutachten

Für die Abfassung von Führerscheingutachten sollte das Formular „Augenärztliches Führerscheingutachten gemäß Empfehlung der DOG" verwendet werden, damit eine konsequente Durchführung der Untersuchung in allen Bereichen gewährleistet ist (Abb. 5.1.1). Mittlerweile wurde ein amtliches Gutachtenformular veröffentlicht, das sich nur unwesentlich vom Formular, das von der DOG empfohlen wird, unterscheidet. Alle in diesem Formular aufgeführten Sehfunktionen sind mit Sorgfalt und gemäß der Empfehlung der Deutschen Ophthalmologischen Gesellschaft (1999) zu prüfen. Dies beinhaltet unter anderem, daß die Prüfung der Sehschärfe nach DIN 58 220 unter Verwendung von Landolt-Ringen erfolgt. Hinsichtlich der Beurteilung der Fahreignung ist der Gutachter seinem Gewissen und Sachverstand verpflichtet: Er muß Auskunft darüber geben, ob ein Bewerber oder Inhaber für eine bestimmte Fahrerlaubnisklasse nach seiner Meinung und nach dem anerkannten Fachwissen als geeignet für die Teilnahme am Straßenverkehr angesehen werden kann oder nicht. Die

Augenärztliches Gutachten gemäß Empfehlung der Deutschen Ophthalmologischen Gesellschaft			
Familienname:	Vorname:		Geb.Datum:
Wohnanschrift:			
Beantragt ist	Fahrerlaubnis der Klasse	Fahrerlaubnis bzw. Verlängerung der Fahrerlaubnis zur Fahrgastbeförderung (nach § 48 FeV)	ja ☐ nein ☐

I. Untersuchungsbefund vom

1. Zentrale Sehschärfe (Glasstärke angeben)

	rechts	(nach § 48 FeV) links	beidäugig
ohne Glas			
mit Glas			
mit Kontaktlinse (KL)			
mit KL und Glas			

	Ergebnis	Methode
2. Gesichtsfeld		
3. Stereosehen		
4. Stellung, Motilität		
5. Dämmerungssehvermögen		
6. Blendempfindlichkeit		
7. Farbensehen		
8. Optische Medien		
9. Augenhintergrund		
10. Die vorhandene Sehhilfe ist richtig und für den Straßenverkehr geeignet:	Ja ☐	Nein ☐

II. Untersuchungsergebnis

Wodurch ist das Sehen beeinträchtigt?

III. Beurteilung des Sehvermögens für die Anforderungen im Straßenverkehr

1.
Das Sehvermögen für die beantragte Fahrerlaubnisklasse ist **ausreichend** bei Einhaltung folgender Auflagen / Beschränkungen:
- ☐ mit Brille
- ☐ mit Kontaktlinse(n)
- ☐ mit Kontaktlinse(n) und Brille
- ☐ mit Kontaktlinse(n) oder Brille
- ☐ es darf nicht schneller als 80 km/h gefahren werden
- ☐ sonstige Auflagen oder Beschränkungen:

☐ Das Sehvermögen reicht **nicht** aus, weil

2.
Augenärztliche Nachuntersuchung nach   Jahren erforderlich, weil

3.
Weitere Untersuchungen sind zu Abschnitt I. Nr.   erforderlich durch
☐ augenärztlichen Obergutachter   ☐ Arzt für   ☐ med.-psych.Untersuchungsstelle

IV. Bemerkungen

Die Identität des Untersuchten wurde geprüft. Die Untersuchung erfolgte gemäß der Empfehlung der Deutschen Ophthalmologischen Gesellschaft zur Fahreignungsbegutachtung für den Straßenverkehr.

Ort, Datum	Unterschrift des Arztes	Stempel des Arztes

Ich bin über die Mängel meines Sehvermögens aufgeklärt worden.

Ort, Datum	Unterschrift des Untersuchten

Abb. 5.1.1 Formular zur Abfassung eines Führerscheingutachtens.

Vorschriften der Fahrerlaubnis-Verordnung liefern zwar wichtige Eckwerte, sind aber für den Gutachter letztlich nicht bindend. Wenn sich der Gutachter an die Empfehlung der Deutschen Ophthalmologischen Gesellschaft hält, steht er auf der sicheren Seite des ophthalmologischen Fachwissens und der gutachterlichen Erfahrung von Jahrzehnten, aus der diese Empfehlungen erwachsen sind. Sowohl hinsichtlich der Eignungsbeurteilung, als auch hinsichtlich möglicher Auflagen und Beschränkungen oder erforderlicher Nachkontrollen sollte gesunder Menschenverstand walten und Bezug auf die Empfehlung der Deutschen Ophthalmologischen Gesellschaft genommen werden, die hier nicht im einzelnen wiedergegeben werden sollen (Empfehlung der DOG, 1999).

Der Gutachter sollte sich stets vergegenwärtigen, daß es bestimmte Sehfunktionen gibt, die von kardinal wichtiger Bedeutung für eine sichere Teilnahme am Straßenverkehr sind und bei denen folglich keinerlei Kompromisse bei Vorliegen von Funktionsdefiziten eingegangen werden dürfen. Zu diesen kardinalen Sehfunktionen zählen Tagessehschärfe, Gesichtsfeld, Dämmerungssehvermögen und Blendempfindlichkeit sowie Stellung und Motilität. Es gibt weitere Sehfunktionen, die im Rahmen der Fahreignungsbegutachtung geprüft werden, die jedoch von eher zweitrangiger Bedeutung sind: Farbensehen und stereoskopisches Sehen. Bei letzteren können von gutachterlicher Seite eher Kompromisse eingegangen werden. Es ist stets das Zusammenspiel **aller** Sehfunktionen, die über die Fahreignung entscheiden, zu werten, nicht nur der eine oder andere Zahlenwert, wie er im Befund erhoben wird. Die einzelnen Sehfunktionen sollen im folgenden kurz besprochen werden.

Tagessehschärfe

Wenn die Tagessehschärfe eines normal Sehtüchtigen 1.0 beträgt, so sinkt sie bei zunehmender Dunkeladaptation im mesopischen Bereich (ca. 0.1 cd/m^2) bereits auf einen Wert von 0.5. Im skotopischen Bereich, also unterhalb von ca. 0.01 cd/m^2, fällt sie auf Werte von 0.1 und darunter (vgl. Abb. 1.2.3). Bei Tage sollte also ein normal Sehtüchtiger über eine Sehschärfe von 1.0 oder besser verfügen. Jeder muß sich im klaren darüber sein, daß er bei Fahrt in Dämmerung oder Nacht bereits physiologischerweise über ein schlechteres räumliches Auflösungsvermögen verfügt, das um so schlechter wird, je dunkler er adaptiert ist. Im Rahmen der Fahreignungsbegutachtung erfolgt die Prüfung der Tagessehschärfe unter definierten photopischen Adaptationsbedingungen mit genauer Festlegung der Prüfparameter, um eine einheitliche und reproduzierbare Wertung zu gewährleisten. DIN 58 220 regelt im einzelnen die Prüfung der Tagessehschärfe für gutachterliche Zwecke. Sie muß bei der Erstellung von Führerscheingutachten konsequent Anwendung finden.

Wann benötigt der Kraftfahrer eine gute Tagessehschärfe? Er benötigt vor allem dann eine gute Sehschärfe, wenn er auf große Entfernung kleine Details erkennen soll, wenn er etwa im Überlandverkehr auf große Distanz erkennen soll, ob ihm ein Fahrzeug entgegenkommt und wie groß die relative Geschwindigkeit des entgegenkommenden Fahrzeugs ist, um über die Durchführung eines möglichen Überholmanövers sicher urteilen zu können. Also gerade im Überlandverkehr bei hoher Fahrgeschwindigkeit benötigt der Kraftfahrer eine gute Tagessehschärfe, im Innerortsverkehr kann ein Fahrzeug mit erstaunlich schlechter Sehschärfe noch ganz gut manövriert werden. Auf diese Zusammenhänge muß ein Fahrer mit reduzierter Sehschärfe hingewiesen werden. Er muß gewarnt werden, wo er in kritische Situationen geraten kann: Überholvorgang, Landstraßenbereich. Bei deutlicher Herabsetzung der Sehschärfe bis an die Grenzen der von der Fahrerlaubnis-Verordnung geforderten Werte muß eine Geschwindigkeitsbeschränkung auf 80 km/h auferlegt werden.

Gesichtsfeld

Von kardinal wichtiger Bedeutung für eine sichere Teilnahme am Straßenverkehr ist ein intaktes zentrales und peripheres Gesichtsfeld, letzteres vor allem im horizontalen Bereich. Das periphere Gesichtsfeld oben und unten ist relativ unwichtig, da es in der Regel durch fahrzeugeigene Teile abgedeckt wird. Da der Fahrer normalerweise mit beiden Augen geöffnet am Steuer sitzt, ist für die Fahreignungsbegutachtung das binokulare Gesichtsfeld ausschlaggebend. Es gilt der Leitsatz: Liegen Defekte im binokularen Gesichtsfeld vor, die die Ausdehnung des horizontalen Gesichtsfeldes beeinträchtigen, oder/und liegen Defekte im zentralen 30°-Bereich vor, so besteht keine Fahreignung. Defekte im binokularen Gesichtsfeld können auch durch noch so große Erfahrung und Übung nicht kompensiert werden. Hierauf hat Frau Prof. Aulhorn vor Jahren intensiv und wiederholt hingewiesen (Aulhorn 1985). Die Deutsche Ophthalmologische Gesellschaft hat Richtlinien erlassen, wie eine Gesichtsfeldprüfung im Rahmen der Fahreignungsbegutachtung zu erfolgen hat: Sie muß entweder am manuellen Perimeter nach Goldmann durchgeführt werden oder sie muß an einem automatischen Perimeter erfolgen, das den Anforderungen der Deutschen Ophthalmologischen Gesellschaft genügt (Empfehlung der DOG, 1994 und 1999).

Dämmerungssehvermögen und Blendempfindlichkeit

Bei der Sehschärfe wurde bereits darauf hingewiesen, daß physiologischerweise bei zunehmender Dunkeladaptation die Sehschärfe schlechter wird. Das gleiche gilt für die Unterschiedsempfindlichkeit. Im Prinzip verschlechtern sich alle verkehrsrelevanten Sehfunktionen bei Dunkeladaptation. Oft liegen schlechte Beleuchtungsverhältnisse vor. Sehr oft ist der Fahrer mit Blendung konfrontiert, die auch den normal Sehtüchtigen an die Grenze der Wahrnehmungsfähigkeit bringen kann. Daher ist eine Prüfung von Dämmerungssehvermögen und Blendempfindlichkeit ein obligater Bestandteil der augenärztlichen Fahreignungsbegutachtung. Es ist nicht verständlich, warum von seiten des Gesetzgebers in diesem immens wichtigen Bereich keine konkreten Anforderungen erhoben werden, ereignen sich doch eine Vielzahl von tödlichen Verkehrsunfällen bei Dämmerung und Nacht mit Fußgängerbeteiligung infolge von schlechtem Dämmerungssehvermögen oder gesteigerter Blendempfindlichkeit. Zudem liegen mittlerweile unfallanalytische Daten vor, die belegen, daß Fahrer mit Störungen des Dämmerungssehvermögens signifikant häufiger in Nachtunfälle verwickelt werden, als normal sehtüchtige Kraftfahrer (Lachenmayr und Mitarb., 1996). Von augenärztlicher Seite sollte daher mit großer Sorgfalt und mit aller Konsequenz eine Prüfung dieser Sehfunktionen erfolgen!

Die häufigste Ursache für eine Herabsetzung des Dämmerungssehvermögens bzw. eine Steigerung der Blendempfindlichkeit sind Trübungen der brechenden Medien mit Streulichtentwicklung (Linse, Hornhaut, Glaskörper). In der Bevölkerung selten, klinisch häufiger zu beobachten sind Störungen der Adaptationsmechanismen durch Defekte an der Netzhaut, Erkrankungen des Sehnerven oder der afferenten Sehbahn und aufgrund von Störungen der Pupillenfunktion.

Vor Jahren bereits hat die Deutsche Ophthalmologische Gesellschaft standardisierte Prüfvorschriften für die Untersuchung von Dämmerungssehvermögen und Blendempfindlichkeit für die Belange des Straßenverkehrs erarbeitet. Jeder Augenarzt, der Führerscheingutachten erstellt, muß über ein diesem Standard entsprechendes Prüfgerät verfügen. Derzeit sind in Deutschland von drei Herstellern Geräte auf dem Markt, die den Anforderungen der Deutschen Ophthalmologischen Gesellschaft entsprechen (in alphabetischer Reihenfolge): Kontrastometer BA-4 der Fa. BKG, Mesotest und Mesoptometer II der Fa. Oculus, Nyktometer der Fa. Rodenstock. Bei diesen Geräten wird ein Sehzeichen der Visusanforderung 0.1 dargeboten. Der Kontrast zwischen Stimulus und Umfeld wird in definierten Abstufungen verringert, bis keine ausreichende Wahrnehmung mehr gegeben ist. Die Prüfung erfolgt ohne Blendquelle (Dämmerungssehvermögen) und mit einer eingeschalteten punktförmigen Blendquelle (Blendempfindlichkeit), so daß beide Sehfunktionen standardisiert beurteilt werden können. Auch hierzu hat die Deutsche Ophthalmologische Gesellschaft über die Jahre wiederholt Empfehlungen zur Durchführung der Untersuchung abgegeben, sie sollten bei der Prüfung Berücksichtigung finden (Empfehlung der DOG, 1994, 1996 und 1999). Während in der Fahrerlaubnis-Verordnung keinerlei Anforderungen für Dämmerungssehvermögen und Blendempfindlichkeit gestellt werden, fordert die Deutsche Ophthalmologische Gesellschaft für die Führerscheinklassen A, A1, B, BE, M, L und T die Erkennbarkeit bis zur Kontraststufe 1:5. Für Führerscheinklasse C, C1, CE, C1E, D, D1, DE, D1E und Fahrerlaubnis zur Fahrgastbeförderung sind die Anforderungen auf Kontraststufe 1:2.7 verschärft.

Stellung und Motilität

Auch zum Bereich des beidäugigen Sehens existieren detaillierte Empfehlungen der Deutschen Ophthalmologischen Gesellschaft, welche Mindestanforderungen eingehalten werden müssen. Prinzipiell gilt der Leitsatz: Zeitweilige oder permanente Diplopie bedeuten Untauglichkeit für jede Fahr- und Steuerungstätigkeit. Bei gestörtem Binokularsehen sollte eine doppelbildfreie Zone von wenigstens 10° Radius in jeder Richtung von der Primärposition aus vorliegen, wenn für die betreffende Führerscheinklasse nicht ohnehin ein völlig normales binokulares Sehen gefordert wird. Bezüglich Details sei der Leser auf die Empfehlung der Deutschen Ophthalmologischen Gesellschaft (1999) verwiesen.

Farbensehen

Das Farbensehen ist für die sichere Teilnahme am Straßenverkehr eher zweitrangig. Jedoch gibt es bestimmte Arten der Farbsinnstörung, die für den Fahrer gefährlich werden können: Dies gilt in besonderem Maße für Störungen des Rotsehens (Protanomalie und Protanopie). Der Protogestörte besitzt im Gegensatz zum Farbtüchtigen oder Deuterogestörten eine reduzierte Empfindlichkeit am langwelligen Ende des Spektrums, d. h. im roten Bereich. Wenn er also in Verkehrssituationen gerät, bei denen er ausschließlich auf die Wahrnehmung der roten Rücklichter seines potentiellen Vordermannes angewiesen ist, so ist er im Gegensatz zum normal Farbtüchtigen behindert. Derartige Situationen können im Verkehr unter ungünstigen Sichtverhältnissen im Nebel, im Regen oder im Schneetreiben oder bei Fahrt gegen die tiefstehende Sonne auftreten. Ein Protogestörter kann dann die Rücklichter seines möglichen Vordermanns u. U. erst später erkennen als ein Grüngestörter oder normal Farbtüchtiger. Der typische Unfall, der von ihm verursacht wird, ist der Auffahrunfall unter ungünstigen Sichtverhältnissen.

Stereosehen

Über die Bedeutung des Stereosehens im Straßenverkehr liegen letztlich keine gesicherten Erkenntnisse vor. Stereosehen ist aus physiologischen Gründen nur im unmittelbaren Nahbereich des Fahrers wirksam, bis max. 30 m (Hartmann und Stöcker 1983). Es hilft dem Fahrer bei der Entfernungsschätzung und der Beurteilung des Risikopotentials von Objekten, die sich im unmittelbaren Nahbereich des Fahrzeugs befinden, z. B. eines Fußgängers beim Betreten der Fahrbahn oder bei der Annäherung eines Kraftfahrzeugs aus einer Seitenstraße etc. Es ist jedoch nicht klar, welche Bedeutung das Stereosehen tatsächlich für die Sicherheit im Straßenverkehr besitzt. Die Wertigkeit der Prüfung des Stereosehens im Rahmen der Fahreignungsbegutachtung liegt in seiner Filterfunktion („Screening") zur Erfassung von Störungen des Binokularsehens: Wenn normales Stereosehen vorliegt, so kann in aller Regel davon ausgegangen werden, daß keine gravierenden Störungen des Binokularsehens vorhanden sind, die die Sicherheit im Straßenverkehr beeinträchtigen.

Ausblick

Oft wird von Fahrern, bei denen Defizite der visuellen Wahrnehmung vorliegen, das Argument vorgebracht, daß durch besonders umsichtiges Fahren und durch spezielles Training die Sehmängel ausgeglichen werden können (Kompensation). Es ist sicherlich möglich, bis zu einem gewissen Umfang eine herabgesetzte Sehschärfe durch Minderung der Fahrgeschwindigkeit zu kompensieren: Je langsamer gefahren wird, umso mehr Zeit hat der Fahrer zur Verfügung, Objekte visuell zu verarbeiten. Was jedoch mit Sicherheit nicht möglich ist, ist eine Kompensation von Defekten im binokularen Gesichtsfeld. Was auch mit Sicherheit nicht kompensiert werden kann, ist eine gesteigerte Blendempfindlichkeit. Hier muß vom Gutachter konsequent vorgegangen werden, es dürfen keine Kompromisse eingegangen werden, die zu einer Beeinträchtigung der Sicherheit im Straßenverkehr führen.

5.2 Funktionsprüfung bei Medientrübungen
B. Lachenmayr

Liegen Trübungen der brechenden Medien vor (Hornhaut, Linse, Glaskörper), so kann selbst bei optimalem Ausgleich eines Refraktionsfehlers keine normale Sehschärfe erzielt werden. Hinzu kommt, daß die subjektive Refraktionsbestimmung bei Vorliegen stärkerer Medientrübungen ungenau wird, da der Patient aufgrund der schlechten optischen Qualität seines Netzhautbildes keine zuverlässigen Angaben machen kann. Bei dichten Trübungen der optischen Medien ist eine Refraktionsbestimmung im herkömmlichen Sinne nicht mehr möglich. Vor der Planung von operativen Eingriffen zur Beseitigung der getrübten Medien ist es daher wichtig, herauszufinden, wie gut das Sehvermögen des betroffenen Auges werden kann, wenn die Störung der Optik behoben ist. Dies ist nicht nur für den Operateur von Bedeutung, sondern auch für die differentialdiagnostische Abklärung von Funktionsstörungen (neuronale Schäden im Bereich der Netzhaut, des Sehnerven oder der afferenten Sehbahn).

„Potentielle Sehschärfe"

Im klinischen Sprachgebrauch hat sich für die Sehschärfeprüfung bei getrübten optischen Medien der falsche Begriff der „retinalen Sehschärfe" eingebürgert. Diese Begriffsbildung ist insofern nicht korrekt, als die Netzhaut per se keine Sehschärfe aufweist. Der Begriff Sehschärfe ist stets an eine optische Abbildung gebunden. Die Netzhaut hat bestenfalls ein räumliches Auflösungsvermögen oder ein Rezeptormosaik, aber keine Sehschärfe. Korrekt wäre die Bezeichnung: „Sehschärfe unter der Annahme normaler optischer Medien und normaler optischer Abbildungsverhältnisse". Da dieser Begriff zu umständlich ist, bietet es sich an, die Terminologie aus dem englischen Sprachraum zu übernehmen: „potential visual acuity" oder „potentielle Sehschärfe". Der Begriff „potentielle Sehschärfe" bringt genau das eingangs Erwähnte zum Ausdruck: wir wollen wissen, wie gut die Sehschärfe des betroffenen Auges sein würde, wenn die Optik in Ordnung wäre. Genau dies ist die Zielsetzung, die der Kliniker verfolgt, wenn er eine Funktionsprüfung bei Medientrübungen durchführt.

Es gibt eine Reihe von qualitativen und quantitativen Verfahren, um die Sehschärfe, allgemeiner die Funktion der Makula zu prüfen bzw. abzuschätzen. Diese Verfahren sind zum Teil seit langer Zeit bekannt und in Gebrauch, liefern zum Teil qualitative, zum Teil quantitative Ergebnisse. Alle Verfahren haben ihre Vor- und Nachteile und Einschränkungen bezüglich der Durchführbarkeit. Im folgenden sollen die wichtigsten Verfahren stichpunktartig erwähnt werden, der interessierte Leser sei bezüglich einer detaillierten Darstellung auf die Literatur verwiesen (Lachenmayr 1990, Lachenmayr 1993).

Einfache psychophysische Testverfahren

Einfache psychophysische Testverfahren zur Abschätzung der Makulafunktion sind: Prüfung der Farbwahrnehmung, der 2-Punkt-Test, der Lichtstreifentest und das selbstleuchtende Amslersche Gitter. Bei der **Prüfung der Farbwahrnehmung** werden vor das zu untersuchende Auge verschiedene Farbfilter gehalten, beispielsweise das Rot- und Grünglas aus dem Refraktionsgläserkasten. Durch das Filterglas wird mit einer hellen Lichtquelle, z. B. dem Bonnoskop, auf das Auge des Patienten geleuchtet. Wenn Farbunterscheidungsfähigkeit vorliegt, so besteht zumindest Gewißheit, daß noch eine grobe Zapfenfunktion vorhanden ist. Beim **2-Punkt-Test** werden dem Betrachter zwei punktförmige Lichtquellen in variablem Abstand dargeboten und der minimale Winkel bestimmt, unter dem die Lichtpunkte noch getrennt wahrgenommen werden können. Der **Lichtstreifentest** prüft die Fähigkeit des Auges, die Orientierung einer hell leuchtenden Linie korrekt anzugeben. Es wird dabei entweder ein Diffusor, z. B. ein Stück Papier, vor das Auge des Patienten gehalten und eine Linie auf das Papier projiziert oder es wird unmittelbar mit einer linienförmigen Lichtquelle in das getrübte Auge, beispielsweise in die getrübte Linse, geleuchtet. Die **Amslerschen Karten**, die üblicherweise als schwarz gedrucktes Karomuster auf weißem Untergrund Verwendung finden, um die Makulafunktion zu prüfen, können auch in **Positiv-**

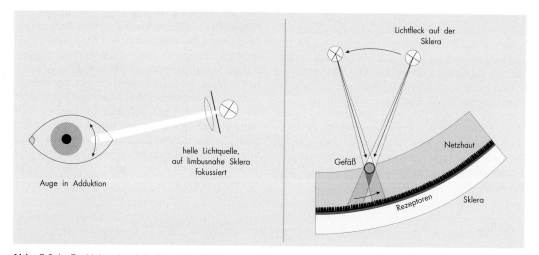

Abb. 5.2.1 Purkinjesche Aderfigur. Zur Prüfung der Aderfigur wird eine intensive Lichtquelle auf die limusnahe Sklera im Bereich der temporalen Lidspalte fokussiert und limbusparallel bewegt. Das Auge des Patienten steht dabei in Adduktion (links). Die Purkinjesche Aderfigur entsteht durch den Schattenwurf der in den inneren Netzhautschichten gelegenen Blutgefäße auf die Rezeptorschicht (rechts). Aus Lachenmayr 1993.

kontrast umgesetzt werden, indem über einer flächigen Lichtquelle ein punktförmiges oder linienförmiges Raster von Durchbrüchen angebracht wird. Hiermit können im Prinzip ähnlich wie bei den gedruckten Amslerschen Karten Verwerfungen und Verzerrungen des Musters geprüft werden. All diese einfachen psychophysischen Testverfahren können naturgemäß nur grobe qualitative Aussagen liefern. Quantitative Daten sind damit nicht zu erheben.

Entoptische Phänomene

Entoptische Phänomene sind visuelle Wahrnehmungen aufgrund **inadäquater Stimulation** der Netzhaut (z. B. mechanische Reizung, Druckphosphen) oder aufgrund von **Sichtbarmachung intraokularer Strukturen** (z. B. Glaskörperflocken, Mouches volantes). Folgende entoptische Phänomene können zur Prüfung der Makulafunktion herangezogen werden: Purkinjesche Aderfigur, Makulachagrin, Haidingersche Büschel und die retinale Kapillarzirkulation (Blaufeldphänomen).

Die Prüfung der **Purkinjeschen Aderfigur** erfolgt am besten bei Adduktionsstellung des Auges mittels Fokussierung einer intensiven Lichtquelle (z. B. Bonnoskop) auf den Limbusbereich temporal (Abb. 5.2.1). Wird der Lichtfleck limbusparallel bewegt, so wird der Schattenwurf der intraretinalen Blutgefäße gegenüber der Rezeptorschicht sichtbar und der Patient nimmt seine perifoveolären Gefäße als baumartig verzweigte, blattähnliche Struktur wahr (Abb. 5.2.2). Die Lichtquelle muß bewegt werden, da sonst die Wahrnehmung des Gefäßschattens durch die Lokaladaptation schnell eliminiert wird. Die Prüfung der Aderfigur setzt einen einigermaßen freien Glaskörperraum voraus, damit eine gerichtete Beleuchtung im Auginneren entstehen kann. Sie funktioniert allerdings auch bei komplett eingetrübten vorderen Augenmedien.

Im Zentrum der Gefäßfigur kann der Beobachter bei guter Mitarbeit feine glitzernde punktförmige Gebilde erkennen, die auf das gefäßfreie foveoläre Areal beschränkt sind (Abb. 5.2.2). Dieses Glitzermuster bezeichnet man als **Makulachagrin**. Bei Bewegung der Lichtquelle zur Auslösung der Aderfigur bewegen sich die Glitzerpünktchen in die entgegengesetzte Richtung gegenüber der Verschiebung des Gefäßschattens. Dies kann als Prüfkriterium für die Zuverlässigkeit der Patientenangaben herangezogen werden. Nach der älteren Literatur (Comberg und Ehrich 1973) soll die korrekte Angabe eines Makulachagrins mit einer Sehschärfe von mindestens 0.4 oder besser einhergehen. Bei

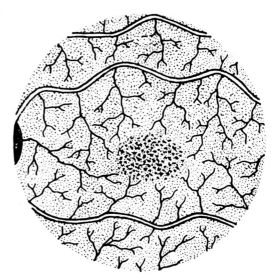

Abb. 5.2.2 Schematische Darstellung von Aderfigur und Makulachagrin (aus Comberg und Ehrich 1973). Die glitzernden Pünktchen des Makulachagrins bewegen sich entgegengesetzt zur Bewegungsrichtung der Aderfigur.

korrekter Angabe der Aderfigur sei eine Sehschärfe von wenigstens 0.1 oder besser zu erwarten. Diese Zahlen dürfen natürlich nicht wörtlich genommen werden: sowohl Aderfigur, als auch Makulachagrin sind rein qualitative Verfahren, die keine quantitativen Aussagen liefern können.

Die **Haidingerschen Büschel** seien nur der Vollständigkeit halber erwähnt, sie besitzen heute keine praktische Bedeutung mehr. Die Haidingerschen Büschel basieren auf der Tatsache, daß das Xanthophyll im perimakulären Bereich doppelbrechende Eigenschaften hat und somit linear polarisiertes Licht in unterschiedliche Komponenten mit verschiedener Amplitude zerlegt. Daher kann das Auge indirekt über diese doppelbrechenden Eigenschaften des Xanthophylls polarisiertes Licht wahrnehmen, wozu es ansonsten nicht in der Lage ist. Die Prüfung erfolgt dergestalt, daß der Betrachter auf eine helle blaue Lichtquelle blickt, vor der ein rotierender Polarisationsfilter angebracht ist. Der Betrachter sieht dann um den jeweiligen Fixationspunkt herum ein propellerförmiges Schattenphänomen, dessen Umlaufrichtung sich mit der Drehrichtung des Polfilters verändert. Da bei dichteren Trübungen im Bereich der Vorderabschnitte keine ausreichende Stimulation der Netzhaut mehr möglich ist, hat sich daraus jedoch kein praktikables Verfahren entwickelt.

Ein sehr eindrucksvolles entoptisches Phänomen ist das **Phänomen der retinalen Kapillarzirkulation (Blaufeldphänomen)** etc.). Der Betrachter blickt auf eine sehr helle blaue Lichtquelle und sieht im zentralen Gesichtsfeldbereich mückenförmig sich bewegende Gebilde, ähnlich den Mouches volantes, jedoch mit größerer Dynamik. Ausgelöst wird dieses Phänomen vermutlich durch den Schattenwurf von Leukozyten bei der Passage durch die perifoveolären Kapillaren. Das Phänomen ist spontan gut auslösbar. Es ist in einer größeren Zahl von klinischen Studien erprobt und liefert qualitative, bei geeigneter Befragungstechnik semiquantitative Angaben über die Makulafunktion.

Zusammenfassend sei betont, daß die entoptischen Phänomene prinzipiell höhere Anforderungen an den Patienten stellen als andere Prüfverfahren, da sie auf visuellen Wahrnehmungen beruhen, die für den Patienten ungewohnt sind und nicht der sonst üblichen Befragungstechnik entsprechen. Sie erfordern auch in manchen Fällen eine sehr hohe Kooperation, so etwa bei der Prüfung des Makulachagrins. Prinzipiell können sie keine quantitativen Daten liefern, haben aber dennoch ihre Wertigkeit und können auch dann noch angewendet werden, wenn die messenden Verfahren keine Aussagen mehr liefern. Dies gilt insbesondere für die Prüfung der Aderfigur.

Stenopäische Visusprüfung

Die stenopäische Visusprüfung erfolgt entweder mit Hilfe einer stenopäischen Lücke oder mittels einer Siebblende. Sie macht sich einerseits den Effekt der Schärfentiefe zunutze, andererseits werden (bei weitgestellter Pupille) mögliche optische Fehler des Auges (vor allem die sphärische Aberration) reduziert. Wenn bei stenopäischer Visusprüfung ein besserer Wert resultiert als ohne Loch- bzw. Siebblende, so kann gefolgert werden, daß ein relevanter Anteil der Sehschärfeminderung zu Lasten der optischen Abbildung des Auges geht. Wie hoch dieser Anteil ist, kann allerdings nicht zuverlässig abgeschätzt werden. Auch bei Medientrübungen liefert die stenopäische Prüfung bisweilen bessere Visuswerte, da Streulichteffekte reduziert werden.

Optisch robuste Prüfkriterien

Es sind eine Reihe von psychophysischen Kriterien in Gebrauch bzw. Entwicklung, die von Störungen der optischen Abbildung weniger stark beeinträchtigt werden und die somit bei Trübungen der optischen Medien bessere Sehschärfe- oder Funktionswerte liefern, als bei herkömmlicher Stimulation. Es sind dies **Sehzeichen im Positivkontrast** (also weiß auf schwarz anstelle der üblicherweise verwendeten Optotypen schwarz auf weiß), **Testzeichen hoher Leuchtdichte, Sehzeichen auf verrauschtem Untergrund** und **Prüfkriterien aus dem Bereich des Minimum discriminabile** (Hyperacuity, Nonius-Sehschärfe). Es bleibt zu hoffen, daß gerade aus letzterem Bereich klinisch praktikable Verfahren entstehen, die das Instrumentarium zur Funktionsprüfung bei Medientrübungen erweitern und vereinfachen.

Maxwellsche Abbildung mit punktförmiger Apertur

Das Prinzip der Maxwellschen Abbildung ist in Abb. 5.2.3 dargestellt: Rechts im Bild ist das Auge schematisiert (A_3 soll die Optik des Auges darstellen, P_2 die Bildebene, also die Netzhaut). Ein Stimulus, z. B. ein Dia in der Ebene P_1, wird mit parallelem Lichtbündel durchleuchtet und über die Optik A_2 in die Eintrittsöffnung der Optik des Auges A_3 abgebildet. Dadurch wird die optische Abbildung des Auges (weitgehend) umgangen und es kann ein Stimulus in das Auge projiziert werden, ohne durch Störungen der Optik beeinträchtigt zu werden. Wenn die abbildende Strahltaille in der Eintrittspupille des Auges hinreichend klein gehalten wird, kann durch noch optisch klare Zonen etwa einer getrübten Linse hindurch eine Stimulation erfolgen und damit eine Prüfung der potentiellen

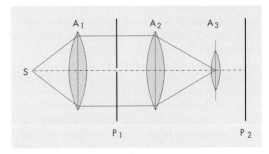

Abb. 5.2.3 Maxwellsche Abbildung (schematische Darstellung, aus Lachenmayr 1993). A_3 bezeichnet schematisch die Optik des Auges, P_2 die Bildebene des Auges, also die Netzhaut. Ein Stimulusdia P_1 wird mit parallelem Strahlengang durchleuchtet (Lichtquelle S, Kondensor A_1). Die Optik A_2 bildet P_1 auf eine kleine, nahezu punktförmige Öffnung in der Eintrittspupille von A_3 ab.

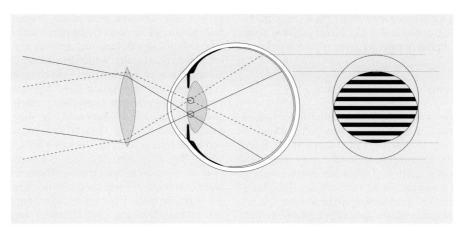

Abb. 5.2.4 Prinzip interferometrischer Anordnungen zur Prüfung der potentiellen Sehschärfe (aus Lachenmayr 1993). Zwei zueinander kohärent schwingende Lichtbündel (durchgezogen und gestrichelt gezeichnet) werden über die Optik vor dem Auge in die Eintrittspupille abgebildet. Von dort entstehen kohärente, d. h. in fester Phasenlage zueinander schwingende Wellenfronten, die sich im Auge überlagern und durch konstruktive und destruktive Interferenz Maxima und Minima erzeugen. Der Patient sieht helle und dunkle Streifen. Die Ortsfrequenz des wahrgenommenen Gittermusters hängt vom Abstand der beiden Punkte in der Pupillarebene ab.

Sehschärfe durchgeführt werden. Ein entsprechendes Gerät wurde von Minkowski und Guyton (1984) entwickelt und ist als Potential Acuity Meter (PAM) auf dem Markt. Klinische Studien haben gezeigt, daß das PAM eine brauchbare Sehschärfevorhersage bei geringen und moderaten Medientrübungen erlaubt. Bei dichten Trübungen werden die Angaben unzuverlässig. Da eine Sehprobentafel direkt ins Auge projiziert wird, kann die echte Optotypensehschärfe einschließlich Lesefähigkeit geprüft werden, was die große Stärke dieses Verfahrens ist. Daher besteht nur eine geringe Überschätzungstendenz bei Makulaveränderungen. Die Ergebnisse hängen allerdings von der lokalen Refraktion bzw. von Abbildungsfehlern im Durchtrittsbereich des Strahlbündels ab.

Interferometrische Verfahren

Die interferometrischen Prüfverfahren basieren auf dem Prinzip von Abb. 5.2.4: In die Pupillarebene des zu untersuchenden Auges werden zwei zueinander kohärent schwingende Lichtbündel abgebildet, die sich im Auginneren ausbreiten. Im Überlappungsbereich entsteht durch konstruktive und destruktive Interferenz ein Streifenmuster, dessen Ortsfrequenz vom Abstand der beiden Lichtpunkte abhängig ist. Kohärente Lichtquellen können entweder durch Laser oder durch Beugung an Gittern erzeugt werden. Es gibt derzeit vier verschiedene Geräte am Markt, die interferometrisch arbeiten:

das Retinometer nach Rassow, das Visometer nach Lotmar, das Site-Iras-Interferometer und das Retinometer der Fa. Heine. Die Geräte unterscheiden sich u.a. hinsichtlich der Testfeldgröße: das Retinometer nach Rassow benutzt ein Testfeld von 5.5° Durchmesser, beim Visometer nach Lotmar können verschiedene Durchmesser gewählt werden (1.5°, 2.5° oder 3.5°), beim Site-Iras-Interferometer kann der Durchmesser kontinuierlich zwischen 3° und 8° verändert werden, beim Retinometer der Fa. Heine beträgt die Testfeldgröße 5°. Klinische Studien haben gezeigt, daß die Interferometer bei geringen bis moderaten Medientrübungen eine brauchbare Sehschärfevorhersage liefern, bei dichten Trübungen werden sie unzuverlässig. Es besteht leider eine deutliche Überschätzungstendenz bei degenerativen Makulaveränderungen und bei Amblyopie. Die Überschätzungstendenz bei Makulaveränderungen ist auf die relativ großen Testfelder zurückzuführen, die notwendig sind, um Streifenmuster zu erzeugen. Die Überschätzungstendenz bei Amblyopie ist auf die Tatsache zurückzuführen, daß es bei manchen Formen der Amblyopie eine deutliche Diskrepanz zwischen Gitter- und Optotypensehschärfe geben kann. Der Vorteil der Interferometer ist, daß sie unabhängig von der Refraktion des Auges und vom Vorliegen von Abbildungsfehlern sind. Dies gilt uneingeschränkt für das Retinometer nach Rassow, das Visometer nach Lotmar und das Site-Iras Interferometer. Beim Retinometer der Fa. Heine ist bauartbedingt eine Unabhängigkeit von Refraktionsfehlern nur bis ca. ± 6 dpt gegeben. Beim Gerät der Fa. Heine müssen daher größere Refraktionsfehler auskorrigiert werden.

Elektrophysiologische Verfahren

Elektrophysiologische Prüfverfahren liefern uns eine Information bei Vorliegen von dichten Medientrübungen. Ein Muster-VECP kann in der Regel nicht vernünftig abgeleitet werden, zumindest dann nicht, wenn dichtere Trübungen der brechenden Medien vorliegen. Somit muß auf das Helligkeits- oder Blitz-VECP zurückgegriffen werden, das leider keine quantitativen Aussagen ermöglicht. Spezielle technische Entwicklungen liefern vielleicht in Zukunft eine Verbesserung der Aussagefähigkeit (VECP mit interferometrischer Stimulation, mittels Laserspeckle etc.).

Ausblick

Bei moderaten Trübungen der brechenden Medien im Bereich der Vorder- und Hinterabschnitte funktionieren im Prinzip alle genannten qualitativen und quantitativen Prüfverfahren. Bei sehr dichten Medientrübungen nimmt die Zahl der noch aussagekräftigen Verfahren deutlich ab: Bei dichten Trübungen im Bereich der Vorderabschnitte, beispielsweise einem Hornhautleukom oder einer vollständig eingetrübten Linse, funktionieren alle unsere quantitativen Meßverfahren nicht mehr. Dann muß der Untersucher auf die einfachen psychophysischen Prozeduren zurückgreifen, beispielsweise die Prüfung der Aderfigur oder die Auslösung des Makulachagrins. Bei dichten Trübungen im Bereich der Hinterabschnitte funktioniert auch die Prüfung der Aderfigur nicht mehr, dann kann als einziges das Blitz-VECP noch eine gewisse Aussage liefern.

5.3 Funktionsprüfung bei Simulation und Aggravation
B. Lachenmayr

Bisweilen stehen wir vor dem Problem, daß trotz versierter diagnostischer Abklärung und trotz Berücksichtigung aller möglichen Differentialdiagnosen auch aus dem Bereich der medizinischen Nachbardisziplinen eine Diskrepanz zwischen dem morphologischen Befund und der erzielten Funktion, beispielsweise der Sehschärfe, besteht. Als Erklärung kommen entweder **psychogene Sehstörungen** der **Simulation bzw. Aggravation** in Frage. Bei **psychogen Gestörten** handelt es sich um psychisch kranke Patienten, die eine zunehmende konzentrische Gesichtsfeldeinschränkung und eine Herabsetzung der zentralen Sehschärfe erleben. Ihre Angaben sind auch bei wiederholter Prüfung reproduzierbar. Derartige Patienten stehen unter einem erheblichen Leidensdruck und benötigen ärztliche Hilfe. Psychogene Sehstörungen werden nicht willentlich vom Patienten angegeben, sondern stellen ein eigenständiges Krankheitsbild dar. Deshalb dürfen psychogen Gestörte nicht als Simulanten oder Aggravanten bezeichnet werden. Gerade im Zusammenhang mit Unfallschäden, bei Rentenbegehren oder anderen gutachterlichen Fragen taucht bisweilen das Problem der **Simulation bzw. Aggravation** auf. Häufig wird nach Verletzung eines Auges eine Funktionsminderung angegeben, die ausgeprägter ist, als dies der allgemeinen augenärztlichen Erfahrung entspricht. Patienten, die einseitige Funktionsminderung simulieren bzw. aggravieren, sind noch relativ leicht zu fassen. Hierfür gibt es verschiedene Möglichkeiten, sie sollen im folgenden kurz besprochen werden. Schwierig wird die Situation dann, wenn an beiden Augen eine Funktionsminderung simuliert wird. Dann ist die Abklärung problematisch und oft nicht mit letzter Sicherheit möglich. Grundsätzlich muß gelten: Der Augenarzt darf Verdachtsmomente im Sinne einer Simulation oder Aggravation nur dann erheben, wenn sie **sicher** begründbar sind, im Zweifelsfall gilt: „in dubio pro reo".

Tricks, Beobachtung des Patienten

Die Beobachtung des Verhaltens des Patienten im Wartebereich, im Sprechzimmer oder während eines stationären Aufenthaltes in der Klinik kann Aufschlüsse darüber geben, ob eine hochgradige Gesichtsfeldeinschränkung oder Visusminderung (in Regel beider Augen) mit dem Verhalten des Patienten in Einklang steht: Ein Patient mit einer hochgradigen konzentrischen Gesichtsfeldeinschränkung auf wenige Grad Abstand von der Fovea hat erhebliche Probleme bei der Orientierung im Raum und findet sich nur sehr unsicher in mäßig beleuchteten Räumen zurecht; er greift nicht spontan nach der entgegengestreckten Hand des Untersuchers, er kann nicht sicher und zuverlässig Hindernisse, die ihm in den Weg gestellt werden, erkennen und adäquat reagieren. Hier muß jeder Gutachter, der mit diesen Problemen konfrontiert ist, seine eigene persönliche Erfahrung sammeln, um abschätzen zu können, welches Verhalten zu welchem Grad einer hochgradigen Funktionsminderung hinsichtlich Sehschärfe und Gesichtsfeld gehört.

Bei der Prüfung der Sehschärfe beginnen wir in der Regel mit großen Optotypen und verkleinern sie Schritt für Schritt. Ein Patient, der diese Prozedur oft genug absolviert hat, weiß in etwa, welche Optotypengröße zu welcher Sehschärfeanforderung gehört und weiß dann auch, wann er aufhören muß, positive Angaben zu machen. Eine gewisse Hilfe kann hier eine absteigende Visusprüfung erbringen, indem mit kleinen Sehzeichen begonnen wird, was natürlich nicht immer gelingt. Weiter hilft in diesem Zusammenhang eine mehrfache Wiederholung der Visusprüfung an verschiedenen Untersuchungsplätzen mit verschiedenen Projektoren, Optotypen und Sehzeichentafeln durch verschiedene Untersucher. Allein die Tatsache, daß dabei stark wechselhafte und diskordante Befunde erhoben werden, kann schon als Verdachtsmoment für eine mögliche Simulation oder Aggravation gewertet werden. Als sehr hilfreich hat sich eine absteigende Prüfung am Retinometer oder an einem anderen Interferometer erwiesen: Der Prüfling ist in der Regel mit der Untersuchungstechnik nicht vertraut und hat keine Möglichkeit, die Gittermuster der entsprechenden Sehschärfe zuzuordnen. Wenn bei klaren und regulären optischen Medien ein sehr guter Interferometervisus von 1.0 erzielbar ist und der Optotypenvisus lediglich bei 0.1 liegt, dann ist wieder ein Verdachtsmoment gewonnen.

Der Haitz-Test dient bekanntlich zur subjektiven Prüfung des zentralen Gesichtsfeldes. Es werden dabei kleine farbige Prüfmarken verwendet. Um die kleinen Testzeichen erkennen zu können, ist erfahrungsgemäß wenigstens eine Sehschärfe von ca. 0.2 erforderlich. Auch dies kann ein Anhaltsmoment für die Einschätzung der Funktion liefern. In den Ishihara-Farbtafeln ist eine Prüftafel enthalten, die auch ein völlig Farbsinngestörter erkennen kann: Wird diese Tafel nicht angegeben, so besteht Verdacht auf Simulation bzw. Aggravation. Auch die Prüfung der Fixation kann weiterhelfen: Mittels des direkten Ophthalmoskops oder eines Visuskops kann eine Fixationsmarke (Sternchen oder Kreuz) auf eine extrafoveoläre Stelle projiziert werden. In der Regel liefert dies einen so starken Fixationsanreiz, daß spontan eine Einstellbewegung, also eine Sakkade auf diese Marke durchgeführt wird. Wird bei Verschieben des Sternchens spontan die Fixation beibehalten und nachgeführt, so ist davon auszugehen, daß wenigstens eine Sehschärfe von 0.1 oder besser vorliegt.

All diese Tricks liefern letztlich nur einen groben Anhalt dafür, ob Simulation bzw. Aggravation im Spiel ist. Sie zielen primär nicht darauf ab, den tatsächlichen Funktionszustand zu eruieren. Für die Bewertung gutachterlicher Befunde sind derartige Verdachtsmomente jedoch sehr wichtig.

Binokulartests

Verschiedene Binokulartests können dann zur Anwendung kommen, wenn ein Prüfling bei einem normalen Auge eine Sehschärfe- oder Funktionsminderung am anderen Auge simuliert oder aggraviert. Wenn wir davon ausgehen können, daß im Grunde normales Binokularsehen bis hin zur Stereopsis vorliegen müßte, dann kann versucht werden, die verschiedenen Qualitäten des Binokularsehens zu prüfen und somit das Vorliegen einer hochgradigen Funktionsminderung in Frage zu stellen bzw. als unwahrscheinlich erscheinen zu lassen. So gibt es eine Reihe von Binokulartests, die das **Simultansehen,** die **Fusion** und das **Stereosehen** prüfen. Auslösung des binokularen Wettstreits oder die Wahrnehmung von stereoskopischem Glanz (siehe Abschnitt 5.5) können auch von Nutzen sein. Das Vorsetzen von stärkeren Prismen, die die Höhenfusion oder die Fusion in die Divergenz belasten, können dazu dienen, das Vorhandensein von Binokularsehen nachzuweisen. Dem kriminalistischen Spürsinn des Untersuchers sind hier keine Grenzen gesetzt.

Binokulare Verwechslungstests

Beim Prüfling, der lediglich an einem Auge eine Funkionsminderung simuliert bzw. aggraviert, können binokulare Verwechslungstests angewendet werden, die darauf abzielen, ihn mittels geeigneter Reizdarbietung dadurch zu überführen, daß der Prüfling nicht durchschaut, welcher Seheindruck oder welcher Teil des dargebotenen Stimulusfeldes von welchem Auge gesehen wird und welcher nicht. Hierzu eignen sich die verschiedenen Polarisationsteste, indem einfach die schräg gekreuzten Stellungen gewechselt werden, was sehr unauffällig bei den automatischen Phoroptern möglich ist. Es gibt auch mechanische Trennerverfahren, z.B. die Gratama-Röhre, bei der eine mechanische Trennung zwischen rechtem und linkem Auge durchgeführt wird. Es kann auch eine Nah-Fern-Dissoziation erfolgen (einseitige Zykloplegie oder Vernebelung). Allerdings sind derartige Tests relativ leicht zu durchschauen und sobald der Patient bemerkt, was der Untersucher mit ihm vor hat, sind weitere Mühen vergeblich. Der Überraschungseffekt ist entscheidend.

Monokulare Tests

Geht es darum, den tatsächlichen Funktionszustand eines einzelnen Auges ohne Seitenvergleich zum Partnerauge abzuschätzen oder wird von einem Patienten eine hochgradige Sehminderung an beiden Augen in annähernd gleichem Ausmaß simuliert bzw. aggraviert, dann wird die Sache schwierig. Die Prüfung des Pupillenreflexes kann nur eine grobe Information über das Vorliegen einer Afferenzstörung liefern. Eine differenzierte Aussage über die tatsächliche Funktion ist damit nicht möglich. Der optokinetische Nystagmus (OKN) kann sehr elegant zur Funktionsprüfung herangezogen werden. Man kann das Preferential Looking auf die Prüfung bei Simulanten bzw. Aggravanten übertragen: Hierzu wurde von Fahle ein Verfahren angegeben (Fahle et al 1989). Durch Ableitung des Muster-VECPs kann eine gewisse Abschätzung der räumlichen Auflösung erzielt werden, eine sichere Zuordnung zur Optotypensehschärfe ist damit jedoch nicht möglich.

Wie bereits eingangs erwähnt, ist es sehr viel schwieriger, den tatsächlichen Funktionszustand eines einzelnen Auges objektiv zu beurteilen, wenn Simulation oder Aggravation im Spiel sind. Sehr viel leichter ist die Situation, wenn noch ein Auge mit gutem Sehvermögen vorliegt, und somit die Palette der genannten Binokulartests und binokularen Verwechslungstests zur Verfügung steht.

5.4 Prüfung des Farbensehens
B. Lachenmayr

Im folgenden soll ein kurzer Abriß der Theorie des Farbensehens und der klinisch verwendeten Prüfverfahren gegeben werden. Im Rahmen der vorliegenden Schrift ist es nicht möglich, detaillierte Informationen zu diesem komplexen Gebiet zu liefern. Hier sei der interessierte Leser auf die weiterführende Literatur verwiesen (Marré und Marré 1986).

Farbraum: Farbton, Sättigung und Helligkeit

Voraussetzung dafür, bei Patienten das Farbensehen zu prüfen und in irgendeiner Form zu quantifizieren, ist zunächst die Beschreibung der in der Realität vorkommenden Farben mittels geeigneter Maßzahlen. Es hat sich herausgestellt, daß im Prinzip drei Koordinaten erforderlich sind, um eine eindeutige Beschreibung von real vorkommenden Farben zu erzielen. Aus dem Alltag sind wir mit Objekten vertraut, die einerseits sehr „intensive" Farben aufweisen, also Farben hoher Sättigung besitzen, die nahe an den spektral reinen Farben liegen. Andererseits kommen viele Farben vor, die nur eine geringe Sättigung besitzen; eine eindeutige „Farbe" im Sinne der Umgangssprache kann ihnen oft gar nicht zugeordnet werden. Man denke an die vielen Braun- und Grautöne, wie sie in der Natur und auch im Bereich der Innenraumgestaltung anzutreffen sind.

Es gibt eine umfangreiche Systematik von verschiedenen Ansätzen, Farbe zu quantifizieren: Jede Definition von Koordinaten beschreibt einen sogenannten Farbraum. Im folgenden soll eine einfache und anschauliche Art der Definition eines Farbraums gegeben werden, die auch intuitiv dem lichttechnisch nicht bewanderten Leser einen Zugang zum Prinzip der Definition verschaffen kann.

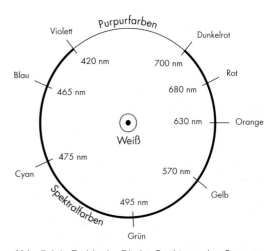

Abb. 5.4.1 Farbkreis. Die im Spektrum des Sonnenlichts vorkommenden Farben werden auf einem Kreisbogen angeordnet, beginnend von Rot (rechts oben), über Grün (unten) bis zu Blau bzw. Violett (links oben). Die Purpurfarben, die im Spektrum nicht vorkommen, schließen oben den Farbenkreis. Im Mittelpunkt des Kreises liegt die Farbe „Weiß".

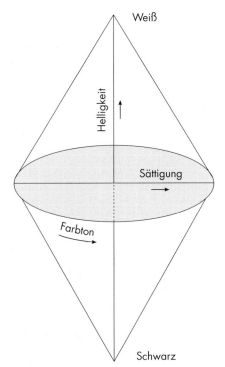

Abb. 5.4.2 Farbdoppelkegel. Denkt man sich durch den Mittelpunkt des Farbkreises von Abb. 5.4.1 eine Achse gezeichnet (z-Achse), auf der die Helligkeitswerte aufgetragen sind, so entsteht der vorliegende Farbdoppelkegel. Am oberen Gipfel des Kegels liegt „Weiß", am unteren Gipfel „Schwarz". Dazwischen liegen auf der z-Achse alle Grautöne. Die spektral reinen Farben liegen auf der Umhüllenden des Farbdoppelkegels. Der Abstand von der z-Achse ist ein Maß für die Sättigung der Farbe.

Man stelle sich vor, daß die im Spektrum der Sonne vorkommenden Farben auf einem Kreisumfang angeordnet werden, beginnend von Violett und Blau (links oben in Abb. 5.4.1) über Grün, Gelb, Orange bis Rot (rechts oben in Abb. 5.4.1). Die Lücke zwischen Rot und Violett wird durch die nicht spektralen Purpurfarben geschlossen. In der Mitte dieses Farbkreises denke man sich Grau, Weiß oder Schwarz, also Farben die keinen Farbton aufweisen. Überträgt man nun dieses Gebilde in eine dreidimensionale Darstellung in Form eines Doppelkegels (Abb. 5.4.2), so ist im Prinzip ein dreidimensionaler Farbraum definiert: Auf dem Umfang der Grundfläche des Doppelkegels befinden sich die in Abb. 5.4.1 aufgereihten Farbtöne. Die zunächst nicht genauer spezifizierte Mitte der Farbscheibe wird hinsichtlich der Helligkeit skaliert, indem ganz unten auf der Ordinate Schwarz als dunkelste mögliche Farbe aufgetragen wird, ganz oben auf der Ordinate als hellste mögliche Farbe Weiß. Schwarz und Weiß werden als unbunte Farben bezeichnet. Dazwischen befinden sich alle Übergänge der Helligkeit von Schwarz über Grau nach Weiß. Wir können nun jeden beliebigen Ort in diesem Doppelkegel durch drei Koordinaten bestimmen:

a) den **Farbton,** der die Lage der Farbe auf dem Kreis angibt, beispielsweise in Polarkoordinaten in Form eines Winkels,
b) die **Sättigung,** also den Abstand des Farbortes von der vertikalen Achse des Doppelkegels,
c) die **Helligkeit,** also die Lage auf der Ordinate im Bereich zwischen Schwarz und Weiß.

Durch diese drei Koordinaten **Farbton, Sättigung** und **Helligkeit** kann im Prinzip jeder beliebig vorkommende Körper hinsichtlich seiner Farbe charakterisiert und quantifiziert werden.

Je nachdem, welche Zielsetzung und welcher Ansatz der Definition eines Farbraums zugrunde liegt, werden andere Ausgangs- und Eckpunkte für die Definition der Lage der Koordinaten und der Achsen des Koordinatensystems verwendet. Ein in der Lichttechnik und im Bereich der klinischen Farbsinnprüfung weit verbreiteter Farbraum ist der CIE-Normfarbraum (Abb. 5.4.3), bei dem die Spektralfarben auf einer eigenartig gekrümmten Linie angeordnet sind. Die Purpurfarben auf der Geraden unten verbinden das blaue und das rote Ende des Spektralfarbenzugs. Bezüglich der Hintergründe dieser Definition sei der interessierte Leser auf die weiterführende Literatur verwiesen (Agoston 1987, Richter 1980). Annähernd in der Mitte dieses sogenannten Farbdreiecks befindet sich der Unbuntpunkt, also der Durchtrittspunkt der Achse unseres in Abb. 5.4.2 schematisch gezeichneten Farbdoppelkegels. Der Abstand eines Punktes von diesem Unbuntpunkt definiert seine Sättigung. Der Farbton wird durch die Wellenlänge bestimmt, die sich aus dem Schnittpunkt der Verbindungsgeraden Unbuntpunkt – Farbort und dem Spektralfarbenzug ergibt. Die dritte Dimension ist in dieser Darstellung weggelassen, sie ergibt sich durch die Definition der Helligkeit, die z. B. photometrisch als Leuchtdichte gemessen wird. Ein weiterer wichtiger Farbraum, der für die klinische Farbtestung von Bedeutung ist, ist der Munsellsche Farbraum, dem die für die Gestaltung der unten beschriebenen Farbkonfusionstests verwendeten Farborte entnommen sind.

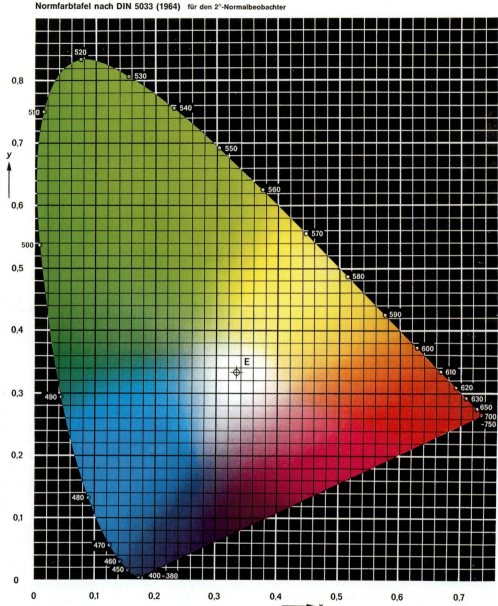

Abb. 5.4.3 Der CIE-Normfarbraum.

Theorien des Farbensehens

Es gibt prinzipiell zwei unterschiedliche Ansätze, das Farbensehen des Menschen modellmäßig zu beschreiben: zum einen die Young-Helmholtzsche Dreifarbentheorie, zum anderen die Heringsche Gegenfarbentheorie. Die Young-Helmholtzsche Dreifarbentheorie basiert auf dem Postulat, daß im Prinzip drei verschiedene Übertragungs- bzw. Verarbeitungskanäle für die Farbinformation im visuellen System des Menschen vorliegen. Young und Helmholtz haben dieses Postulat aus Farbmischexperimenten abgeleitet. Es hat sich gezeigt, daß die Dreifarbentheorie von Young und Helmholtz insofern in der modernen Zeit Bestätigung gefunden hat, als nachgewiesen werden konnte, daß es drei verschiedene Zapfenpigmente gibt, die auf retinaler Ebene spektralphotometrisch differenziert werden können: Der kurzwellige Zapfen (S-Zapfen), der mittelwellige Zapfen (M-Zapfen) und der langwellige Zapfen (L-Zapfen). Während das Absorptionsmaximum des S-Zapfens weit im Kurzwelligen liegt, also am blauen Ende des sichtbaren Spektrums, liegen die Absorptionsmaxima vom M- und L-Zapfen relativ nahe beieinander im Grünen und Gelbgrünen. Jedenfalls ist davon auszugehen, daß **eingangsseitig** im visuellen System, nämlich auf der Ebene der Rezeptoren, eine Dreikomponentenzerlegung der Farbinformation erfolgt und in dieser Form an die nachgeschalteten Zellen innerhalb der Netzhaut weitergegeben wird. **Hering** hat in seiner **Gegenfarbentheorie** aufgrund wahrnehmungspsychologischer Experimente das Postulat erhoben, daß im Gegensatz zur Young-Helmholtzschen Dreifarbentheorie eine antagonistische Verarbeitung der Farbinformation in Form von insgesamt drei Farbpaaren erfolgt: Grün und Rot, Blau und Gelb, Weiß und Schwarz. Die moderne Neurophysiologie hat gezeigt, daß diese antagonistische Farbverarbeitung ein Korrelat in der Struktur der Ganglienzellen der Netzhaut findet: im für die Farbverarbeitung zuständigen parvozellulären System (P-System) sind die farbempfindlichen Ganglienzellen hinsichtlich Zentrum und Umfeld antagonistisch organisiert im Sinne von Blau/Gelb bzw. Rot/Grün. Die Helligkeitsverarbeitung erfolgt über das sogenannte magnozelluläre System (M-System), das nur Helligkeitsinformation, keine Farbinformation verarbeitet und das ebenfalls eine antagonistische Zentrums-Umfeld-Struktur aufweist im Sinne des Heringschen Postulates. Moderne Konzepte des Farbensehens vereinigen beide historischen Theorien zum Farbensehen, die sich über lange Zeit erbittert bekämpft haben. Beide Theorien können Aspekte des Farbensehens korrekt beschreiben, beide Theorien haben letztlich Recht behalten. Ein modernes, stark vereinfachtes Schema des Farbensehens ist in Abb. 5.4.4 wiedergegeben, im Detail sind die Verschaltungen sehr viel komplexer, wie beispielsweise in dem Modell von Hassenstein (1968).

Hereditäre Farbsinnstörungen

Angeborene Farbsinnstörungen betreffen zum größten Teil die männliche Bevölkerung, nämlich ca. 8.2 %. Davon entfallen ca. 4.6 % auf Deuteranomale (Grünschwäche), 1.4 % auf Deuteranope (Grünblinde), 1.2 % auf Protanope (Rotblinde) und

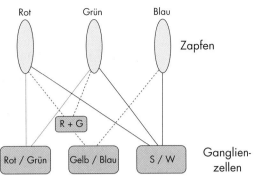

Abb. 5.4.4 Stark vereinfachtes Schema des Farbensehens. Rezeptorseitig finden wir drei Zapfen: einen langwelligen Zapfen (Rot), einen mittelwelligen Zapfen (Grün) und einen kurzwelligen Zapfen (Blau). Die Antworten des Rot- und Grünzapfens werden zusammengefaßt zur Gelbkomponente. Auf der Ebene der retinalen Ganglienzellen erfolgt eine antagonistische Verschaltung der Rot/Grün- und Gelb/Blau-Information, zusätzlich innerhalb des magnozellulären Systems eine antagonistische Kodierung von Hell/Dunkel bzw. Schwarz/Weiß. (Für die Erstellung des Schemas sei ganz herzlich Herrn W. Baumann, Mitarbeiter in der Arbeitsgruppe für Psychophysik und Physiologische Optik an der Augenklinik der Universität München, gedankt).

1.0 % auf Protanomale (Rotschwäche). In der weiblichen Bevölkerung sind aufgrund der X-chromosomalen Bindung der hereditären Farbsinnstörungen lediglich 0.4 % betroffen. Immerhin kommt es in der klinischen Routine ab und an, aber natürlich sehr selten, vor, daß bei einer Frau eine hereditäre Protanopie oder Protanomalie gesehen wird. Der Nachweis einer hereditären Farbsinnstörung ist meistens gutachterlich bedeutsam für den Erwerb einer bestimmten Fahrerlaubnis oder für bestimmte berufliche Eignung. Die Bestimmung des Artes und des Ausmaßes einer hereditären Farbsinnstörung am Anomaloskop ist im Prinzip einfach und wird unten kurz beschrieben.

Erworbene Farbsinnstörungen

Viele pathologische Veränderungen des visuellen Systems können mit gestörter Farbwahrnehmung einhergehen. Es gibt die historisch interessante „Köllnersche Regel", die besagt, daß Netzhauterkrankungen in erster Linie Blau/Gelb-Störungen hervorrufen, Sehnervenerkrankungen in erster Linie Rot/Grün-Störungen. Es gibt von dieser Köllnerschen Regel viele Ausnahmen, fast mehr Ausnahmen als Regelfälle. Dennoch ist sie für den klinischen Alltag im Prinzip anwendbar. Derjenige, der sie benutzt, muß eben nur die Ausnahmen kennen, die wichtigsten sind folgende: die dominant erbliche Optikusatrophie geht mit einer Blau/Gelb-Störung einher, die juvenile Makuladegeneration (Stargardt) geht typischerweise mit einer Rotsinnstörung einher. Bei vielen Krankheitsbildern, beispielsweise der Neuritis nervi optici oder beim Glaukom, kommen Farbsinnstörungen nicht in reiner Ausprägung im Sinne von Blau/Gelb-Störungen oder Rot/Grün-Störungen vor. Oftmals sind Mischformen mit Verwechslungen in beiden Achsrichtungen nachweisbar. Im Rahmen des vorliegenden Büchleins ist es nicht möglich, auch nur in kursorischer Form auf die erworbenen Farbsinnstörungen näher einzugehen, hier sei auf die weiterführende Literatur verwiesen (Marré und Marré 1986). Es ist sehr viel schwieriger, erworbene Farbsinnstörungen am Anomaloskop zu quantifizieren und einzuordnen, als dies bei hereditären Farbsinnstörungen der Fall ist. Hierfür benötigt der Untersucher viel Erfahrung im Umgang mit dem Patienten und dem Anomaloskop.

Farbkonfusionstests

Die klinisch gebräuchlichen Farbteste, wie z. B. die pseudoisochromatischen Tafeln oder die vielfältigen Farbfleck-Legetests, basieren auf dem Prinzip der Farbkonfusion. Was ist hierunter zu verstehen? Es hat sich gezeigt, daß Farbsinngestörte bestimmter Ausprägung bestimmte Farbkombinationen im CIE-Farbraum nicht voneinander unterscheiden können. Systematische Untersuchungen haben gezeigt, daß für jede Art der Farbsinnstörung (Rot, Grün, Gelb, Blau) Geraden im Farbdreieck definiert werden können, die Farborte aufweisen, die der Patient bzw. Proband mit einer derartigen Farbsinnstörung nicht unterscheiden kann. Diese Konfusionslinien sind für die vier vorkommenden Farbsinnstörungen in Abb. 5.4.5 eingetragen. Greifen wir beispielsweise das rechte obere Teilbild heraus, in dem die Konfusionslinen für den Protogestörten eingetragen sind, so bedeutet dies, daß ein derartiger Patient alle Farborte, die auf jeder der eingezeichneten Linien liegen, nicht differenzieren kann und somit verwechselt. Ein Farbtüchtiger bzw. ein Patient mit einer andersartigen Farbsinnstörung

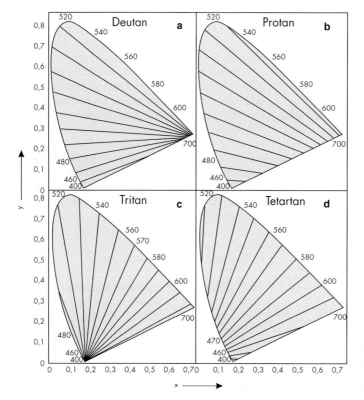

Abb. 5.4.5 a – d Konfusionslinien für die Deutan-Störung (**a**), Protan-Störung (**b**), Tritan-Störung (**c**) und Tetartan-Störung (**d**). Aus Lachenmayr 1995.

kann die Farborte sehr wohl differenzieren. Durch geschickte Wahl von Farborten im Farbdreieck können Farbtests konzipiert werden, die es erlauben, Farbgestörte von farbnormalen Trichromaten zu unterscheiden und zusätzlich die Art der Farbsinnstörung einzugrenzen.

Klinisch am weitesten verbreitet sind **pseudoisochromatische Tafeln**, beispielsweise die Tafeln von Ishihara, Velhagen oder Ichikawa (SPP, Part 1 und Part 2) etc. Während die Tafeln nach Ishihara lediglich die Erfassung von Rot/Grün-Störungen erlauben, sind im Tafelsystem von Velhagen auch einige Prüftafeln enthalten, die es erlauben, Blau/Gelb-Störungen zu detektieren, also auch die erworbenen Farbsinnstörungen zu differenzieren. Die Tafeln von Ichikawa sind so ausgelegt, daß der Teil 1 (Part 1) überwiegend Tafeln für Rot/Grün-Störungen enthält neben einigen Tafeln für die Blau/Gelb-Störungen, umgekehrt der Teil 2 (Part 2) überwiegend Tafeln für die Blau/Gelb-Störungen, also die erworbenen Farbsinnstörungen. Wenn sich der Augenarzt mit Tafelsystemen für die Praxis ausstattet, ist es sinnvoll, zwei Tafeln auszuwählen, die sich gegenseitig dergestalt ergänzen, daß eine der beiden Tafeln auf die Erfassung von Rot/Grün-Störungen, die andere auf die Erfassung von Blau/Gelb-Störungen ausgerichtet ist, um damit sowohl die hereditären, als auch die erworbenen Farbsinnstörungen erfassen zu können.

Eine differenziertere Prüfung des Farbensehens erlauben die verschiedenen Farbfleck-Legetests, bei denen kleine Farbtöpfchen, die dem Munsellschen Farbraum entnommen sind, dargeboten werden und der Betrachter aufgefordert wird, die Farben in einer am ähnlichsten erscheinenden Sequenz zu sortieren. Die gebräuchlichsten Farbfleck-Legetests dieser Art sind:

a) Standard Panel D-15 Test,
b) Lanthony Panel D-15 Desaturée Test,
c) Roth 28-Hue Test,
d) Farnsworth-Munsell 100-Hue Test.

Die Panel-Teste sind relativ schnell zu legen und enthalten nur eine geringe Zahl von Farbtöpfchen. Während der saturierte Test, der Standard-Panel D-15 Test, relativ wenig sensitiv ist, ist der desaturierte D-15 Test ein sehr empfindlicher und klinisch sehr effizient einsetzbarer Farbtest, der es erlaubt, auch geringe bis mittelgradig ausgeprägte erworbene Farbsinnstörungen recht gut zu erfassen. Die Auswertung dieser Panel-Teste erfolgt mittels vorgegebener Schemata, die das Auftreten von Verwechslungen in den vier möglichen Achsrichtungen anzeigen und somit eine qualitative Einordung einer Farbsinnstörung gestatten. Der Roth 28-Hue Test ist ein saturierter Test, der somit wieder bei den erworbenen Farbsinnstörungen relativ wenig sensitiv ist. Mit Abstand natürlich der beste dieser Teste ist der Farnsworth-Munsell 100-Hue Test, der allerdings für die Praxis sehr umfangreich und in der Durchführung zeitraubend ist. Es gibt für den Farnsworth-Test automatisierte Auswertungsprogramme, die es ermöglichen, einen Gesamtfehlerscore zu errechnen und eine Darstellung der Hauptfehlerrichtungen zur Beschreibung der Art der Farbsinnstörung durchzuführen. Für die Praxis des Augenarztes wäre in Ergänzung zu den üblicherweise verwendeten pseudoisochromatischen Tafeln der desaturierte Panel D-15 Test zu empfehlen, der hinsichtlich Anschaffungspreis und erzielbarer Aussagekraft sicherlich als effizienteste Lösung zu betrachten ist.

Der **Farbdifferentialtest** der Fa. Rodenstock besteht aus einer Testscheibe für die Rodenstock-Sehtestgeräte, die insgesamt 6 Paare von Halbfeldern ähnlich dem Anomaloskop enthält. Sie erlaubt eine grobe Unterscheidung der Qualität der Farbsinnstörung. Die Auswahl der Farborte basiert ebenfalls auf dem Prinzip der Farbkonfusion. Der Test erlaubt aber keine Quantifizierung des Ausmaßes der Farbsinnstörung.

Anomaloskope

Anomaloskope sind im Gegensatz zu den vorhin beschriebenen Farbkonfusionstesten spektrale Farbenmischapparate, die eine oder mehrere Farbenmischungsgleichungen verwenden. Im Prinzip werden zwei oder mehrere Spektralfarben gemischt und einer Vergleichsfarbe oder einem Vergleichsfeld aus zwei spektralen Mischfarben gegenübergestellt. Die am weitesten verbreitete und klinisch gebräuchliche Farbenmischungsgleichung ist die Rayleigh-Gleichung:

Rot (671 nm) + Grün (546 nm)
= Gelb (589 nm)

Es wird also das angegebene spektrale Rot mit einem spektralen Grün gemischt und einem spektralen Gelb in einem Vergleichsfeld gegenübergestellt. Die Rayleigh-Gleichung ist Basis des Nagelschen Anomaloskops, das für die klinische Diagnostik routinemäßig verwendet wird. Es gibt eine Reihe von anderen Farbenmischungsgleichungen, die vor allem auf die Erfassung von Blau/Gelb-Störungen abzielen. Diese Anomaloskope haben

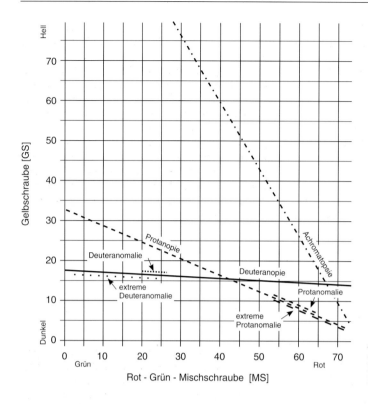

Abb. 5.4.6 Auswertungsschema für das Nagelsche Anomaloskop (nach Herrn Prof. Zrenner, Tübingen, Erläuterung siehe Text).

jedoch aufgrund vielfältiger Probleme bei der Kalibrierung und der Erstellung von alterskorrigierten Normalwerten keinen Eingang in die klinische Diagnostik erfahren. Der interessierte Leser sei auf die sehr ausführliche Monographie von Marré und Marré (1986) verwiesen, in der detailliert die sonst noch verwendeten Farbenmischungsgleichungen aufgeführt sind. Naturgemäß eignet sich das Nagelsche Anomaloskop aufgrund der Auswahl der verwendeten Farben lediglich zur Diagnostik von Rot/Grün-Störungen. Blau/Gelb-Störungen sind damit prinzipiell nicht erfaßbar, was eine wesentliche Limitierung für den klinischen Einsatz dieser Methodik bedeutet.

Es wurde bereits darauf hingewiesen, daß die Erfassung und Quantifizierung von hereditären Farbsinnstörungen am Nagelschen Anomaloskop relativ einfach ist. Sehr viel komplizierter und schwieriger ist die genaue Einordnung von erworbenen Farbsinnstörungen. Hier benötigt der Untersucher sehr viel Erfahrung beim Umgang mit dem Anomaloskop. Für gutachterliche Zwecke sind wir allerdings überwiegend mit dem Problem der hereditären Farbsinnstörungen konfrontiert, also derjenigen Art von Farbsinnstörung, die relativ einfach

auszumessen ist. Der prinzipielle Untersuchungsgang ist in detaillierter Form von Herrn Prof. Zrenner, Tübingen, beschrieben worden. Hier soll unter Verwendung seines Untersuchungsschemas der Ablauf lediglich grob skizziert werden (Abb. 5.4.6): Zunächst soll der Untersucher überprüfen – vorausgesetzt er ist ein normaler Trichromat – ob das von ihm verwendete Nagelsche Anomaloskop ordnungsgemäß kalibriert ist, d. h. ob von ihm die Normalengleichung 40/16 als „gleich hell" und „gleich farbig" in den Vergleichsfeldern des Anomaloskops akzeptiert wird. Man muß gerade bei älteren Modellen den Betrachter darauf hinweisen, daß er nicht auf kleine Farbsäume am Rand der Meßfelder achten soll, die häufig auftreten können und Anlaß zu Verwirrung geben können. Der Betrachter muß angewiesen werden, immer nur für relativ kurze Zeit in das Anomaloskop zu blicken und dann regelmäßig für längere Zeit, d. h. wenigstens für einige Sekunden, seinen Blick auf den weißen Leuchtschirm unter dem Okulareinblick zu richten (Trendelenburg-Schirm), um wieder Farbneutralität herzustellen. Die Prüfung beginnt damit, daß zunächst die Normalengleichung (Mischschraube 40, Gelbschraube 16 bzw. vom Gerät abweichende

Eichwerte) eingestellt werden. Der Betrachter wird befragt, ob beide Vergleichsfelder „gleich hell" und „gleich farbig" erscheinen. Wird dies bejaht, so liegt entweder eine normale Trichromasie vor oder es handelt sich um einen Deuteranopen oder Protanopen. Wird die Frage verneint, so muß es sich um einen Protanomalen oder Deuteranomalen handeln. Im Fall der Bejahung der Frage werden weitere Einstellungen vorgenommen, in der Regel beginnend an den Grenzen des Einstellbereichs der Mischschraube, beispielsweise Mischschraube 0 oder Mischschraube 76, wobei man den Betrachter auffordert, zu versuchen, mit der Gelbschraube einen Abgleich herzustellen. Liegt eine Protanopie oder Deuteranopie vor, so kann für die Grenzgleichungen ein Abgleich erzielt werden, was weder beim Anomalen noch beim Trichromaten gelingt. Gelingt ein Abgleich in den Grenzgleichungen, so ist die Diagnose gesichert und wird durch weitere Einstellungen für beliebige Zwischenwerte der Mischschraube verifiziert. Wurde die eingangs gestellte Frage bei Einstellung der Normalengleichung verneint, so muß nun im Bereich der Anomalien gesucht werden, also eine Mischschraubeneinstellung im Bereich der Protanomalie oder Deuteranomalie vorgenommen werden und Schritt für Schritt der Grenzwert der Mischschraube nach oben und nach unten hin ermittelt werden, um den genauen Bereich der Farbsinnstörung einzugrenzen. Aus diesen beiden Grenzwerten errechnet sich dann der Anomalquotient nach folgender Formel:

$$AQ = \frac{\frac{73 - MS}{MS}}{0.825}$$

mit
AQ = Anomalquotient.
MS = Einstellung an der Mischschraube.

AQ = 0.74 – 1.33   Normal

AQ = 2.0 – 20.0   Deuteranomal

AQ = 0.6 – 0.11   Protanomal

Bei Gutachten sollte der größte und kleinste ermittelte Grenzwert des Anomalquotienten angegeben werden, um eine zuverlässige Beurteilung des Ausmaßes der Farbsinnstörung zu ermöglichen..
  Welche Farbtests sollte sich der Augenarzt für seine Praxis anschaffen? Es wurde bereits darauf hingewiesen, daß wenigstens zwei pseudoisochromatische Tafelsysteme zu verwenden sind, die sich in ihrer Ausrichtung bezüglich der Erfassung von Rot/Grün-Störungen und Blau/Gelb-Störungen ergänzen, beispielsweise die Ishihara-Tafeln ergänzt durch die Velhagenschen Tafeln oder durch die SPP Part 2 Tafeln. Sehr sinnvoll ist die Anschaffung eines der Farbflecklegetests, speziell des (noch erschwinglichen) desaturierten Panel D-15 Tests. Für gutachterliche Fragestellungen ist es unumgänglich, ein Anomaloskop zu beschaffen, entweder das originale Nagelsche Anomaloskop oder das computerisierte Anomaloskop der Fa. Oculus, das eine automatische Berechnung des Anomalquotienten ermöglicht.

5.5 Stereosehen
B. Lachenmayr

Der Mensch verfügt bekanntlich über **zwei Augen,** zum einen aus Gründen der Redundanz, zum anderen, um stereoskopisches bzw. querdisparates Tiefensehen zu ermöglichen. Es sollen im folgenden einige Grundbegriffe des Binokularsehens besprochen werden. Zusätzlich wird ein kurzer Abriß der heute klinisch gebräuchlichen Verfahren zur Prüfung des Stereosehens gegeben.

Fusion

Ein intaktes visuelles System verfügt über die Fähigkeit, den Seheindruck von rechtem und linkem Auge zu fusionieren, also zu einem Gesamtbild zu verschmelzen. Bei der Fusion ist zwischen der **motorischen** Komponente und der **sensorischen** Komponente zu unterscheiden. Die motorische Fusion regelt die muskuläre Einstellung des Augenpaares, um eine möglichst gute Deckung der Netzhautbilder an beiden Augen zu erzielen. Die sensorische Fusion ist eine kortikale Leistung und bewerkstelligt die Integration der Bildeindrücke beider Augen zu einem einheitlichen Gesamteindruck. Die motorische Fusion in die Konvergenz z.B. ist hoch (im Normalfall bis ca. 20 bis 50 $^{cm}/_m$), sie ist in die Divergenz sehr viel geringer (ca. 6 bis 8 $^{cm}/_m$) und noch geringer in die Höhe (ca. 2 bis 3 $^{cm}/_m$). Eine (einigermaßen) intakte Fusion ist die Voraussetzung für hochwertiges stereoskopisches Tiefensehen.

Netzhautkorrespondenz

Jedem Netzhautort an jedem der beiden Augen ist ein bestimmter Richtungswert im Außenraum zugeordnet. So besitzt jeweils die Fovea im Normalfall den Richtungswert „geradeaus". Wenn normales beidäugiges Zusammenspiel vorliegt, dann besitzen beide Foveae den Richtungswert „geradeaus" und das System funktioniert korrekt. Denken wir uns durch beide Augen einen horizontalen Schnitt gelegt, so besitzen Punkte auf der Netzhaut in jeweils gleichem Abstand von der Fovea nach rechts oder links den gleichen Richtungswert im Außenraum, nämlich „links von der Geradeausrichtung" oder „rechts von der Geradeausrichtung". In diesem Sinne besitzen beide Netzhäute eine Vielzahl von Punkten, denen jeweils der gleiche Richtungswert im Außenraum zukommt. Liegt dieser Zustand vor, so bezeichnen wir dies als **normale Netzhautkorrespondenz**.

Liegt eine Störung der Augenstellung vor, wenn beispielsweise eines der beiden Augen in eine konvergente Schielstellung abgewichen ist (Abb. 5.5.1), so werden auf die beiden Foveae von linkem und rechtem Auge unterschiedliche Objekte des Außenraumes abgebildet. Da dieser Zustand der Diplopie zumindest bei Beginn des Schielens im Kindesalter für das visuelle System nicht akzeptabel ist, wird sehr schnell der Seheindruck eines der beiden Augen unterdrückt (Suppression). Wenn eine Schielstellung fest eingefahren ist, wird in dem abweichenden Auge eine andere Netzhautstelle den Richtungswert „geradeaus" übernehmen, jedenfalls kann die Fovea dieses Auges diesen Richtungswert nicht mehr beibehalten. Diese neue, funktionell minderwertige Netzhautstelle bezeichnet man als **Anomaliezentrum.** Morphologisch äquivalente Netzhautstellen besitzen dann nicht mehr den gleichen Richtungswert im Außenraum. Diesen Zustand bezeichnet man als **anomale Netzhautkorrespondenz**. Ist bei einem kongenitalen oder frühkindlichen Schielen eine anomale Korrespondenz fest eingefahren, so ist es nahezu unmöglich, diesen Zustand wieder zu durchbrechen und das nun auf minderwertiger Ebene eingespielte Binokularsehen zu reparieren.

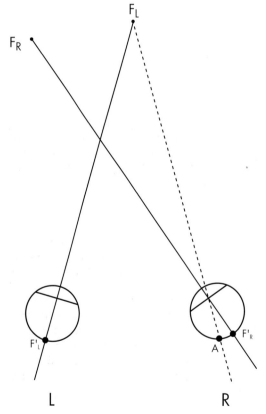

Abb. 5.5.1 Strabismus convergens dexter. Das rechte Auge ist in eine konvergente Schielstellung abgewichen. Tritt dies in der frühkindlichen Entwicklung auf, so kann eine anomale Netzhautkorrespondenz entstehen: Eine funktionell minderwertige Netzhautstelle (hier mit A bezeichnet), übernimmt dann die Raumlokalisation der Fovea („subjektiv geradeaus"). Die anatomische Fovea des rechten Auges F'_R wird supprimiert. Eine fest eingefahrene anomale Netzhautkorrespondenz ist praktisch nicht mehr rückgängig zu machen.

Horopter

Stellen wir uns ein Augenpaar vor, das ein Objekt in endlichem Abstand an der Stelle F im Außenraum fixiert (Abb. 5.5.2). Zeichnet man durch den Fixationspunkt und die Pupillenmitten von linkem und rechtem Auge einen Kreis, so erhält man den geometrischen Ort im Außenraum, der alle Punkte enthält, die auf Netzhautstellen beider Augen abgebildet werden, die in gleichem angulärem Abstand von der Fovea liegen. Geometrisch sind dies somit korrespondierende Netzhautstellen, wie dies in Abb. 5.5.2 für einen Ort O schematisch eingezeichnet ist. Den so definierten Kreis bezeichnet man als **geometrischen Horopter** (Vieth-Müller-Kreis). Da alle so definierten Objektpunkte O auf der Zirkumferenz des Kreises Punkte mit jeweils gleichen Richtungswerten an beiden Augen im Außenraum beinhalten, beschreibt der Horopter die

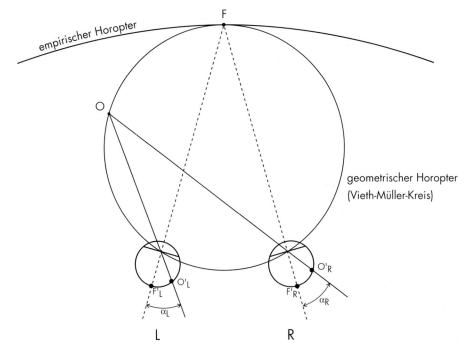

Abb. 5.5.2 Geometrischer und empirischer Horopter. Der geometrische Horopter (Vieth-Müller-Kreis) ergibt sich durch Konstruktion eines Kreises durch den Fixationspunkt F des Augenpaares und die beiden Knotenpunkte der Augen. Der empirische oder reale Horopter, wie er aus Messungen ableitbar ist, entspricht demgegenüber näherungsweise einer parabelförmigen Kurve mit Scheitel bei F. O bezeichnet ein Objekt auf dem geometrischen Horopter, F′ und O′ sind die Bilder von F und O auf den Netzhäuten beider Augen. Das Objekt O wird an beiden Augen auf korrespondierende Netzhautstellen abgebildet ($\alpha_L = \alpha_R$).

Gesamtheit aller Objektpunkte, die binokular einfach gesehen werden. Dies ist die Definition des Horopters, die auch für seine Messung, beispielsweise mittels eines Dreistäbchenaufbaus oder ähnlichen Vorrichtungen herangezogen werden kann. Derartige Vermessungen haben gezeigt, daß in der Realität nicht der einfache geometrische Horopter wirksam ist; der reale oder empirische Horopter ist etwas parabelförmig gegenüber der Kreislinie nach außen verbogen, so wie dies in Abb. 5.5.2 schematisch eingezeichnet ist.

Objektpunkte im Außenraum, die außerhalb des Horopters liegen, werden auf nicht korrespondierende, also disparate Netzhautstellen abgebildet. Liegt ein Objekt O vor dem Horopter (Abb. 5.5.3 links), so kommt es zu einer bitemporalen Querdisparation mit Wahrnehmung gekreuzter Doppelbilder, liegt das Objekt jenseits des Horopters (Abb. 5.5.3 rechts), so kommt es zu einer binasalen Querdisparation mit Wahrnehmung gleichliegender Doppelbilder. Dies ist in Tab. 5.5.1 kurz zusammengefaßt.

Tabelle 5.5.1 Querdisparation und Doppelbildwahrnehmung.

Objektlokalisation gegenüber dem Horopter	Querdisparation	Doppelbildwahrnehmung
vorne	bitemporal	gekreuzt
hinten	binasal	gleichliegend

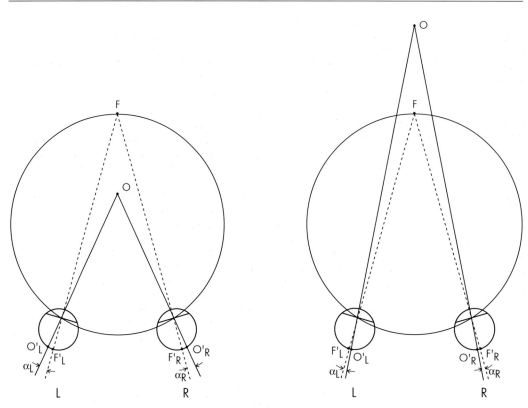

Abb. 5.5.3 Querdisparate Abbildung von Objekten vor bzw. hinter dem Horopter (aus Lachenmayr 1995). Ein Objekt, das vor dem Horopter gelegen ist, führt zu einer bitemporalen Querdisparation mit der Wahrnehmung gekreuzter Doppelbilder (links). Ein Objekt, das jenseits des Horopters liegt, führt zu einer binasalen Querdisparation mit Wahrnehmung gleichsinniger Doppelbilder (rechts). F bezeichnet jeweils den Fixationspunkt des Augenpaares, O das Objekt, das außerhalb des Horopters gelegen ist. F_L' und F_R' markieren die Foveae beider Augen, die Bilder des Objektes sind mit O_L' und O_R' bezeichnet. Die Disparationswinkel von linkem und rechtem Auge sind mit α_R und α_L angegeben.

Panumareal und Panumraum

Wenn diese einfachen geometrischen Überlegungen tatsächlich in der Praxis zutreffen würden, dann dürfte nur ein extrem kleiner Raumbereich all derjenigen Punkte, die unmittelbar auf dem Horopter zu liegen kommen, binokular einfach gesehen werden. Weicht ein Objekt nur geringfügig vom Horopter ab, so müßten Doppelbilder auftreten. Die in Abb. 5.5.3 skizzierte physiologische Diplopie müßte also auch in unmittelbarer Nachbarschaft des Horopters zu beobachten sein. Dies ist jedoch realiter nicht der Fall. Vielmehr ist unser visuelles System so ausgebildet, daß eine geringe Abweichung eines Objektes vom Horopter nicht unmittelbar zur physiologischen Diplopie führt, sondern querdisparates Tiefensehen ermöglicht, falls ungestörtes beidäugiges Sehen vorliegt. Es gibt einen bestimmten „Unschärfebereich" in der Umgebung eines exakt korrespondierenden Netzhautpunktes, innerhalb dessen ein stereoskopischer Wahrnehmungseindruck ausgelöst werden kann. Diese Zone auf retinaler Ebene bezeichnet man als Panumareal. Den Begrenzungen dieses Panumareals entsprechen Tiefenbegrenzungen im Raum vor bzw. hinter dem Horopter, innerhalb dessen das visuelle System in der Lage ist, Tiefeninformation abzuleiten (Abb. 5.5.4). Es ist dabei zu beachten, daß diese Begrenzungen nicht scharf gezogen sind, sowohl für den Panumraum, als auch für das Panumareal, vielmehr sind dies fließende Übergänge. Der interessierte Leser sei hierzu auf die Ausführungen von Friedburg (1986) verwiesen.

Liegt normales beidäugiges Sehen vor, so kann eine hohe Qualität des querdisparaten Tiefensehens erzielt werden. Dies bedeutet, daß bereits geringfügige Versetzungen eines Objektes vom Horopter nach vorne oder hinten in korrekte Tiefeninformation umgerechnet werden können. Umgekehrt können schon geringfügige querdisparate Abbildungen von linkem und rechtem Auge in die richtige Tiefeninformation umgesetzt werden. Je besser also das querdisparate Sehen ausgebildet ist, umso geringere Winkel der querdisparaten Abbildung zwischen linkem und rechtem Auge können aufgelöst werden.

Stereowinkel

Wie kann ein Zahlenwert für die Quantifizierung des querdisparaten Tiefensehens definiert werden? Abb. 5.5.5 zeigt eine schematische Darstellung, wie bei vereinfachter Übertragung der Vergenz auf ein Auge der Stereowinkel Θ zu berechnen ist. Es gehört hierzu folgende Formel:

$$\Theta = \frac{p \cdot \Delta a}{a^2}$$

mit
Θ = Stereowinkel [Bogenmaß].
a = Entfernung des Fixationsobjektes [m].
Δa = Abstand des Stereoobjekts vom Fixationsobjekt [m].
p = Pupillendistanz [m].

Die Herleitung dieser Formel findet sich in Goersch (1987).

Unter optimalen Bedingungen und bei Vorliegen von intaktem Binokularsehen können Stereowinkel bis herab zu 10″ erreicht werden. Die Qualität des Stereosehens hängt naturgemäß von den Parametern der Reizdarbietung ab, unter anderem von der Adaptationsleuchtdichte: mit abnehmender Adaptationsleuchtdichte wird das Stereosehen schlechter.

Berechnet man anhand obiger Formel unter Annahme von optimalem Stereosehen (10″) den Tiefenversatz Δa eines Objektes, den der Betrachter noch auflösen kann, so zeigt sich, daß das Stereosehen insgesamt lediglich im Nahbereich bis zu Entfernungen von etwa 30 m Abstand praktisch von Bedeutung ist. Bei größeren Distanzen werden

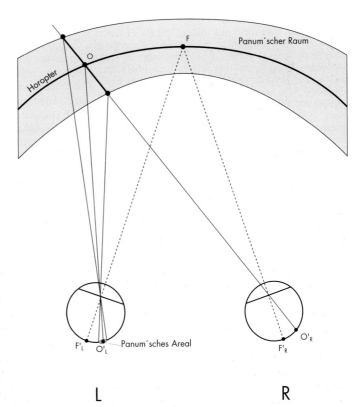

Abb. 5.5.4 Panumraum und Panumareal (aus Lachenmayr 1995). F bezeichnet den Fixationspunkt des Augenpaares, der im linken Auge auf F′$_L$, im rechten Auge auf F′$_R$ abgebildet wird. Das Objekt O auf dem Horopter wird im linken Auge auf O′$_L$, im rechten Auge auf O′$_R$ abgebildet.

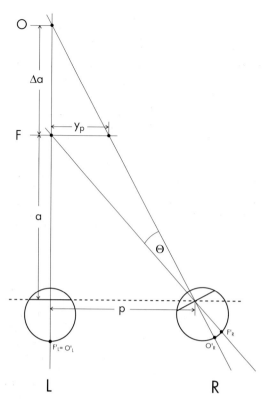

Abb. 5.5.5 Definition des Stereowinkels Θ (nach Goersch 1987). Das unten gezeichnete Augenpaar fixiert den Punkt F, wobei zur Vereinfachung die Konvergenz vollständig auf das rechte Auge übertragen wurde. Der Horopter verläuft durch den Punkt F. Ein Objekt O, das hinter dem Horopter liegt, wird in der Ebene des Horopters um die Strecke y_P gegenüber dem Punkt F nach rechts verschoben wahrgenommen. Diese Verschiebung definiert die stereoskopische Parallaxe. Der zugehörige Winkel Θ wird als Stereowinkel bezeichnet. p ist die Pupillendistanz des Augenpaares.

rekten Prüfverfahren, die mit einem Trennerprinzip arbeiten, zu unterscheiden. Bei der **direkten Prüfung des Stereosehens** werden reale Objekte im Außenraum dargeboten, die der Betrachter ohne weitere Störung des beidäugigen Sehaktes verarbeiten kann. Der klassische Aufbau zur direkten Prüfung des Stereosehens ist der Dreistäbchenapparat von Helmholtz, bei dem dem Betrachter in der Regel drei (oder auch mehrere) Objekte, beispielsweise helle Stäbchen, gegenüber einem dunklen Umfeld dargeboten werden. Typischerweise sind zwei dieser Stäbchen fest angeordnet, das dritte Stäbchen ist relativ zu den beiden anderen nach vorne oder hinten verschiebbar. Mittels derartiger Aufbauten ist es möglich, Lage des Horopters und Tiefe des Panumraumes auszumessen. Allerdings muß darauf geachtet werden, daß der Betrachter Tiefeninformation über die Objekte **ausschließlich** über das querdisparate Tiefensehen erhält, nicht durch andere Effekte, z. B. Größenänderung, Schattenwurf oder Änderung der Beleuchtung. Dies schränkt den Meßbereich derartiger Aufbauten für die Praxis ein. Stäbchenapparate waren früher in den Sehschulen vielfach in Gebrauch, sie sind heute jedoch kommerziell nicht mehr erhältlich. Im Bedarfsfall muß ein derartiger Aufbau selbst erstellt werden. Es gab ein Stereoprüfgerät für den Nahbereich (Römhild und Feldes 1988), das ebenfalls nach dem Prinzip des Dreistäbchenapparates aufgebaut war. In manchen Sehtestgeräten sind echte direkte Prüfverfahren zur Testung des Stereosehens ohne Trennung enthalten. Der bisweilen verwendete Trefferversuch kann lediglich qualitative Information über das Stereosehen liefern, und auch nur dann, wenn er korrekt durchgeführt wird.

Für die Klinik stehen uns heute überwiegend oder ausschließlich indirekte **Prüfverfahren** zur Verfügung, die nach einem der gängigen Trennerprinzipien arbeiten. Beim Trenner wird der Seheindruck von linkem und rechtem Auge teilweise oder vollständig entkoppelt, so daß das linke Auge nur bestimmte Teile des Bildes, das rechte Auge wiederum nur bestimmte (andere) Teile des Bildes wahrnehmen kann. Oftmals werden dann Teile des Bildes binokular belassen, wenn die Trennung inkomplett ist. Die Trennung kann mittels **mechanischer Trenner, Polarisationstrenner, Anaglyphen** (Rot-Grün-Trennung) oder optisch mit Hilfe eines **Walzenlinsenrasters** erfolgen. Stereotests nach dem Trennerprinzip für die Ferne sind beispielsweise im Zeiss-Pola-Test enthalten, in den Polarisationstesten verschiedener Sehzeichenprojektoren, im Binotest bzw. Binoptometer-Sehtest-

die erforderlichen Tiefenversetzungen so groß, daß sie praktisch bedeutungslos werden. Das Stereosehen ist also eine Funktion für den Nahbereich, in größeren Distanzen vom Betrachter ist das querdisparate Tiefensehen nicht mehr wirksam.

Klinische Verfahren zur Prüfung des Stereosehens

Die klinisch üblicherweise verwendeten Stereoprüfverfahren testen in einem Bereich zwischen ca. 10″ und 1000″ Querdisparation. Verfahren mit direkter Prüfung des Stereosehens sind von den indi-

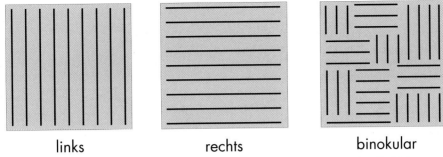

Abb. 5.5.6 Nicht fusionierbare Objekte (aus Lachenmayr 1995). Bei haploskopischer Darbietung von Objekten, die für das Augenpaar nicht fusionierbar sind, kommt es zu einem binokularen Wettstreit. Nicht fusionierbare Objekte sind beispielsweise ein vertikales Strichmuster für das linke Auge und ein horizontales Strichmuster für das rechte Auge. Das Augenpaar ist nicht in der Lage, aus diesen Bildern ein Karomuster zu fusionieren. Der Betrachter sieht vielmehr eine ständig wechselnde Folge von Bildern mit Bruchstücken aus vertikalen und horizontalen Linien (rechts im Bild).

gerät der Fa. Oculus (hier kann von Ferne bis Nähe kontinuierlich der Beobachtungsabstand variiert werden), im R12-Sehtestgerät der Fa. Rodenstock (ebenfalls Variation des Abstandes für Ferne/Zwischenbereich/Nähe möglich) und in diversen anderen Sehtestgeräten. Stereotests nach dem Trennerprinzip für die Nähe sind beispielsweise der Titmustest (Polarisationstrennung), der TNO-Test (Anaglyphentrennung) oder der Stereotest nach Lang (Walzenlinsenraster).

Um tatsächlich ausschließlich das Vorhandensein von querdisparatem Tiefensehen zu prüfen, ist es sinnvoll, Random Dot-Teste zu verwenden. Hierbei werden Teile eines rauschmusterähnlichen Bildes für linkes und rechtes Auge mit einer bestimmten Querdisparation versetzt dargeboten, so daß das fragliche Objekt in dem Rauschmuster nur dann erkannt werden kann, wenn stereoskopisches Sehen der geforderten Qualität vorhanden ist. Liegt kein stereoskopisches Sehen vor, so sind die Objekte überhaupt nicht sichtbar, was eine sehr viel differenziertere und bessere Aussage über das Vorhandensein von Stereosehen liefert, als Testverfahren, bei denen die Objekte auch ohne Trennung wahrnehmbar sind.

Binokularer Wettstreit

Werden dem Augenpaar Objekte dargeboten, die das visuelle System aufgrund seiner Erfahrung nicht fusionieren kann, kommt es zu binokularem Wettstreit. Nicht fusionierbare Objekte sind z. B. parallel laufende, senkrecht zueinander liegende Linien an beiden Augen (Abb. 5.5.6). Das visuelle System nimmt bei haploskopischer Darbietung eines derartigen Strichmusters kein Karomuster wahr, sondern ein sich ständig wechselndes Bild von durchmischten Arealen mit Teilen aus dem Bild des linken und rechten Auges. Das wahrgenommene Muster ändert sich laufend. Liegt eine starke Dominanz eines Auges vor, so kann der Bildeindruck von linkem oder rechtem Auge überwiegen. Nicht fusionierbar sind auch in der Fläche unterschiedliche Objekte, wie sie beispielsweise in Abb. 5.5.7 dargestellt sind. Ein schwarzer Fleck, dem einen Auge dargeboten, ein weißer Ring gleicher Größe, dem anderen Auge dargeboten, kann nicht zu einem grauen Bild fusioniert werden. Auch hier kommt es zu einem binokularen Wettstreitphänomen. Der Betrachter sieht in diesem Fall bei haploskopischer Darbietung einen metallisch glänzenden Fleck. Dieses Phänomen bezeichnet man als stereoskopischen Glanz.

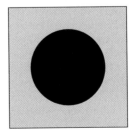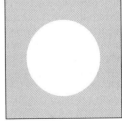

Abb. 5.5.7 Stereoskopischer Glanz. Das Augenpaar ist nicht in der Lage, Objekte gleicher Form, aber stark unterschiedlicher Leuchtdichte zu fusionieren. Wird beispielsweise dem linken Auge ein schwarzer Fleck, dem rechten Auge ein weißer Fleck gleicher Ausdehnung stereoskopisch dargeboten, so kommt es zu binokularem Wettstreit. Der Betrachter nimmt eine metallisch glänzende graue Fläche wahr.

Führungsauge

Der Seheindruck von rechtem und linkem Auge ist in vielen Fällen binokular nicht gleichwertig. Vielmehr kann der Wahrnehmungseindruck eines Auges dominieren. Das Führungsauge muß nicht notwendigerweise das Auge mit der besseren Sehschärfe sein. Im Rahmen der Refraktionsbestimmung ist es mitunter wichtig, sich zu vergewissern, ob ein ausgeprägtes Führungsauge vorliegt. Ein starkes Führungsauge darf im Rahmen der Refraktionsbestimmung keinesfalls auch nur geringfügig benachteiligt werden, beispielsweise beim Binokularabgleich. Dies würde mit großer Wahrscheinlichkeit zur Unverträglichkeit der Korrektur führen.

Wie kann man das Prüfungsauge feststellen? Eine einfache Methode besteht darin, den Probanden aufzufordern, mit seinem Finger auf irgend ein markantes Objekt zu deuten, beispielsweise auf ein Fensterkreuz oder eine Türkante. Anschließend wird er aufgefordert, abwechselnd das rechte und das linke Auge zuzukneifen und festzustellen, mit welchem Auge er das betreffende Objekt fixiert. Wird dies mehrfach hintereinander mit dem rechten Auge getan, so liegt ein rechtes Führungsauge vor oder umgekehrt. Das Führungsauge kann auch sehr schön mit Hilfe eines einfachen großen Prismas ermittelt werden (Abb. 3.11.4, Hartmann 1991).

Monokulare Tiefenwahrnehmung

Es sei abschließend noch darauf hingewiesen, daß auch bei völligem Fehlen von querdisparatem Tiefensehen vielfältige Hilfsmittel zur Verfügung stehen, um die Tiefenlokalisation von Objekten im Raum zu beurteilen, wenngleich dies nicht mit der gleichen Qualität bzw. Quantität wie mit dem stereoskopischen Tiefensehen möglich ist. Das elementare Prinzip der monokularen Tiefenwahrnehmung ist die **Verdeckung** (Abb. 5.5.8). Betrachten wir dieses Bild, so ist völlig klar, daß das Dreieck am weitesten vom Betrachter entfernt liegt, davor befindet sich das Rechteck, und davor wiederum der Kreis. Das visuelle System hat seit Geburt erlernt, daß Objekte, die sich gegenseitig verdecken, in der Tiefe des Raumes hintereinander liegen. Es hat daraus einen potenten Weg zur Beurteilung der Tiefenlokalisation entwickelt. Gegen diesen Wahrnehmungseindruck kann sich der Betrachter nicht wehren. Weitere Hilfsmittel zur monokularen Tiefenwahrnehmung sind die **Perspektive,** der **Schattenwurf,** das Prinzip der **relativen Helligkeit,** die

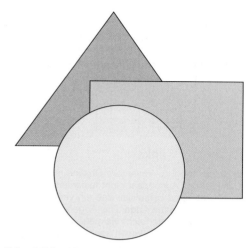

Abb. 5.5.8 Monokulare Tiefenwahrnehmung: Verdeckung (aus Lachenmayr 1995). Es ist für den Betrachter offensichtlich, daß der Kreis vor dem Rechteck, das Rechteck vor dem Dreieck im Raume liegt.

Luftperspektive, der **Texturgradient,** die **Höhe zum Horizont** und die **Bewegungsparallaxe,** die nicht im einzelnen erläutert werden sollen, der interessierte Leser sei auf die Literatur verwiesen (Lachenmayr 1995). Praktisch bedeutsam ist, daß nach Verlust oder hochgradiger Sehminderung eines Auges mehrere Monate erforderlich sind, bis der Patient sich an den Zustand des einäugigen Sehens gewöhnt hat und die Hilfsmittel zur monokularen Tiefenwahrnehmung in ausreichendem Maße aktiviert worden sind, um das fehlende Stereosehen zumindest für das normale alltägliche Leben zu ersetzen.

5.6 Licht im Refraktionsraum
E. Hartmann

Möglichst sollten zwei unabhängige Beleuchtungssysteme vorhanden sein, nämlich eine Allgemeinbeleuchtung mit Leuchtstofflampen und eine dimmbare Glühlampenbeleuchtung für spezielle Untersuchungen. (Leuchtstofflampen kann man zwar auch dimmen, das ist aber deutlich teurer.)

1. **Die Leuchtstofflampenbeleuchtung** soll 500 lx in Tischhöhe erzeugen, dazu sind etwa 4 W/m² Bodenfläche und pro 100 lx notwendig.

Beispiel: Ein 20 m² großer Raum, der mit 500 lx beleuchtet werden soll, benötigt daher 4 x 5 x 20 = 400 W Leuchtstofflampenbeleuchtung, das entspricht etwa 10–11 Lampen à 35 W oder 6–7 Lampen à 60 W. Sind jeweils 2 Lampen in einer Leuchte, so bedeutet das 5–6 Leuchten mit je 2 Leuchtstofflampen à 36 W oder 3–4 Leuchten mit je 2 Leuchtstofflampen à 60 W.

Ein Teil der Leuchten soll möglichst nahe an den Fenstern angeordnet sein, der Rest gleichmäßig über den Raum verteilt, möglichst parallel zur Blickrichtung des Patienten, weil dieser dann weniger geblendet wird.

Raumausstattung: Wände, Decke, Fußboden, Möbel, Vorhänge nicht zu dunkel wählen, aber nicht einheitlich hell. Kontraste sollen aber sein, so entstehen stimmungsvolle Räume.

Lichtfarbe und Farbwiedergabe: Im Interesse einer guten Farbwiedergabe soll im medizinischen Bereich der Farbwiedergabeindex größer 90 sein, also z. B. bei Osram die Lichtfarben 12, 19 oder 22, 32, z. B. 38 W 12. Die Ziffer hinter dem W, z. B. also die 12, kennzeichnet die Lichtfarbe und die Farbwiedergabe. Diese Farbwiedergabeziffern werden bei den verschiedenen Herstellern leider nicht einheitlich verwendet!

2. **Die Glühlampenbeleuchtung** soll in Tischhöhe eine Beleuchtungsstärke von 100 lx erzeugen. Dazu sind etwa 20 W Glühlampenbeleuchtung pro m² Bodenfläche notwendig. Beispiel: Für einen ebenfalls 20 m² großen Raum sind 20 x 20 = 400 W Glühlampen notwendig, das bedeutet, daß etwa 7 Glühlampen à 60 W oder 4 Glühlampen à 100 W, gleichmäßig über den Raum verteilt, die erforderliche Beleuchtungsstärke liefern. Diese Glühlampenbeleuchtung muß bis 3 lx herunter dimmbar sein. 3 lx sind dann vorhanden, wenn bei einer Sehschärfe von ungefähr 1,0 gerade noch eine Zeitung gelesen werden kann. 2–3 Glühlampen sollten über oder hinter der Refraktionseinheit angeordnet sein. Glühlampen, die sich zwischen dem Patienten und der Projektionstafel oder Sehprobentafel befinden, die der Patient also zumindest peripher sehen kann, sollten abschaltbar sein, sofern sie nicht ohnehin durch das Phoroptergehäuse verdeckt sind.

Zum **Refraktionieren** sollten nur die Lampen über bzw. hinter dem Patienten brennen und auf etwa 3 lx heruntergedimmt sein. Der Sehzeichenprojektor sollte möglichst mit reduzierter Lichtstärke benutzt werden, beides um die Schärfentiefe des Auges zu reduzieren.

Zur **Visusbestimmung** (Tagessehschärfe) ist die volle Leuchtdichte des Projektors oder des Transparentgerätes zu verwenden, sowie die volle Glühlampenbeleuchtung. Der Patient darf aber auf keinen Fall geblendet werden, gegebenenfalls sind die Leuchten zwischen Patient und Sehprobe, zum Patienten hin, mit einer stark absorbierenden Abdeckung zu versehen.

Zur Beleuchtung von **Sehprobentafeln** (Papptafeln), falls solche noch verwendet werden, genügen **zum Refraktionieren** im allgemeinen zwei Glühlampen mit je 25 W, etwa 75 cm von der Sehprobentafel entfernt und zum Patienten hin vollkommen abgeschirmt. Auf gleichmäßige Ausleuchtung der Sehprobentafel ist zu achten. **Zur Sehschärfenbestimmung** mit Papptafeln eignen sich am besten zwei Leuchtstofflampen mit je 40 W, die rechts und links ebenfalls in etwa 75 bis 100 cm Entfernung von der Papptafel angeordnet sind, und die zum Patienten hin auch vollkommen abgeschirmt sein müssen.

Zum Skiaskopieren, zur **Refraktometrie,** zur **subjektiven Refraktionsbestimmung,** aber auch zur **Adaptometrie,** zur Messung der **Blendenempfindlichkeit** und der **Nachtmyopie** eignet sich die gedimmte Glühlampenbeleuchtung am besten. Bei 3 lx kann sich eine sehtüchtige Person noch sicher im Raum bewegen.

Zur Untersuchung des **äußeren Auges** und seiner Umgebung ist eine Beleuchtungsstärke von rund 1000 lx zweckmäßig. Zur Erzeugung dieser Beleuchtungsstärke sollten neben der Allgemeinbeleuchtung im Idealfall zwei großflächige Leuchten zur Verfügung stehen, nämlich eine großflächige Leuchte, wie sie an vielen Refraktionseinheiten von vorne herein vorhanden ist sowie ein zusätzlicher, möglichst frei beweglicher Spot, der bei geeignetem schrägen Lichteinfall die Beseitigung von Fremdkörpern wesentliche erleichtert.

Die **Farbsinnprüfung** mit Prüftafeln sollte am besten bei Tageslicht (keine direkte Sonne) oder auch blendfreier Leuchtstofflampenbeleuchtung **sehr guter** Farbwiedergabe erfolgen. Hier kommen die Osram-Lichtfarben 12, 19 und 22 in Frage. Erfolgt die Farbsinnprüfung mit dem Nagelschen Anomaloskop, so ist die auf etwa 3 lx gedimmte Glühlampenbeleuchtung zweckmäßig. Die Normalstimmung des Auges erfolgt an der Transparentplatte des Gerätes.

Im **Warteraum** ist eine warme, glühlampenähnliche, nicht aber rötliche Leuchtstofflampenbeleuchtung zweckmäßig, die in Tischhöhe eine Beleuchtungsstärke von 250 bis 300 lx erzeugt. Die Leuchtstofflampenbeleuchtung kann durch Glühlampen ergänzt werden, sofern nicht überhaupt eine reine Glühlampenbeleuchtung vorgezogen wird. Glühlampenleuchten an den Seitenwänden, die aber nicht blenden sollen, ergeben eine stimmungsvolle Raumbeleuchtung.

In der **Anmeldung** können ebenfalls Leuchtstofflampen gemischt mit Glühlampen verwendet werden, die vor allem über den Arbeitsflächen angeordnet sind, und die von keiner Stelle des Raumes aus blenden dürfen. Zusätzliche Schreibtischleuchten, hier sind vor allem Waldmann-Leuchten empfehlenswert, die allerdings nicht gerade billig sind, gestatten eine optimale Beleuchtung von Schreibtischflächen, vor allem auch dann, wenn es sich um Computerarbeitsplätze handelt.

Dies sind nur einige allgemeine Regeln und Empfehlungen für eine komfortable, reichlich dimensionierte Beleuchtung. Auch ein weniger aufwendiges Beleuchtungssystem ist in vielen Fällen ausreichend.

Literatur

Agoston G. A.: Color Theory and its Application in Art and Design. Springer, Berlin (1987)

Aulhorn E.: Lassen sich Sehmängel kompensieren? Der Augenarzt, 19, 94-98 (1985)

Aulhorn E, Harms H.: Über die Untersuchung der Nachtfahreignung von Kraftfahrern mit dem Mesoptometer. Klin. Mbl. Augenheilkd., 157, 843-873 (1970)

Axenfeld Th., Pau H.: Lehrbuch und Atlas der Augenheilkunde. Gustav Fischer, Stuttgart (1980)

Blankenagel A.: Optische Rehabilitation: Vergrößernde Sehhilfen. In: Lund O. E., Waubke T. N. (Hrsg.): Ophthalmologische Rehabilitation. Bücherei des Augenarztes, Band 130, 62-75, Enke, Stuttgart (1992)

Berufsverband der Augenärzte Deuschlands e.V.: Richtlinien und Untersuchungsanleitungen („Grauer Ordner"). Gramberg-Danielsen B. (Hrsg.), Meyer-Wagenfeld, Espelkamp (1994)

Burian H. M., von Noorden G. K.: Binocular Vision and ocular motility. Mosby, Saint Louis 1974

Ciuffreda K. J.: Accommodation and Its Anomalies. In: Cronly-Dillon J.R. (Hrsg.):Vision And Visual Dysfunction. Vol. 1: Visual Optics and Instrumentation. Macmillan Press Ltd., London (1991)

Comberg D. W., Ehrich W.: Die Funktionsprüfung bei dichten Medientrübungen des Auges. Thieme, Leipzig (1973)

Davson H.: The Physiology of the Eye. 3. Auflage. Churchill Livingstone, Edinburgh, London, New York (1972)

Diepes H.: Refraktionsbestimmung. H. Postenrieder, Pforzheim (1975)

DIN 4646: Sichtscheiben für Augenschutzgeräte. Beuth, Berlin (1983)

DIN 4647: Sichtscheiben für Augenschutzgeräte. Beuth, Berlin (1977)

DIN 58 217: Sonnenschutzfilter. Sicherheitstechnische Anforderungen und Prüfung. Beuth, Berlin (1980)

DIN 58 219: Laser-Justierbrillen. Sicherheitstechnische Anforderungen und Prüfung. Beuth, Berlin (1982)

DIN 58 220: Sehschärfebestimmung. Beuth, Berlin (1988)

Empfehlung der Deutschen Ophthalmologischen Gesellschaft zur Fahreignungsbegutachtung für den Straßenverkehr. Der Ophthalmologe, 91, 125-126 (1994)

Empfehlung der Deutschen Ophthalmologischen Gesellschaft zur Fahreignungsbegutachtung für den Straßenverkehr; Anleitung für die augenärztliche Untersuchung und Beurteilung der Eignung zum Führen von Kraftfahrzeugen. Deutsche Ophthalmologische Gesellschaft, Heidelberg (1999), 2. Auflage.

Esser J.: Neuer einfacher Test zur quantitativen Bestimmung der Nahaniseikonie. Klin. Mbl. Augenheilkd., 198, 228-230 (1991)

Fahle M.: Sinnesphysiologie der „Überauflösung" – Wahrnehmung jenseits des Photorezeptoren-Durchmessers. Enke, Stuttgart (1991)

Fahle M., Barth V., Henke-Fahle S., Mohn S. (1989): Zur Einschätzung der Sehschärfe bei Simulation und Aggravation. Klin. Mbl. Augenheilk., 195, 356-362 (1989)

Frick H.: Die Störung der binokularen Raumwahrnehmung durch die Korrektion astigmatischer Augen. Der Augenoptiker, Heft 10, 16-46 (1987)

Friedburg D.: Erfahrungen bei der Refraktionsbestimmung mittels Strichskiaskopie und Phoropter. Klin. Mbl. Augenhk., 153, 90-94 (1968)

Friedburg D.: Modelluntersuchungen zu normalen Phänomenen und Täuschungsmöglichkeiten bei der Strickskiaskopie. Klin. Mbl. Augenhk., 159, 506-515 (1971)

Friedburg D.: Ein einfaches schnelles Verfahren zur Prüfung der Korrektion und weiterer refraktionsrelevanter Parameter. Augenärztliche Fortbildung, 14, 24-26 (1991)

Friedburg D.: Ophthalmologische Optik. In Kaufmann, H.(Hrsg): Strabismus 2. Aufl., Enke, Stuttgart 1995

Friedburg D.: Pathologisches Binokularsehen. In Kaufmann, H.(Hrsg) Strabismus 2. Aufl., Enke, Stuttgart 1995a

Friedburg D.: Die Funktion der Blende am Skiaskop. Klin. Mbl. Augenheilk. 206, 138 (1995 b).

Friedburg D.: Stellenwert der Skiaskopie ohne Zykloplegie. Z. prakt. Augenheilkd. 19, 259-262 (1998)

Friedburg D., Rüßmann W.: Optische Rehabilitation durch Prismen-Therapie. Der Augenarzt, 24, 121-131 (1990)

Gerling, J., Ball, M., Bömer, T., Bach, M., Kommerell, G.: Fixationsdisparation am Pola-Zeigertest: nicht repräsentativ für die Augenstellung unter natürlichen Sehbedingungen. Klin. Mbl. Augenhk. 212:226-233 (1998)

Gobrecht H. (Hrsg): Lehrbuch der Experimentalphysik (Bergmann-Schaefer). Band III: Optik. de Gruyter, Berlin (1987)

Goersch H.: Grundlagen der optischen Anpassung von Anisometropie-Brillen. Neues Optikerjournal NOJ, 7 (1974)

Goersch H.: Handbuch für Augenoptik. Fa. Carl Zeiss, Oberkochen (1987)

Gottlob H.: Vergrößernde optische Sehhilfen für Sehbehinderte – ein Leitfaden zur Bestimmung und Anpassung. Deutsche Optikerzeitung DOZ, 10 (1984)

Gottlob H.: Vergrößernde Sehhilfen: Physiologische, optische und anpaßtechnische Grundlagen. Der Augenspiegel, 11, 26-36 (1986)

Gottlob H., Lahres H.: Entsprechen die dioptrischen Wirkungen der heutigen Brillengläser denen der Refraktionsmeßgläser. Deutsche Optikerzeitung DOZ, 5, 8-13 (1989)

Grimm W.: Graphische Analyse des Binokularsehens. Deutsche Optikerzeitung DOZ, 9, 11-19, (1975)

Grimm W.: Absorptionseigenschaften von Kontaktlinse und Brillenglas für UV-Strahlung. Deutsche Optikerzeitung DOZ, 1, 86-89 und 2, 97-100 (1990)

Grimm W., Ucke Ch., Friedburg D.: Strichskiaskopie. Bücherei des Augenarztes, Band 76, 3. Aufl. Enke, Stuttgart (1992)

Gullstrand A.: Brechung der Strahlen im Auge. Abbildungsgesetze erster Ordnung. In: von Helmholtz H.: Handbuch der Physiologischen Optik. Leopold Voss, Leipzig (1909)

Hammerstein W.: Rehabilitation in der Augenheilkunde. Bücherei des Augenarztes, Band 96, Enke Stuttgart (1983)

Hartmann E.: Beleuchtung und Sehen am Arbeitsplatz. Goldmann, München (1970)

Hartmann E.: Lichttechnik und Physiologie des Sehens. In: Gramberg-Danielsen B., Hartmann E., Giehring H.: Der Dunkelheitsunfall. Enke, Stuttgart (1984)

Hartmann E.: Optimale Sehbedingungen am Bildschirmarbeitsplatz. Moderne Unfallverhütung, 30, 39-44 (1986)

Hartmann E.: Sehschärfebestimmung. Klin. Mbl. Augenheilkd., 191, 62-68 (1987)

Hartmann E.: Das binokulare Gleichgewicht. Optometrie, 4, 120-124 (1991)

Hartmann E., Finsterwalder J., Littmann E.: Korrekturbrillen am Arbeitsplatz. Arbeitswissenschaftliche Erkenntnisse, 63, Hrsg. Bundesanstalt für Arbeitsschutz, Dortmund (1989)

Hartmann E., Scheffzyk-Hagl A., Lachenmayr B.: Der Einfluß von Beleuchtungsstärke, Leuchtdichte, Kontrast und Farbe auf das Sehvermögen von Patienten mit leichterer bis hochgradiger Sehbehinderung. Klin. Mbl. Augenheilkd., 177, 304-318 (1980)

Hartmann E., Stöcker L.: Die Bedeutung des querdisparaten Tiefensehens am Arbeitsplatz und im Straßenverkehr. Fortschr Ophthalmologie, 80, 496-497 (1983)

Hassenstein B.: Modellrechnung zur Datenverarbeitung beim Farbensehen des Menschen. Kybernetik, 4, 209-223 (1968)

Herzau V.: Sensorik des Binokularsehens. In: Kaufmann H. (Hrsg.): Strabismus 2. Auflage. Enke, Stuttgart (1995)

Hilz R., Kronwinkler L.: Praxisnahe Methoden zur Bestimmung der Nachtmyopie. Deutsche Optiker Zeitung DOZ, 1, 6-11 (1988)

Holland G.: Untersuchungen über den Einfluß der Fixationsentfernung und der Blickrichtung auf die horizontale Heterophorie. Graefes Arch. und Arch. Augenheilk. 160, 144-160 (1958)

Howland H. C.: Determination of Ocular Refraction. In: Cronly-Dillon J.R. (Hrsg.):Vision And Visual Dysfunction, Vol. 1. Macmillan Press Ltd., London (1991)

Johnson C. A.: Effects of Luminance and Stimulus Distance on Accommodation and Visual Resolution. J.O.S.A., 66, 138-142 (1976)

Kaufmann H. (Hrsg.): Strabismus. 2. Auflage. Enke, Stuttgart (1995)

Kössler P.: Kundenversorgung mit Aniseikoniegläsern in Theorie und Praxis. Deutsche Optiker Zeitung DOZ, 3, 18-23 (1991)

Kommerell G.: Strichskiaskopie. Klin. Mbl. Augenheilk., 203, 10 (1993)

Krause K.: Scheitelbrechwertmesser. In: Rassow B.(Hrsg.): Ophthalmologisch-optische Instrumente. Bücherei des Augenarztes, Band 111, 1-17, Enke, Stuttgart (1987)

Krause K.: Einführung in die Ophthalmologische Optik. In: Kampik A. (Hrsg.): Jahrbuch der Augenheilkunde. Biermann, Zülpich (1995)

Lachenmayr B.: Sehanforderungen an die Verkehrsteilnehmer. In: Lund O.-E., Waubke Th. (Hrsg.): Auge und Allgemeinleiden - Der Augenarzt als Konsiliarius. Bücherei des Augenarztes, Band 118, 166-185, Enke, Stuttgart (1989)

Lachenmayr B.: Sehschärfevorhersage bei Medientrübungen und nicht korrigierbaren Refraktionsfehlern. Fortschr. Ophthalmol., 87, 118-137 (1990)

Lachenmayr B.: Potentielle Sehschärfe bei Störungen der brechenden Medien. Quintessenz, München (1993)

Lachenmayr B.: Kunststoffgläser, Entspiegelung, Tönung. Teil 1: Kunststoffgläser, Der Augenarzt, 28, 108-110. Teil 2: Entspiegelung, Der Augenarzt, 28, 147-148. Teil 3: Tönung, Der Augenarzt, 28, 171-176 (1994)

Lachenmayr B.: Sehen und Gesehen werden – Sicher unterwegs im Straßenverkehr, Shaker, Aachen (1995)

Lachenmayr B., Buser A.: Refraktion und Gesichtsfeld. Der Augenarzt, 27, 114-120 (1993)

Lachenmayr B., Buser A.: Brillenglasstärkenbegrenzung beim Kraftfahrer. Klin. Mbl. Augenheilkd, 204, 37-43 (1994)

Lachenmayr B., Buser A., Keller O., Berger J.: Sehstörungen als Unfallursache. Berichte der Bundesanstalt für Straßenwesen, Mensch und Sicherheit, Heft M65, Bergisch Gladbach (1996).

Marré M., Marré E.: Erworbene Störungen des Farbensehens – Diagnostik. Gustav-Fischer, Stuttgart (1986)

Michel K.: Die Grundzüge der Theorie des Mikroskops. Wiss. Verlagsgesellschaft, Stuttgart (1964)

Morgan K. S., Johnson, W. D.: Clinical Evaluation of a Commercial Photorefractor. Arch. Ophthalmol. 105, 1528-1531 (1987)

Mühlendyck H., Rüßmann W.: Heterophorie - Hinweise zur Diagnose und Therapie. In Kampik, A (Hrsg.): Optik und Refraktion. Jahrbuch der Augenheilkunde 1995), Biermann, Zülpich 1993

Mühlendyck H., Rüßmann W., Reinboth J. J.: Der 4-Prismen-Basis-innen-Test in der Diagnostik von Exophorien mit Asthenopie und Kompensation über die akkommodative Konvergenz. Der Ophthalmologe, 90, 6-10 (1993)

Pfaffenzeller F.: Untersuchungen der Augenbewegungen beim Lesen. Zulassungsarbeit, Fachbereich Physik, Ludwig-Maximilians-Universität München (1983)

Plath G.: Befragungstechnik. Skriptum Münchner Refraktionskurse (1991)

RAL (Deutsches Institut für Gütesicherung und Kennzeichnung e.V., Hrsg.) (1989): Gütebestimmungen im Augenoptikerhandwerk, RAL-RG 915. Beuth, Berlin

Rassow B.: Ophthalmologisch-optische Instrumente. Bücherei des Augenarztes, Band 111, Enke, Stuttgart (1987)

Rassow B., Wesemann W.: Automatische Augenrefraktometer. In: Rassow B. (Hrsg.): Ophthalmologisch-optische Instrumente. Bücherei des Augenarztes, Band 111, 42-65, Enke, Stuttgart (1987)

Reiner J.: Bestimmung der Nahbrille aus der relativen Akkommodations-Breite. Klin. Mbl. Augenheilkd. 155, 548-551 (1969)

Reiner J.: Auge und Brille. Bücherei des Augenarztes, Band 59, Enke, Stuttgart (1978)

Reiner J.: Grundlagen der ophthalmologischen Optik. Enke, Stuttgart (1982)

Richter M.: Einführung in die Farbmetrik. de Gruyter, Berlin (1980)

Römhild H., Feldes D.: Messung des stereoskopischen Sehens mit Hilfe eines Stereo-Fernprüfgerätes und eines neuen Stereo-Nahprüfgerätes. Klin. Mbl. Augenheilkd., 192, 68-71 (1988)

Rüßmann W.: Heterophorie und Asthenopie. In Kaufmann, H. (Hrsg.): Strabismus 2. Aufl. S. 178–208 Enke, Stuttgart (1995)

Saur K., Grimm W., Hilz R.: Sehschärfebestimmung. Anschluß von Buchstaben an den Landolt-Ring. Neues Optiker Journal NOJ, 31, Heft 12, 14-21 (1989)

Schober H., Wohletz J., Zolleis F.: Die monochromatische Aberration des menschlichen Auges. Klin. Mbl. Augenheilk., 155, 243-257 (1969)

Schulte D.: Die Abhängigkeit skiaskopischer Meßergebnisse vom Refraktionszustand des Untersuchers. Klin. Mbl. Augenheilk., 156, 191-196 (1970)

Thaller-Antlanger H., Scharinger Chr., Zenzmaier R.: Ist die bisher geübte Heterophorie-Behandlung noch gültig? Z. prakt. Augenheilk. 17, 295-300 (1996).

Tait E. F.: Accommodative convergence. Am. J. Ophthalmol. 34, 1093-1107 (1951)

Trendelenburg W.: Der Gesichtssinn – Grundzüge der Physiologischen Optik. Springer, Berlin (1943)

Vivell P. M. O.: Automatische Augenrefraktometer. In: Kampik A. (Hrsg.): Jahrbuch der Augenheilkunde, Biermann, Zülpich (1995)

Wesemann W., Norcia A. M., Allen D.: Theory of Eccentric Photorefraction (Photoretinoscopy): Astigmatic Eyes. J. Opt. Soc. Am. 12, 2038-2047 (1991)

Wilms K. H.: Funktionsweise moderner automatischer Scheitelbrechwertmesser. Teil 1: Deutsche Optikerzeitung DOZ, 12, 28-32. Teil 2: Deutsche Optikerzeitung DOZ, 1, 24-28 (1991)

Sachregister

2-Punkt-Test 158
4-Prismen-Basis-außen-Test 91
4-Prismen-Basis-innen-Test 91

Abbesche Zahl 11, 107, 111, 112
Abbildungsfehler 10, 105 ff.
– des Auges 12, 66
Abbruchkriterium 17
Abdecktest 91
Aberration, chromatische 10, 105 f.
– chronische (Rot-Grün-Abgleich) 64, 66
– sphärische 11 f., 105 f., 110
– sphärische und Nachtmyopie 27
abgesetzter Tragrand 129
Abgleichleisten (Feinabgleich) 64
Abweichung, prismatische 90
– sphärische 108
AC/A-Quotient 90
Adoptometrie 179
Aggravation, Funktionsprüfung 162 f.
Akkommodation 18 ff.
– äußere 20
– Dynamik der 20
– innere 20
– neuronale Steuerung der 19
– Ruhelage der 21
– und Binokularabgleich 66
Akkommodation-Konvergenz-Kopplung 89
Akkommodationsaufwand 20, 22 ff.
– bei Anisometropie 74
Akkommodationsbreite 21, 81 ff.
– absolute 81 ff.
– relative 82
Akkommodationserfolg 20, 22 ff.
– bei Anisometropie 74
– maximaler 23, 25
Akkommodationsgebiet 22
Akkommodationsreiz 26
Akkommodationsruhelage 26 f.
Akkommodationsschwäche 101
Akkommodationsschwankungen 63
Akkommodationswechsel 101
Akkommodometer 83
Alterstabelle 80
Amblyopie 12
Amslersche Karten 158
Aniseikonie 72 ff.
– achsensymmetrische 77
– anatomische 76
– Definition der 76
– funktionelle 76

– meridionale 77
– optisch induzierte 76
– physiologische 76
– sphärische 77
– und Asthenopie 101 f.
Aniseikonieellipse 77
Aniseikoniegläser 76
Aniseikoniequotient
– Abschätzung des 78
Anisometropie 72 ff.
– Baulängen- 72
– Brechungs- 72
– Korrektur der 73 f.
– Korrektur bei Kindern 132
– prismatischer Höhenausgleich bei 126, 128
– Probleme bei Korrektur mit Brille 73
Anomaliezentrum 172
Anomaloskop 167, 169 f.
– Nagelsches 170
Anomalquotient 171
Arbeitsentfernung 80
Arbeitsschutzgläser 143
asphärische Brillengläser 110
Asthenopie 98 ff.
– akkommodative 100
– muskuläre 101
– nervöse 103
– optische 100
– sensorische 101
Asthenopische Beschwerden 85, 100
– Beleuchtung 101
astigmatische Differenz 109
Astigmatismus 40
– compositus hyperopicus 51
– compositus myopicus 51
– mixtus 51, 56, 59
– simplex hyperopicus 51
– simplex myopicus 51
– Hornhaut- 86
– irregulärer 51, 56
– Linsen- 86
– Nah- 86
– Korrektur eines mit Brille 122
– Kreuzzylindermethode 57 f.
– Prüfung auf 57
– obliquus 101
– regulärer 55
– schiefer Bündel 7, 10 f., 107 f.
– schräger Achslage 78
– Skiaskopie 40
Atropin 19, 132

Augenärztliches Führerscheingutachten 153
Augendrehpunkt 115 f.

Bagolini-Test 88
Basis (Prisma) 4, 124
Befragungstechnik 93 ff.
– beim Binokularabgleich mit Bichrom-Balance-Test 69
– beim sphärischen Feinabgleich 95
Beleuchtung
– blendfreie 147
Beleuchtungsstrahlengang (Skiaskopie) 36 f.
– divergenter 36
– konvergenter 36
– paralleler 36
– Orangefilter 41
Beobachtungsstrahlengang (Skiaskopie) 38 ff.
– Emmetropie 38
– Hyperopie und Myopie 38
Beugung 12
Bezugspunkt 116, 123, 126
– Gleitsichtglas 128
– Fern- 128 f.
– Nah- 127 f.
Bezugspunktforderung 116
Bichrom-Balance-Test 69
Bifokalgläser 125
Bildebene 109
Bildfeldwölbung 109, 110
Bildgrößenunterschied 74
Bildschale 109
Bildschirmtätigkeit 80
Bildsprung 125, 126
Bildverdoppelung 10
Binokularabgleich 52, 66 ff.
– Bichrom-Balance-Test 69
– Durchführung des 67
– Graefe-Prisma 67
– Polarisierte Tests 67
– Probleme beim 70
– Verfahren nach Friedburg 70
Blaufeldphänomen 160
Blaulichtgefahr 143
Blendempfindlichkeit 156, 179
– Führerscheingutachten 153 f.
Blendschutz 141
Blendung 145
Blickbewegungen (Sakkaden) 146, 153
– Kraftfahrer 153
– Lesen 146

Sachregister

Blickfeld eines Brillenglasträgers 129
Blicksenkung 81
Blicksprünge (Sakkaden) 146, 153
Blue Light Hazard 143
Blur-Point 85
Brechkraft 3 ff.
Brechungsgesetz 3
Brechungsindex 3, 111, 121 ff.
– Brillenglasmaterialien 111
Brechwert 4 ff., 121 f.
– Flächen- 4 f., 121
– Gesamt- 121
Brechzahl 3, 121
Brennlinien 11
Brennpunkt 4, 6
– virtueller 4
Brennstrahl 6
Brennweite 3 ff., 121 f.
– bildseitige 121
Brille 105 ff.
– Kinderbrille 131 f.
– Verträglichkeit 105
Brillenfassung, Kinderbrille 133, 134
Brillengläser 105
– Einstärkengläser 121 f.
– Gleitsichtgläser 127
– Mehrstärkengläser 125
Brillenglasmaterialien 111 f.
Brillenglaszentrierung 117
Bruchfestigkeit 113
– Kinderbrille 133, 134

CIE-Normfarbraum 165
Cowen-Test 69
Cyclopentolat 132

Dämmerungssehvermögen 156
– Führerscheingutachten 153 f.
Dezentrierung 117 f., 124
– Asthenopie 101
– prismatische Abweichung 117 f., 125
– Kreuzzylinder 56 f.
– zulässige, Plus- oder Minusbrille 118
Dichte (Glasmaterialien) 111
Dickenreduktionsprisma 125, 140
DIN 58220 12, 17, 153, 155
Dioptrie 3
Diplopie 172
– physiologische 174
Dispersion 4, 96, 105, 112
– Sehschärfeminderung 96
Dissoziation, teilweise 84
– vollständige 84
Divergenz, Belastung durch dezentrierte Brillengläser 118
– relative 85
Doppelbilder 173

Doppelkonturen 61
Drehpunktforderung 116
Dreistäbchenapparat nach Helmholtz 176
Düanelinie 82 f.
Duanesche Kurve 25, 26, 81
Durchbiegung (Brillengläser) 5

Eigenvergrößerung
– eines Brillenglases 75
Einschleifachse 135
Einstärkengläser 121 ff.
– mit astigmatischer Wirkung 122
– mit prismatischer Wirkung 123, 124
– mit sphärischer Wirkung 121
Einstellpunkt 21, 22, 49
Elektrophysiologische Verfahren 162
Emmetropie 38, 50
Entoptische Phänomene 159
Entspiegelung 115, 140
– Einfach- 144
– Kinderbrille 133
– Super- 144 f.
– Super- und Verschmutzung 145
Erkennen (Kraftfahrer) 153
Ermüdbarkeit 97
Esophorie 84 f., 90
Exophorie 84 f., 90

Fahreignungsbegutachtung 153 f.
Fahrerlaubnis-Verordnung (FeV) 153, 155
Farbdifferentialtest 169
Farbdoppelkegel 165
Farbensehen 156, 164 ff.
– Führerscheingutachten 156
– Prüfung des 164 ff., 168
– Theorie des 166
Farbfehler (Abbildungsfehler) 105 ff.
– Farbenlängsfehler 106
– Farbenquerfehler 107
Farbfleck-Legetest 168
Farbkonfusionstest 165, 168
Farbkreis 164
Farbmetrik 164 ff.
Farbraum 164 f.
– Munsellscher 165
Farbsaum 5
Farbsinnprüfung, Prüftafel 179
Farbsinnstörungen 167, 171
Farbton 164
Farbwahrnehmung, Prüfung 158
Fehlsichtigkeit 40, 50
– astigmatische 50
– sphärische 50
Feinabgleich, mittels Simultankontrast 63, 64
– mittels Sukzessivkontrast 63
– sphärischer 54, 63 f.

Feinkorrektur 59
Fernpunkt 21, 49
Fernpunktabstand 22, 49
Fernpunktrefraktion 3, 22, 49
Fernpunktsphäre 108
Fernrefraktion, monokulare 54
Fernrohrsystem, Galileisches 150
– Keplersches 150
Fixation, Prüfung 164
Flackerpunkt (Skiaskopie) 38 f., 41
Flächenbrechwert 75, 111, 121
Fokussierrefraktometer 31, 34
Fresnelsche Formeln 114
Führerscheingutachten 153 f.
Führungsauge 83, 103 f., 178
– Binokularabgleich 70
Funktionsprüfung, bei Medientrübungen 157 ff.
– bei Simulation und Aggravation 162 ff.
– elektrophysiologische Verfahren 162
– entoptische Phänomene 159
– interferometrische Verfahren 161
Fusion 88, 171
– motorische 88, 171
– sensorische 88, 171
Fusions-Akkommodationssystem 87
Fusionsbreite, Bestimmung 85
Fusionsfähigkeit 66
Fusionsreiz 26, 28
Fusionsreserve 85
Fusionswettstreit 102

Galileisches Fernrohr 23, 75, 150
– Systemvergrößerung 75
– Vergrößerungseffekt 24
– Vergrößerungsfaktor 75
Gaußsche Optik 107
Gebrauchsstrahlengang 116
Gebrauchswert, Brillenglas 130
Gegenläufigkeit (Strich-Skiaskopie) 41
Geisterbilder 145
Gelbfilterbrillen 141
Geräteakkommodation 63
Gesamtbrechwert, Brillenglas 121 f.
Gesamtvergrößerung 75
– des Systems Brillenglas/Auge 75
Gesichtfeld 73 f., 129 f.
– bei korrigierter Ametropie 74
– einer mit Brillenglas korrigierten Ametropie 129 f.
– Führerscheingutachten 153 f., 155
Gesichtslinie 53
Gewichtsreduktion 129, 132 f.
Glanz 102
– stereoskopischer 177

Gläser, außentorische 123
– farblose 140
– Filter- 141
– für hohe Hyperopie und Myopie 128, 129
– innentorische 123
– isostigmatische 109
– phototrope 140, 142
– Sonnenschutz- 138
Glashorizontale 135
Gleitsichtglas 127 f.
– Meßschablone 128, 140
Glühlampenbeleuchtung, Refraktionsraum 179
Graefe-Prisma 67
Gratama-Röhre 163
Großdrucktext 149
Gullstrandsche Formel 5
Gullstrandsches Auge 53

Haidingersche Büschel 159
Haitz-Test 163
Hakentest, polarisierter 79
Händigkeit 104
Hartschichten 112
Härtung 113
Hauptblickrichtung 117
Hauptebene 5, 20, 51
– bildseitige 52
– bildseitige des Auges 53
– objektseitige 52
– objektseitige des Auges 53
Hauptebenenabstand 23 f., 54, 73
Hauptschnitt, stärker brechender 59
Hellempfindlichkeit, spektrale 141
Helligkeit 164 f.
Heringsche Gegenfarbentheorie 167
Heterophorie 87 ff.
– Definition 90
– Diagnose 91
– Beschwerden 90
– Klinik 90
– Anamnese 90
– Differentialdiagnose 91
– Therapie 92
– sensorisches oder motorisches Problem 92
Hornhautscheitelabstand 23, 54, 73, 120, 130 f.
– bei Phoroptoren 131
– Verkürzung 131
– Verlängerung 131
Horopter 87, 168, 171, 172 f., 175
– empirischer 168 f., 172 f.
– geometrischer 172 f.
hyperope Presbyopie 87
Hyperopie 38, 49 f.
Hyperphorie 84, 90
Hypophorie 84, 90

Indikationsliste für Lichtschutzgläser 142
Interferometrische Verfahren (Funktionsprüfung) 161
IR-Schutz 143
Iseikonie 66
Iseikoniegläser 76
Iso-Normen 8596/8597 17
isostigmatische Gläser 109

Kinderbrille 131 ff.
– Fassungen 133 f.
Knotenpunkt 51, 52
– bildseitiger 52
– bildseitiger des Auges 53
– objektseitiger 52
– objektseitiger des Auges 53
Knotenpunktstrahl 53
Köllnersche Regel 167
Koma 110
Konfusion 88
Konfusionslinien (Farbsinnstörung) 168
Konkavmeßverfahren 127, 135 f.
– Nahzusatz 127
kontinuierliche Übergangszone 129
Konvergenz, Belastung bei dezentrierten Brillengläsern 118
– relative 85
Konvex-Meßverfahren 139
Korrektur, optische 3
– physiologische 3
Korrespondenz 87 f., 172
korrespondierende Netzhautstellen 87 f., 172
kortikales Modul (Theorie der Heterophorie) 88
Kreis kleinster Verwirrung 108
Kreuzzylinder 55
– Achsabgleich 56, 57
– Befragungstechnik 93
– Genauigkeit der Achsenbestimmung 58
– schematische Übersicht 59
– Stärkenbestimmung 58
– Stärkenabgleich 59
– zum sphärischen Feinabgleich 65
Kreuzzylindermethode 55 f., 94
Kunststoffgläser 111, 113
– Kinderbrille 132 f.
– unzerbrechliche 113
Kurzsichtigkeit 50

Landolt-Ring 12, 17
Laserrefraktion 28
Laserschutzgläser 143
Leichtgläser 112, 115
Lentikularglas 129

Lesefähigkeit 151
Lesehaltung, natürliche 81
Lesehilfen, elektronische 149 f.
Leseprobe 150
Lesevorgang 146 f.
Leuchtdichtewettstreit 102
Leuchtstofflampenbeleuchtung, Refraktionsraum 179
Licht, Refraktionsraum 178 ff.
Lichtfarbe 103
Lichtschutzgläser, Indikationsliste 142
Lichtstreifentest 158
Linse, Bi- 7, 109
– dicke 6
– dünne 6
– Minus- 4
– Plus- 4
– Sammel- 4
– sphärische 7
– Zerstreuungs- 4
– Zylinder- 7, 40
Linsenfluoreszens 141
Lupe 149

Maddox-Zylinder 84, 104
Maddox-Wing-Test 84 f.
magnozelluläres System 167
Makulachagrin 159
Makulafunktion, Prüfung 158
Marlow-Verband 85, 91
Maxwellsche Abbildung 160
Mehrstärkengläser
– Bifokalgläser 125
– Trifokalgläser 127
Meniskus 7
Meridian 122
Mesoptometer 156
Meßwert, Brillenglas 130
Mikrostrabismus 91
Minimum Angle of Resolution MAR 12
Minimum discriminabile 12
Minimum separabile 12
Minuszylinder 8, 43, 122
– Umrechnung in Pluszylinder 122
Mitläufigkeit (Skiaskopie) 36 ff.
Mittelpunkt 125
– optischer 116 f., 125, 127
– geometrischer 126
Mittelpunktsstrahl 6, 53
Mittenabstand (Zentrierung von Brillengläsern) 117
– Bestimmung des 119
– Kinderbrille 132
Mittendicke 75
– Brillenglas 121
Motorik (Heterophorie) 90

Myopie 39, 49 f.
- des leeren Raumes 26
- Instrumenten- 28
- Nacht- 15, 21, 26 ff.

Nachtmyopie 15, 21, 26 ff., 179
- Bestimmung 28
- Korrektur 28
Nachtpresbyopie 21, 29, 100 f.
Naharbeit 100
Nahastigmatismus 86
Nahbrille, Zentrierung 119
Nahphorie 83
Nahprüfgerät 82
Nahprüfkarte 82
Nahprüfstange 82
Nahpunkt 21
Nahpunktabstand 22, 49
Nahpunktrefraktion 49
Nahrefraktion 22, 80
Nahseh-Komplex 90
Nahteile, in Bifokalgläsern 125
- in Gleitsichtgläsern 127 f.
Nahzusatz, Bestimmung 80 ff.
- Messung, Brillenglas 126 f.
- provisorischer 83
- relativ höchster 83
- relativ schwächster 83
- verstärkter 149
Nebelmethode 56
Nebelung 61 ff.
Nebenwirkung, astigmatische 11
- prismatische 7 ff.
Netzhautbildgröße 75
- eines brillenglaskorrigierten Auges 75
- geometrisch-optische 78
- subjektiv wahrgenommene 78
Netzhautkorrespondenz 87, 172
- Aniseikonie 77
Noniussehschärfe 12
Normsehzeichen
- Anschlußvorschrift 17
Nyktometer 156

Oberflächenvergütung 113
Objektvergrößerung, Möglichkeiten (Sehbehinderung) 149
Optokinetischer Nystagmus 164
Optometerprinzip 30
Optotypen 12
orthoskopische Abbildung 110

Panumareal 85, 174 f.
Panumraum 174 f.
Parasympathikus 19
parvozelluläres System 167
Paternoster-Effekt (Skiaskopie) 42
Phasendifferenzhaploskop 79

Phorie 71, 83 f., 90 f.
- Eso- 85 f., 90
- Exo- 85 f., 90
- Hyper- 84, 90
- Hypo- 84, 90
- maximale 104
- Messung 83 f.
- Nah- 83 ff.
- Prüfung der 71
- Zyklo- 90
Phoropter 43
- Bestimmung des Nahzusatzes 82
- Einstellung (Nahprüfung) 81
- Kreuzzylinder 55
- Pupillendistanz 55
- sphärischer Feinabgleich 64
Pluszylinder 7, 8
- Umrechnung in Minuszylinder 122
Polarisation, Binokularabgleich 68
Polarisierte Tests 67
Polarisierter Rot-Grün-Test 69
Potential Acuity Meter (PAM) 161
potentielle Sehschärfe 158
Preferential Looking 160
Prenticesche Formel 94, 124 f.
Press-on-Folien 85
Prisma 3, 7, 9, 96
- Basis 4, 124
- Dickenreduktions- 125
- Rechtwinkel- 103
Prismatische Ablenkung
- Anisometropie 73
Prismatische Abweichung
- Dezentrierung von Brillengläsern 117
Prismatische Korrektur (Nahbrille) 86
Prismatische Nebenwirkung 7 ff.
- bei Korrektur von Hyperopen 9
- bei Korrektur von Myopen 9
Prismatische Wirkung 8, 93, 123
- Basislage 124
- Brillenglas 124
Prismatischer Höhenausgleich 125, 128
Prismen
- Abbildung durch 96
- Nomogramm 97
- optische Eigenschaften 95
Prismen in der Schielbehandlung 95 ff.
- Lähmungsschielen 97
- Operationsvorbereitung 98
- zum Ausgleich kleiner Winkel 98
Prismenbrille 92
Prismenkorrektur 95 ff.
- Nachteile 98
Prismenlupen 9
Prismenunterstützung
- bei erhöhtem Nahzusatz 149

Prismenverordnung bei Heterophorie 92
Probeokklusion 91
Probierbrille (Nahzusatz) 82
Progressionskanal 127
pseudoisochromatische Tafeln 169
psychometrische Funktion 16
punkturell abbildende Gläser 109
Pupillendistanz 55
- Bestimmung 119
- Nah-PD 126
- Stereosehen 175
- Zentrierung von Brillengläsern 117 f.
Purkinje Shift 27
Purkinjesche Aderfigur 158, 159
Purpurfarben 164

Querdisparation 88, 173
- Aniseikonie 77 f.
- Tiefensehen 171

RAL-RG 915 115, 118
Random Dot Stereo-Test 88, 91, 177
Raubitschek-Kurve 31
Raumwert 87 f.
Rayleigh-Gleichung 169
Rechtsichtigkeit 50
reduzierte Dicke (Brillenglas) 75, 121 f.
Reflex, Brillenglas 115, 144
- Skiakopie 38
Reflexion 144, 145
Reflexionsgrad 114
Reflexionsverluste 114 f.
Reflexminderung 115, 144
Refraktion
- Augenbaulänge und 72
- Fernpunkt- 3
- Laser- 28
- Nah- 80 ff.
- physikalische 56
- physiologische 56
Refraktionieren 179
Refraktionsbestimmung 43, 49 ff., 179
- Ablauf 54
Refraktionsdefizit 23, 49 f.
- negatives 50
- positives 50
Refraktionsdistanz, endliche 61
Refraktionsgleichgewicht 66
Refraktionsraum 178 ff.
- Glühlampenbeleuchtung 179
- Leuchtstofflampenbeleuchtung 179
- Licht 178 ff.
- Lichtfarbe und Farbwiedergabe 178
refraktionsrichtige Gläser 109
Refraktometer, Fokussier- 31
- freisichtige 34

Sachregister

- Hartinger- 30, 31, 33
- Koinzidenz- 32
- Rodenstock- 30
Refraktometrie 30, 34, 179
- automatische 34 f.
- manuelle 30
Retinometer 161
- Funktionsprüfung bei Simulation oder Aggravation 162 ff.
Retinopathia pigmentosa 143
Richtungslokalisation 103 f.
Richtungswert 168
Ringskotom 129 f.
Rot-Grün-Abgleich 63

Sakkaden, beim Lesen 146
- Kraftfahrer 149
Sättigung 160 f.
Schädigung
- photochemische 143
Schärfentiefe 25 f., 80
Scheinerscher Versuch 52
Scheinersches Verfahren 32, 34
Scheitelbrechwert 6 f., 75, 118, 120 f., 130, 144 f.
- bildseitiger 121
Scheitelbrechwertmesser 134 ff.
- automatischer 138
- manueller 136
- Messung eines astigmatischen Glases am manuellen 137
- Messung verschiedener Glastypen 138 f.
- Messung von Gleitsichtgläsern 128
- Okular- 135
- Projektions- 135
- Strahlengang 135
Scheren-Phänomen (Skiaskopie) 44 f.
Schneidemethode von Foucault 38 f.
Schnittweite 6 f., 121 f.
- bildseitige eines Brillenglases 122
Schober-Test 71, 91
Schutzgläser, Arbeitsschutz- 143
- Laser- 143
- Licht- 138 f., 142
- Schweißer- 143
Schwärzegrad 65
Schwelle 17
Sehbehinderung, Definition 145
- durch neuronale Defekte 147
- durch Störung der optischen Medien 147
- Möglichkeiten der Rehabilitation 149
Sehhilfen, Anpassung 149, 150
- vergrößernde 145 ff., 151
Sehprobentafeln 179
Sehrichtung, Haupt- 87
- Neben- 87

Sehschärfe 12 ff.
- Adaptationsleuchtdichte 13
- anguläre 12
- Ekzentrizität 15
- Fehlrefraktion 16
- Gitter- 12
- potentielle 157 f.
- retinale 157 f.
Sehschärfekriterien 12
Sehschärfebestimmung 179
Sehschärfeprüfung
- gutachterliche 17
Sehstörungen, normgerechte 17
- psychogene 162
Sheardsches Verfahren 84, 86
Silikatgläser 115
Simulation, Funktionsprüfung 162
Simultankontrast 63
- Kreuzzylinder 64
- Rot-Grün-Abgleich 64
Simultansehen 67, 87 f.
Site-Iras-Interferometer 161
Skiaskop, Blende 41
- Lichtband 36
Skiaskopie 36 ff.
- Akkommodation 43
- als Screening-Methode 42
- Anisometropie 42
- Ausführung Strich- 41 ff.
- bei Kindern 42
- Bewegung (des Lichtbandes auf dem Fundus) 36
- Entfernung 38, 43
- Fehlsichtigkeit des Untersuchers 40
- Flackerpunkt 38 f.
- Fleck- 36
- hohe Ametropie 36
- in Zykloplegie 44
- Kernstück der Strich- 41
- Phoropter 44
- relative Emmetropie 38
- relative Hyperopie 38
- relative Myopie 38
- Screening auf Vorliegen eines Astigmatismus 42
- sphärische Aberration 44 f.
- Strich- 36, 41
- Über- 42
- Übungsauge 41
- zur Beurteilung der brechenden Medien 44
Skotom
- homonymes hemianopisches 149
Snelliussches Brechungsgesetz 3
Spektralfarbenzug 165
Sphärische Korrektur 55
- bestes sphärisches Glas 56, 59, 93
Sphärischer Feinabgleich 63 ff.
- Befragungstechnik 95

Stäbchenverteilung 15
Starbrille 9
Stellung und Motilität, Führerscheingutachten 156
stenopäische Blende 62, 160
stenopäische Visusprüfung (Funktionsprüfung) 160
stenopäischer Effekt 25
Stereopsis 88
- lokale 88
Stereosehen 171 ff.
- Führerscheingutachten 157
- Prüfung 176
- Straßenverkehr 157
stereoskopischer Glanz 177
Stereowinkel 175
stigmatische Abbildung 107 f.
Stilkreuzzylinder 57
Strahlenkranz (Zylindernebelmethode) 61, 62
Streulicht 145
Stufungstabelle 16, 94, 95
- für sphärische Gläser 94
- für zylindrische Gläser 94
Sukzessivkontrast 63 f.
Suppression 172

TABO-Schema 61, 123 f.
Tagessehschärfe 12 ff., 155
- Führerscheingutachten 155
Tiefenwahrnehmung, monokulare 178
Toleranzen, Brechkraft 121
- Zylinderachse 120
Tönung 115, 140 ff.
- Kinderbrille 133
Torische Brillengläser 7
Trageversuch 71
Transmissionserhöhung 145
Transmissionsverlust 141
Trennerverfahren, dissoziierendes
- Höhenprisma 67
- Polarisation 67
Trennlinie 125
Trifokalgläser 127
Tropicamid 132
Trübungen der brechenden Medien 147, 157 f.
- Funktionsprüfung 157 f.

Unbuntpunkt 165
UV 114
UV-Schutz 114, 141
UV-Transmission 113 f.

VECP 162, 164
Vergenzbelastung bei dezentrierten Brillengläsern 118
Vergenzwechsel 101
vergrößernde Sehhilfen 145 f.

Vernebelung, relative 59
Verschleißfestigkeit 112 f.
Versionen 101
Verwechslungstest, binokulare 163
Verzeichnung 11, 110
verzeichnungsfreie Abbildung 110
Vieth-Müller-Kreis 172 f.
Visus 13 f.
Visusbestimmung 179
Vorderflächenkrümmung 76

Wahrnehmung (Kraftfahrer) 153
Weitsichtigkeit 50

Wendevorhalter (sphärischer Feinabgleich) 64
Wettstreit, binokularer 177
– Fusions- 102
– Leuchtdichte- 102 f.
Windschutzscheibe 141
Winkelspiegel 104

Zeiss-Pola-Test 79
Zentrierung von Brillengläsern 115 f.
– Kinderbrille 132, 134
– Nahbrille 119

Ziliarmuskel 18
Zonulafasern 18
Zykloplegie 36, 44
– Indikation bei Skiaskopie 36
Zykloplegika 19
Zylinder 7, 40
– schiefe 102
Zylinderachse 7, 40, 43
– Skiaskopie 40
Zylinderlinse 7
– Skiaskopie 40
Zylinderwirkung 7
Zylindernebelmethode 55, 61 f.